AF390421

# SUITE

## DU

## COURS

## D'OPERATIONS

## DE

## CHIRURGIE,

### SIXIÉME DÉMONSTRATION.

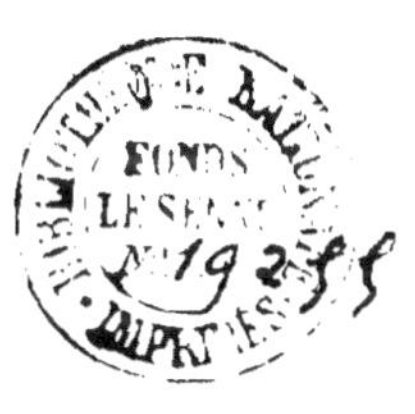

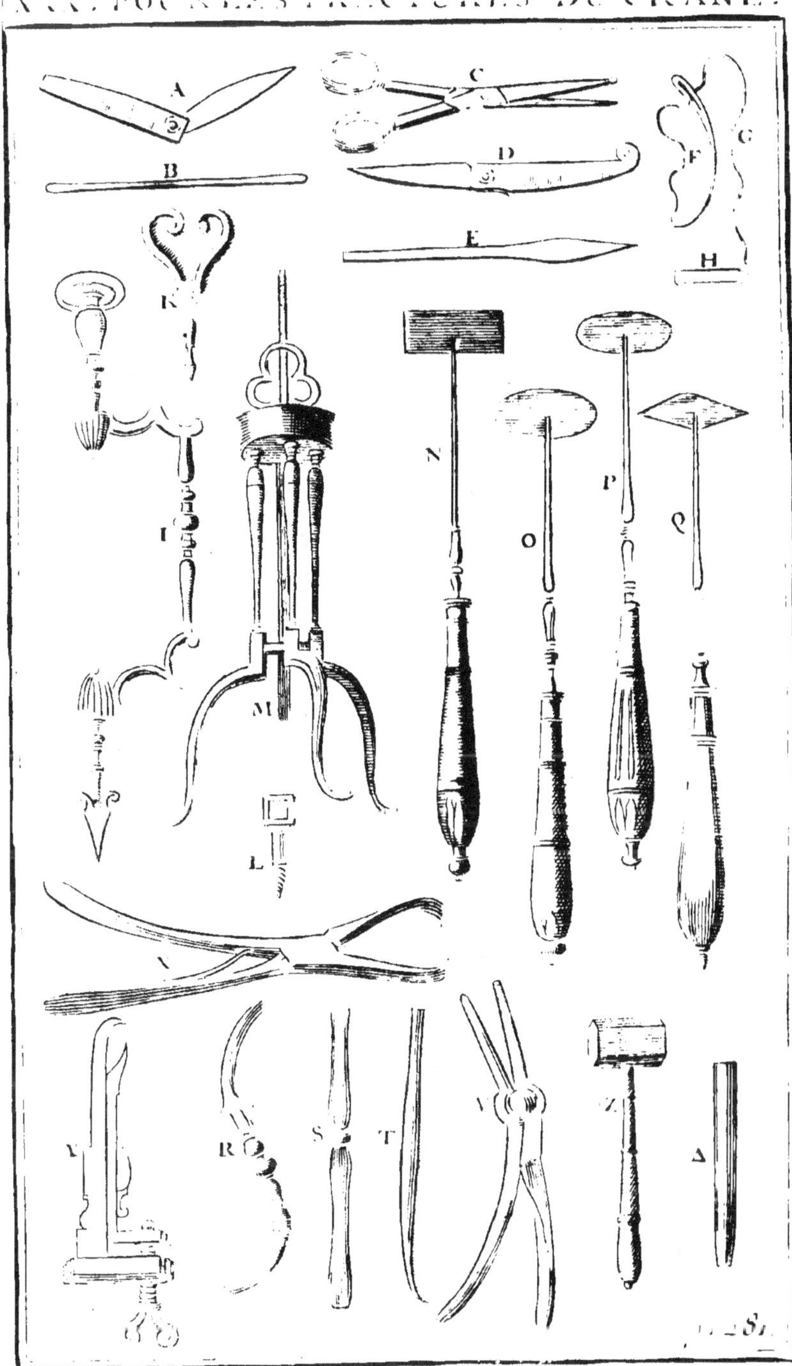


XXX. POUR LES FRACTURES DU CRANE.
A
B
C
D
E
F
G
H
K
I
M
L
N
O
P
Q
X
Y
R
S
T
V
Z
Δ

# OPERATIONS

## *DE*

# CHIRURGIE.

### *SIXIEME DÉMONSTRATION.*

*Des Opérations qui se pratiquent à la tête & aux yeux.*

## ET PREMIEREMENT

## DU TREPAN.

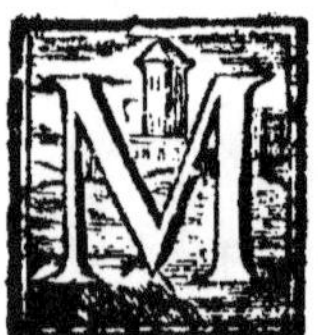Essieurs, de toutes les opérations particulieres que demandent les maladies de la tête, n'y en ayant gueres de considérables & d'usitées que celle du Trépan, nous y joindrons celles qui se font aux yeux & aux parties qui en dépendent, afin de remplir le tems destiné à notre Démonstration.

Il est bien vrai que les Anciens en pratiquoient un grand nombre à cette partie; ils faisoient au front trois incisions en long jusqu'à l'os, de la longueur de deux doigts, pour couper tous les vaisseaux qui étoient entre deux taillades ; ils appelloient cette opération *hispospatisme* , du nom de l'instrument dont ils se servoient, qui avoit la figure d'une spatule. Ils faisoient encore au-dessous de la suture coronale une incision , qui s'étendoit d'une tempe à l'autre , & pénétroit jusqu'au crâne, duquel ils séparoient le péricrâne : ils avoient donné à cette opération le nom de *periskitisme* , dérivé de *peri* , autour , & de *skitizein* , qui veut dire écorcher ou racler. Ils appliquoient aussi des cauteres ou potentiels ou actuels sur la suture coronale, pour corriger, à ce qu'ils prétendoient, l'intempérie froide & humide de la tête. Leur dessein étoit d'empêcher , par de tels moyens , le dépôt des humeurs sur les yeux & sur beaucoup d'autres parties , & ainsi de les préserver d'une infinité de maladies ; mais on les a trouvé si cruels & si peu utiles, qu'on ne les pratique plus aujourd'hui.

L'opération du trépan, que je me propose de vous démontrer , ne convient point aux plaies du cuir chevelu , ni à celles des tégumens de la tête , c'est pourquoi je ne vous parlerai pas de ces plaies ; & comme elle ne se fait qu'aux blessures du crâne , desquelles même il y en a quelques-unes où elle n'est pas nécessaire , il faudra vous en établir les différences , afin que vous soyez instruits de celles qui en ont besoin , & de celles où on se dispense de la faire.

*Différentes sortes de fractures du crâne.* Les especes de fractures du crâne sont en grand nombre , elles ont toutes leurs noms particuliers ; & comme ce sont les Grecs qui les ont nommés, la barbarie & la rudesse de leur prononciation pourra effrayer le jeune Chirurgien, à qui ils paroîtront au commencement difficiles à retenir ; mais pour peu qu'il s'y accoutume , il demeurera d'accord qu'il étoit mal aisé de leur en trouver de plus convenable , & dont l'étymologie fit aussi-bien entendre la nature de ces plaies.

Je les réduis à douze , que je vais vous expliquer

les unes après les autres. Je rapporterai d’abord leur nom Grec, & je vous dirai enfuite le nom que les Latins leur ont impofé ; puis nous viendrons au nom François fous lequel nous les conncifons. Cette méthode vous en donnera une idée, qui s’imprimera dans votre mémoire fans beaucoup de peine.

*Hedra*, dérivé d’*hezein*, qui veut dire feoir, en Latin *fedes* ou *veftigium*, en François *marque* ou *fiége*, eft une très-fimple incifion au crâne, où le coup ne laiffe que la marque, fans pénétrer au delà. De celle qu’on nomme *hedra* ou fiége.

*Eccope* eft dérivé de *en*, qui fignifie entre, & de *coptin*, couper, en Latin *incifio* ou *excifio*, en François *coupure*, *incifion* ; c’eft une folution de continuité en l’os, laquelle ne s’étend pas plus loin dans la partie, que l’inftrument qui a fait le coup. L’eccope.

*Diacope* vient de *dia*, qui fignifie par, & de *coptin*, couper, en Latin *præcifio* ou *diffectio*, en François *taillade*, *diffection* ; c’eft une efpece de fracture au crâne, dont le coup a été donné de biais, & où la piece de l’os n’eft qu’à demi-emportée. Diacope.

*Aposkeparnifmos* eft tiré de *apo*, qui fignifie dé-couper, & de *skepharnos*, une hache ou deloire, en Latin *dedolatio*, en François *dédolation* ; c’eft une folution de continuité au crâne, où la piece eft em-portée & coupée comme fi la doloire ou la hache y avoient paffé. De l’apof-keparnifmos.

*Trichifmos*, qui vient de *trix*, un poil, en Latin *rima capillaris*, en François *fente capillaire*, eft une fracture où la fente du crâne eft fi fine & fi déliée, qu’elle reffemble à un cheveu. Pour la découvrir, il faut quelquefois mettre de l’encre fur le crâne, & après l’avoir effuyé, on apperçoit la fente par le trait que cette teinture y laiffe. Du trichif-mos.

*Roma* de *rygnyin*, qui veut dire divifer, en Latin *rima*, *fciffura*, en François *fente* ou *felure*, eft une fente apparente qui s’étend au-delà de l’inftru-ment avec quoi on a frappé, & par laquelle l’os ne s’écarte point de fa place, fes pieces divifées Du rogma

H h ij

reſtant égales & continues ; ces fentes ſe font au crâne comme celles qui ſe font aux pots de terre.

*Apikima*, de *apo* & de *ikima*, qui veulent dire redoublement de fracas ou de bruit par écho, en Latin *reſonatio*, en François *contre-coup* ou *contre-fente*, eſt une eſpece de fracture du crâne, faite en la partie oppoſée à celle qui a reçu immédiatement le coup.

*Tlaſis* ou *phlaſis*, en Latin *contuſio*, & en François *contuſion* ou *colluſion*, c'eſt-à-dire, écachement ou froiſſure, eſt une contuſion en l'os, cauſée par quelqu'effort externe, ou bien une dépreſſion ou un enfoncement fait avec violence à la ſuperficie extérieure du crâne, laquelle eſt rentrée en dedans ſans aucune fente, comme ſe font les enfonçures aux pots d'étain.

*Entlaſis* ou *ecphlaſis*, en Latin *introitus, deſidentia* ou *illiſio*, en François *embarrure*, *déſidence* ou *écraſement*; c'eſt une fracture du crâne où il y a pluſieurs fentes, & où il eſt briſé en pluſieurs morceaux.

*Ecpieſma*, dérivé de *ec*, qui veut dire dehors, & de *piezein*, preſſer, en Latin *depreſſio*, en François *enfonçure* ou *embarrure avec eſquilles*; c'eſt une rupture du crâne en pluſieurs pieces, dont quelques-unes ou toutes preſſent & bleſſent les membranes.

*Engiſſoma*, dérivé de *en*, qui ſignifie dedans, & *giſſin*, couper, en Latin *appropinquatio*, en François *approchement*; c'eſt une fracture du crâne, en laquelle un des bouts de l'os ſéparé eſt enfoncé ſur la dure-mere, l'autre bout relevé en dehors, faiſant le pont-levis.

*Camareſis*, de *camare*, qui veut dire une voûte, en Latin *teſtudinatio* ou *fornicatio*, en François *voûture*, eſt une eſpece de fracture du crâne où le milieu de l'os fracturé s'éleve en forme de voûte, & reſſemble au dos d'une tortue.

Mais je réduis toutes ces fractures du crâne ſous trois genres ; ſous l'inciſion, ſous la fente, & ſous

Définition de l'apikima.

Du tlaſis.

De l'enclaſis ou écraſement.

De l'ecpieſma.

De l'engiſſoma.

Du camareſis.

Réduction de toutes ces fractures.

la contusion, qui renferment les douze fractures dont je viens de vous parler.

L'incision est une petite plaie au crâne, qui ne va pas plus loin que l'instrument qui l'a faite ; elle en contient 4, qui sont les premieres ; sçavoir l'*hedra*, qui n'est qu'une simple marque ; l'*eccope*, qui est une petite incision ; le *diacope*, qui n'enleve point la piece de l'os ; & l'*aposkeparnismos*, qui emporte la piece, comme un coup de hache. Ces quatre plaies du crâne ne demandent point le trépan. *De l'incision.*

La fente est une solution de continuité au crâne, qui va plus loin que l'arme qui a donné le coup : elle comprend trois sortes de fractures ; sçavoir, le *trichismos*, ou la scissure capillaire ; le *rogme*, ou la fente apparente ; & l'*apichima*, ou le contre-coup. L'opération du trépan convient à ces trois especes. *De la contusion.*

La contusion est une dépression violente faite par quelqu'instrument contondant, qui rompt & sépare les parties du crâne qui étoient unies ensemble : elle a sous elle cinq autres especes de fractures ; sçavoir, le *tlasis*, ou l'enfonçure sans fracture apparente ; l'*entlasis*, ou l'écachement & la brisure de l'os ; l'*ecpiesma*, où les esquilles pressent la dure-mere ; l'*engissoma*, où l'os est en forme de pont-levis ; & le *camarosis*, où l'os est en voûte & fait comme le dos d'une tortue. Ces cinq sortes de fractures ne se peuvent guérir sans le secours du trépan, excepté le *tlasis*, où l'os peut aux enfans faire ressort & se remettre immédiatement après le coup reçu.

On convient de toutes ces fractures du crâne, excepté de l'*apikima*, qui est le contre-coup.

Tous les Anciens ont établi comme certain, & ils nous en parlent comme s'ils l'avoient vu arriver plusieurs fois ; ils veulent que ce soit l'air du dedans de la tête, lequel étant poussé par la violence du coup à la partie opposée à celle qui a été immé- *Du contre-coup.*

diatement frappée, fait fendre celle-là plutôt que l'autre quand elle y est beaucoup plus disposée; & ils appellent cette plaie contre-fente. Mais quelques Modernes la contestent, croyant prouver par des raisons physiques & démonstratives que le contre-coup ne se sçauroit faire, parce que le crâne est composé de plusieurs pieces jointes ensemble, ce qui doit amortir le coup; & qu'il n'en est pas de même du crâne que des pots de terre, qui par une vertu élastique se cassent quelquefois à la partie opposée à celle qu'on frappe; car la grande liaison de leurs particules fait qu'elles résistent toutes à la fois, & lorsqu'il y a moins d'union & de fermeté en un endroit qu'en un autre, c'est-là où ils se brisent. On ajoûte que ces mêmes Anciens donnant pour usage aux sutures d'empêcher qu'une fracture ne passe d'un os du crâne à un autre, semblent contredire au principe sur lequel ils fondent le contre-coup; on soutient enfin que s'il s'est trouvé des fentes en d'autres endroits qu'en celui où le coup avoit été directement appliqué, cela vient par un second ou troisieme coup reçu, ou par une autre chûte dont le blessé ne se ressouvient point, parce que la force du premier coup ou de la premiere chûte l'ayant tout étourdi, l'aura empêché de sçavoir ce qui se sera passé ensuite.

Je serois assez porté à suivre le sentiment des Modernes, si deux faits qui me sont tombés entre les mains, ne me confirmoient pas dans l'opinion des Anciens : les voici. A Versailles en 1690, un Palfrenier de M. le Duc de Chevreuse allant abbreuver ses chevaux, tomba la tête sur le pavé; on le rapporta à l'Hôtel ayant perdu connoissance. Je fus appellé aussi tôt, & je lui trouvai une plaie sur le coronal : je la dilatai assez pour y appliquer le trépan. Le lendemain ayant vu une fracture à l'os, je le trépannai : il demeura toujours sans connoissance. Trois jours après une tumeur ayant paru sur l'occipital, je l'ouvris, & remarquant qu'il étoit fracturé, j'y fis un second trépan ; il sortit par l'un & par l'autre beaucoup de sang, & à mesure que ce sang sortoit le jugement lui revenoit. Je continuai à le panser, & il guérit. En 1692 une fille de neuf ans se trouvant auprès de gens qui jouoient aux quilles, la boulle jettée en l'air, au lieu de tomber dans le quillier, tomba sur la tête de la petite fille, qui en fut assommée : on la porta chez son pere, qui tenoit un cabaret auprès des Récolets. On me vint chercher ; j'observai deux grosses contusions sur les pariétaux ; j'ouvris la plus grosse, où j'apperçus l'os fracturai, & je la trépanai. Deux jours après l'autre contusion ne diminuant point, je fus obligé de l'ouvrir ; & y ayant trouvé une fracture, je ne pus pas me dispenser d'y faire encore un trépan ; la connoissance lui revint peu à peu, les accidens se dissiperent à mesure que les plaies suppuroient, & elle en guérit. La premiere de ces histoires prouve le contre-coup de devant en derriere, & la seconde prouve qu'il se peut faire d'un côté de la tête à l'autre ; car il n'est pas vrai qu'ils aient reçu chacun deux coups différens, & justement aux endroits où on établit les contre-coups (a).

(a) On a plusieurs exemples d'autres especes de contre-coup. On a trouvé la deuxieme table d'un os brisée, quoique la premiere eût résisté au coup. On a vu des os brisés au-dessus & au-dessous des endroits où les coups leur avoient été portés. Enfin on a remarqué qu'un os voisin d'un autre os qui est frappé, peut se casser, sans que celui-ci soit endommagé.

Il est inutile de donner ici des raisons méchaniques de ces accidens, ni de détruire celles qu'on allegue contre leur possibilité, dont presque tous les Praticiens sont aujourd'hui convaincus. Le témoignage d'un grand nombre d'Anciens & de Modernes, & l'inspection de plusieurs crânes, que des curieux conservent dans leur cabinet, suffisent pour convaincre l'incrédulité de quelques particuliers.

H h iv

Deux sortes de signes.

Les signes des fractures du crâne, tirés des meilleurs Auteurs, & mis en ordre par les Modernes, sont de deux sortes, ou sensibles ou rationnels.

Les signes sensibles, sont ceux qui tombent sous les sens du malade & du Chirurgien. Ceux qui regardent le malade, sont d'avoir oui du bruit & un craquement à l'os au moment qu'il a été blessé; d'entendre, lorsqu'on frappe sur l'os découvert, un son comme celui d'un pot fêlé; de sentir un ébranlement douloureux, qui lui répond à la plaie quand il serre quelque chose entre les dents. Ce dernier signe n'est pourtant pas constant & certain; j'en ai vu à qui on faisoit serrer un mouchoir entre les dents, & qui en le tirant ne sentoient point de douleur à la plaie, quoiqu'ils eussent le crâne fracturé; & d'autres qui en sentoient, quoiqu'il n'y eût point de fracture, parce que la plaie étant au muscle crotaphite ou aux environs, l'effort & le mouvement de la mâchoire s'y communiquoit aisément.

Les signes sur lesquels le Chirurgien se fonde, sont tirés de trois choses; 1°. de la vue, lorsque la fracture est tellement apparente qu'il la découvre par ses yeux; 2°. du toucher, quand il la peut sentir avec le doigt; 3°. de la sonde, qui lui fait rencontrer des inégalités à l'os.

Les signes rationnels dépendent, 1°. de la cause efficiente; 2°. de la nature de la plaie; 3°. des accidens.



A la cause efficiente il faut considérer trois choses. 1. Celui qui a frappé; sçavoir, s'il est fort & robuste, s'il étoit en colere, s'il a frappé avec

---

Il arrive quelquefois que des coups violens, en brisant les os, en écartent les sutures. Quand un coup est porté sur l'occipital, il se peut faire qu'elles s'écartent en deux endroits opposés, comme quelques expériences l'ont fait voir. Il se forme une tumeur dans les endroits de ces écartemens.

violence, & s'il étoit situé plus haut que celui qui a été blessé. Toutes ces circonstances dénotent que le coup a porté avec plus de force, au lieu que des circonstances opposées marquent le contraire. 2. Avec quoi on a frappé; par exemple, si c'est un bâton, on doit avoir égard à sa quantité, s'il est gros ou menu, à sa masse, s'il est d'un bois pesant ou léger; à sa figure, s'il est égal ou inégal, s'il est rond, quarré ou triangulaire; & enfin à la qualité & à la forme de sa substance. Si c'étoit un instrument de fer ou de plomb, tranchant ou obtus & contondant; ou bien si c'étoit une pierre, sçavoir si elle étoit grosse ou petite, si elle est tombée de fort haut.

Touchant la nature de la plaie, il faut examiner, 1. sa grandeur; car plus elle est grande, plus on a lieu de soupçonner une fracture. 2. Si elle est accompagnée d'une insigne contusion, ce qui marquera que le coup aura été contondant. 3. La situation, parce qu'étant sur un os mince comme le pariétal, il pourra plutôt y avoir fracture, que sur un os épais & dur comme l'occipital.

Sur les accidens, on observera de quelle nature ils sont, car il y en a de primitifs & de consécutifs : ceux là arrivent dans l'instant de la blessure; par exemple, le blessé aura d'abord été étourdi comme un bœuf qu'on assomme, & il sera tombé comme un sac de bled; il lui sera survenu aussitôt un flux de sang par la bouche, par le nez ou par les oreilles, avec perte du jugement, de la voix & de la mémoire. Les consécutifs viennent ensuite de la fracture, comme les nausées, le vomissement, la fiévre & l'assoupissement (a).

<hr>

(a) Les symptomes que l'Auteur donne ici pour des signes de la fracture du crâne, n'en sont des signes que fort équivoques; car souvent ils surviennent lors même que cette partie n'est point endommagée, & elle peut être considérablement fracturée sans que ces symptômes paroissent. On ne doit les regarder que comme des suites du dérangement des fonctions du cerveau. Pour prouver cette importante proposition, je m'étendrai un peu au long sur les désordres que les coups portés à la tête y causent.

Ces coups ne sont dangereux, que parce qu'ils dérangent les fonctions du cerveau, soit en l'ébranlant, soit en y occasionnant une compression.

Je parlerai séparément de l'ébranlement ou commotion du cerveau, & de sa compression.

Lorsque la tête est frappée par quelque coup, ou que dans une chûte elle rencontre quelque corps durs, le crâne ne peut recevoir. de mouvement sans le communiquer, au moins en partie, à la substance du cerveau, qui le remplit exactement. Plus le crâne résiste à l'effort du coup, plus la portion du mouvement qu'il communique au cerveau est considérable, c'est-à-dire, que s'il se fait une grande fracture au crâne, la commotion du cerveau peut être légere ; mais s'il demeure entier, ou se trouve peu fracturé, la commotion du cerveau est proportionnée à la violence du coup. Une expérience familiere aidera à faire concevoir ceci. On prend par un bout une planche mince, comme celles dont on fait les tonneaux, & l'on frappe avec force sur quelque corps dur. Si elle ne se casse point, une bonne partie du mouvement que le coup aura occasionné dans toutes les parties de la planche, passe dans les mains qui la tiennent, & y cause un engourdissement fort douloureux. Si elle se casse, les mains ne se ressentent presque point du coup, ou plutôt ne s'en ressentent qu'à proportion qu'elle est plus ou moins brisée. Il est aisé de faire par comparaison l'application de cette expérience à la matiere qu'on traite.

Voyez l'Hist. de l'Académ. des Scienc.e, année. Plusieurs faits confirme ce qu'on avance. « Un criminel, jeune & fort, prit sa secousse de quinze pieds dans le cachot où il étoit renfermé, & la tête baissée & les mains derriere le dos, alla donner de la tête contre le mur opposé, en courant de toute sa force ; il tomba sur la place roide mort, sans proférer une parole, ni pousser un seul cri. M. Littre, appellé pour visiter le cadavre, fut surpris de ne trouver en dehors à la tête aucune contusion, tumeur, plaie ou fracture, & de trouver tout en dedans en son état naturel, seulement le cerveau ne remplissoit pas à beaucoup près toute la capacité intérieure

» du crâne , comme il fait ordinairement , & fa fub-
» ftance , auffi-bien que celle du cervelet & de la
» moëlle allongée , étoit au toucher & à la vue plus
» ferrée & plus compacte que de coutume. Voilà la
» feule chofe à quoi l'on puiffe attribuer cette mort
» fubite. Le cerveau s'étoit affaiffé très - confidéra-
» blement par la violente commotion du coup ; &
» comme il a peu de reffort , il n'avoit pas pu revenir
» de cet état , & par conféquent la diftribution des
» efprits dans tout le refte du corps , néceffaire pour
» tous les mouvemens , avoit ceffé dans l'inftant ».

On a vu fouvent des crânes confidérablement fra-
caffés , fans qu'il foit furvenu aucun fymptome , & que
les bleffés aient gardé le lit. On a remarqué au contraire que de fortes contufions fans fracture , ou avec
de petites fractures , appellées fentes capillaires , font
ordinairement accompagnées d'accidens fâcheux. Il
eft inutile de rapporter ici des exemples de ces faits ,
car on en rencontre tous les jours , & les Auteurs en
font pleins.

De plus , l'expérience fait voir que les fymptomes
attribués à la fracture des os furviennent non-feulement fans qu'il y ait de fracture , mais encore fans
que la tête ait été frappée. Un coup reçu au menton ,
une chûte de fort haut deffus les pieds , fur les genoux ,
& même fur les feffes , les ont quelquefois occafion-
nés ; ce qu'on ne fçauroit expliquer , qu'en difant que
la violence des coups reçus ailleurs qu'à la tête , peut
fe tranfmettre de partie en partie jufqu'au cerveau , &
y caufer une commotion , dont ces accidens font les
fuites.

Enfin l'expérience nous apprend encore que les
fymptomes peuvent furvenir fans qu'on ait reçu de
coup , ou lorfqu'on a été frappé par des corps mols ,
& par conféquent incapables d'offenfer le crâne. Par
exemple , fi une perfonne en prend une autre par
les cheveux & lui fecoue la tête , il peut caufer une
commotion au cerveau , qui fera fuivie de fymptomes. Un lit de plumes , ou une botte de foin , peut
en tombant fur la tête d'une perfonne produire le
même effet.

Ce qu'il y a de dangereux dans la commotion du
cerveau , c'eft , 1°. la perte du reffort de fes fibres qui
produit l'affaiffement du cerveau fur lui-même , & celle
du cervelet ; 2°. la rupture de quelque vaiffeau fanguin.

Le cerveau est une masse très-molle, composée d'une infinité de fibres délicates, qui dans le moment de la commotion peuvent perdre leur ressort en tout ou en partie, & tomber les unes sur les autres. La perte totale du ressort de ces fibres, s'il ne se rétablit promptement, cause une mort subite, telle que celle du prisonnier dont on a parlé.

Il y a une infinité de vaisseaux sanguins qui entrent dans la composition du cerveau, & dont les tuniques sont fort délicates. Il est aisé par conséquent qu'un ou plusieurs se rompent, lorsque cette partie est considérablement ébranlée. En ce cas la commotion y occasionne une compression formée par le sang qui s'épanche sur la surface du cerveau, ou même dans sa substance. Cet épanchement est plus ou moins considérable, & plus ou moins de tems à se manifester, à proportion que le vaisseau ouvert est plus ou moins gros.

L'affoiblissement du ressort des fibres du cerveau & l'épanchement des liqueurs, font les causes immédiates des symptomes de la commotion, qui se divisent en primitifs & en consécutifs.

Les primitifs sont ceux qui arrivent au moment de la blessure, comme la perte de mouvement & de connoissance, la chûte du blessé causée par la paralysie momentanée des extrémités inférieures, l'issue involontaire de toutes les déjections, le vomissement bilieux, ou celui des alimens, le saignement du nez, des yeux, des oreilles, & de la bouche.

On juge de la grandeur de la commotion & du dérangement qu'elle cause, par la durée, la violence & le nombre de ces symptomes. Il faut aussi avoir égard à la délicatesse du cerveau de celui qui a été blessé. Les enfans, par exemple, l'ont plus mol que les personnes avancées en âge.

Les signes consécutifs sont ceux qui surviennent quelque tems après la blessure. Tels sont la létargie, la fievre, la phrénésie, & la plûpart de ceux que l'on a mis parmi les primitifs lorsqu'ils reviennent. Car il arrive quelquefois que les premiers symptomes cessent & reparoissent après un certain tems, comme deux ou trois heures, ou même plusieurs jours après l'accident.

La fievre n'est pas toujours une mauvaise marque ;

au contraire, dans les fortes commotions son abfence n'eſt pas un ſigne favorable. Tous ces ſymptomes, tant primitifs que conſécutifs, viennent, les uns du dérangement ou déſordre des eſprits animaux, & les autres du trouble qui arrive dans la circulation du ſang.

Dans ces cas on ſaigne du bras, du pied & de la jugulaire, pour prévenir l'épanchement ou pour y remédier, & pour faciliter le rétabliſſement des fibres du cerveau. La ſaignée peut remédier à l'épanchement qui ſurvient dans le cerveau lorſqu'il eſt petit, comme elle remédie à ceux qui arrivent dans les autres parties du corps; elle peut, en dégageant les vaiſſeaux, faciliter la rentrée des liqueurs. Néanmoins l'épanchement eſt quelquefois ſi conſidérable, qu'on ne peut évacuer que par le trépan les liqueurs répandues. Mais pour l'appliquer, il faut ſçavoir l'endroit où l'épanchement eſt formé, & que d'ailleurs il ne ſoit point dans l'intérieur du cerveau, où l'on ne peut pas pénétrer. Or il eſt preſque impoſſible d'avoir des indices du lieu d'un épanchement, occaſionné par la ſeule commotion du cerveau. Dans ce cas le ſang épanché devient quelquefois purulent, & le malade meurt.

On a trouvé, en ouvrant les cadavres, beaucoup d'exemples de ces fortes d'accidens.

Il eſt important de remarquer ici, au ſujet des épanchemens occaſionnés par la commotion, qu'il y en a dont les ſymptomes ne ſe manifeſtent que long-tems après le coup reçu. Combien a-t-on vu de perſonnes, & principalement d'enfans, qui avoient reçu quelque coup à la tête, mourir pluſieurs mois après, ſans qu'il leur fût ſurvenu d'accidens que peu de tems avant leur mort. Les vaiſſeaux qui ſe rompent ſont quelquefois ſi fins, que ce n'eſt qu'à la longue qu'il ſe trouve une aſſez grande quantité de liqueur épanchée pour produire les ſymptomes, & cauſer la mort.

En effet, en ouvrant les cadavres de ces perſonnes, on a trouvé du pus ou du ſang épanché ſur la dure-mere entre les meninges, ou dans le cerveau.

Ces exemples font voir qu'auſſi-tôt qu'on a reçu un coup à la tête, quoique léger, il faut recourir aux remedes généraux, & démontrer la fauſſeté du préjugé de ceux qui s'imaginent qu'il n'y a rien à craindre des coups reçus à la tête, lorſqu'il ne ſurvient aucun ſymptome pendant les quarante premiers jours.

La compreſſion du cerveau, qui eſt le ſecond effet

qu'on a à craindre des coups portés à la tête, peut arriver de différentes manieres.

Du sang, ou quelqu'autre liqueur épanchée sur la dure-mere, entre cette membrane & la pie-mere, entre celle-ci & le cerveau, ou dans la propre substance du cerveau; quelque portion d'os déplacée entiérement ou en partie, une pointe d'os qui pique la dure-mere; le corps qui a fait la plaie, s'il reste dans la plaie; l'inflammation des meninges, occasionnée par une petite division ou par la contusion du péricrâne, sont les causes immédiates de la compression du cerveau.

L'assoupissement, la perte de connoissance, le saignement du nez, des oreilles, & principalement de celle qui est du côté du coup, celui des yeux, la dureté du pouls, la rougeur du visage, l'inflammation des yeux, la paralysie, la convulsion, la douleur & la fiévre, en sont les symptomes ordinaires.

Il faut remarquer que l'assoupissement est plus considérable, quand la compression vient de quelque portion d'os ou d'un épanchement, que lorsque la dure-mere est piquée ou déchirée par quelques esquilles. Mais en ce dernier cas la douleur est plus profonde, & la pesanteur de la tête plus considérable. Tous les symptomes en général sont moins violens lorsqu'ils surviennent en conséquence de la contusion du péricrâne; parce qu'alors la dure-mere n'étant lesée qu'en second à cause de la communication des vaisseaux de cette partie avec le péricrâne, la compression est moins considérable. La douleur est alors plus extérieure & plus vive; le malade se réveille de son assoupissement lorsqu'on touche à quelqu'endroit de sa tête, & sur-tout à celui de la plaie; ses yeux & son visage sont moins rouges, ses paupieres sont gonflées; on voit sur toute sa tête une tention & un gonflement œdémateux, & quelquefois inflammatoire, qui se borne à l'origine des muscles frontaux occipitaux, & dont les oreilles sont exemptes. Ces derniers symptomes sont les marques les plus certaines de la lesion du péricrâne.

On remédie à la contusion du péricrâne par la saignée ou, si elle ne réussit pas, par une incision cruciale qu'on fait à cette partie avec un bistouri droit, dont on porte obliquement la pointe sous la peau, afin que cette incision s'étende plus sur le péricrâne que sur le cuir chevelu. Par ce moyen on débride cette membrane, on donne issue aux liqueurs, on fait cesser l'inflammation & les symptomes qui en sont les suites. On panse cette plaie simplement. On met sur l'os & sur le péricrâne un plumaceau trempé dans une liqueur spiritueuse, telle que l'eau-de-vie ; on couvre d'un digestif simple la plaie des tégumens, & l'on applique sur toute la tête des résolutifs spiritueux.

Lorsque la compression vient d'une autre cause que de la contusion du péricrâne, on a ordinairement recours au trépan ; mais avant que de faire cette opération, il faut connoître le lieu où est le désordre, ce qui n'est pas toujours aisé de sçavoir.

La vue découvre facilement une fracture qui est à l'endroit de la plaie. Il y a lieu de croire alors que le sang épanché, ou quelque piece osseuse détachée, comprime ou pique la dure-mere, & cause le désordre. On trépane dans ce lieu pour donner issue au sang épanché, ou pour pouvoir relever les pieces osseuses enfoncées, ou pour ôter celles qui se sont séparées de leur tout, & qui piquent la dure-mere. Peu de tems après les symptomes se dissipent, pourvu qu'il n'y ait point d'épanchement dans un endroit inconnu, que la compression ne soit pas compliquée de commotion, & que la fracture ne soit pas si étendue qu'on ne puisse en découvrir la fin.

Il est difficile de sçavoir l'endroit de la tête où est la cause du désordre, si l'on n'apperçoit point la fracture au crâne dans le lieu de la plaie, & encore plus s'il n'y a point de plaie aux tégumens. Lorsqu'il y a une plaie, on conjecture que l'épanchement s'est formé au-dessous d'elle. Mais on ne sçait pas si un contre-coup n'a pas causé un épanchement dans un autre endroit.

S'il n'y a pas de plaie, on si on soupçonne un contre-coup, quoiqu'il y ait une plaie, on fait raser la tête & on l'examine avec attention.

Quand on trouve en quelque endroit de la tête une tumeur, qu'on appelle vulgairement bosse, il faut voir si elle est avec pulsation ou sans pulsation.

La pulsation vient de l'ouverture d'une artere, ou de l'effort que fait le cerveau pour sortir. Dans le premier cas, la tumeur est un anevrisme. Plus elle est grosse, moins la pulsation est sensible.

Si la pulsation vient du cerveau, qui étant dépouillé du crâne fait effort pour sortir, on sent, en touchant la tumeur d'une certaine maniere, des pieces osseuses fracassées, qui en se frottant les unes contre les autres, font un bruit de crépitation, qu'il ne faut pas confondre avec la crépitation que l'on entend en touchant aux emphisémies qui surviennent quelquefois après des coups portés à la tête. Il est aisé de juger par cette crépitation que font les pieces osseuses, qu'il y a une fracture considérable à la tête.

Quand la tumeur est sans pulsation, c'est le sang vénal qui la forme. Elle est platte, molle dans son milieu, avec une espece de fluctuation, dure dans sa circonférence, & plus ou moins élevée à proportion du nombre des fentes ou fractures qui se coupent.

Lorsqu'on ne trouve point de tumeur à la tête, il faut examiner s'il n'y a point quelqu'endroit déprimé, douloureux ou pâteux, c'est-à-dire, où l'impression du doigt reste. Car cette dépression indique ordinairement le lieu de la fracture & de l'épanchement, s'il y en a. Ce lieu, comme on l'a dit, n'est pas toujours celui qui a été frappé, puisque la fracture peut venir d'un contre-coup.

On ne doit pas être surpris que les coups qui brisent le crane n'endommagent pas quelquefois les tégumens, principalement lorsque ces coups sont portés par des corps ronds qui passent avec une grande rapidité. Les corps flexibles, tels que les tégumens, cédent, sans se rompre, à la violence du coup qu'on leur porte ; mais les corps durs, tels que le crâne, se cassent & se brisent. Ceux qui sont blessés par des bales de fusil, n'ont souvent qu'une simple dépression sans plaie à l'endroit où la bale les a touché ; mais l'on trouve au-dessous une fracture considérable, ou même une fracture de la table interne. On trépane d'abord ces sortes de plaies, si les accidens l'exigent.

Il faut ouvrir les tumeurs & les endroits déprimés. On y trouve quelquefois une fracture plus ou moins considérable, quelquefois aussi on n'en trouve point. Dans ce dernier cas, si le péricrane est détaché, on a lieu de penser que la table interne peut être fracturée.

On doit se ressouvenir qu'en prescrivant d'ouvrir les endroits déprimés & les tumeurs, on suppose les symptômes qui marquent la lésion de la dure-mere ou du cerveau en conséquence de quelque fracture ou épanchement. Car s'il n'y en avoit point, il faudroit regarder la blessure comme légere, & par conséquent ne point faire d'ouverture aux tégumens, à moins qu'en touchant la tête, on ne reconnut, par la crépitation ou par la pulsation, qu'il y a un grand fracas des os du crane, ou une tumeur anevrismale.

On croit nécessaire de finir cet article par quelques-unes des observations, qui prouvent ce que l'on a avancé au sujet des plaies de la tête & des symptomes qui en

sont

font les suites ; & qui font voir non-seulement que les fractures confidérables ne font pas toujours suivies de fymptomes fâcheux, mais encore que les meninges peuvent être offenfées, & que le cerveau peut perdre une partie confidérable de fa fubftance, fans que la bleffure foit mortelle, ni même accompagnée d'un accident confidérable.

Un enfant de dix à onze ans étant tombé fur le front, une piece de l'os coronal fe détacha, & perça les meninges & le cerveau. La plaie des tégumens avoit beaucoup d'étendue, & on entrevoyoit à l'endroit de la fracture une portion confidérable de la fubftance du cerveau. Il ne furvint néanmoins aucun accident, & le bleffé fut parfaitement guéri en peu de tems. *Bib. Chirurg. Mangeti, p. 577.*

Sennert rapporte qu'une perfonne ayant été bleffée par une hache qui lui tomba fur la tête, & dont le fer lui entra fort avant dans le cerveau, une portion de la fubftance de ce vifcere, groffe comme une noix, fortit au dehors par l'ouverture de la plaie, & rentra enfuite peu à peu ; deforte que le bleffé fut guéri parfaitement. *L. V. p. IV. chap.*

Un foldat donna un fi grand coup de la poignée de fon épée à un payfan fur le côté droit de l'os coronal, que le crâne ayant été fracaffé, & les membranes rompues, la fubftance du cerveau qui étoit au-deffous fut meurtrie, & fortit les premiers jours par fuppuration. On vit auffi dans le cerveau une cavité où l'on auroit pu mettre une noix. Il ne furvint néanmoins au bleffé aucun fymptome, excepté une petite fiévre, qui ceffa après la fuppuration, & la plaie guérit heureufement. *Fab. Hildanus. Cent. Obf.*

M. de la Peyronnie a guéri une perfonne à qui une grande portion de la fubftance du cerveau avoit été emportée, « fans qu'il en eût aucun accident au com-
» mencement, ni long-tems après fa bleffure, & fans
» qu'il lui en ait refté le moindre après fa guérifon.
» Mais, dit M. de la Peyronnie, lorfque dans le tems
» des panfemens, la cavité d'où cette fubftance avoit
» été enlevée étoit pleine de fuppuration graffes, telles
» que le cerveau les fournit ordinairement, pendant
» tout le tems que le poids de ces matieres preffoit une
» portion du corps calleux, le malade perdoit la vuë
» du côté oppofé à la preffion. Il recouvroit la vuë,
» lorfque les matieres étoient vuidées par une refpira-
» tion forcée & retenue, ou par le fecours d'une ferin-
» gue, avec laquelle je la pompois ; je fus même obligé
» d'y faire des injections pour délayer les matieres, & *Lettre de M. de la Peyronnie à M. Manne,*

» pour vuider les flocons de la ſubſtance du cerveau, qui
» avoient de la peine à ſortir ».

*V. le Merc. de France, Janvier 172..* Une perſonne ayant tiré imprudemment un fuſil, dans lequel la baguette étoit reſtée, un enfant de dix ans reçut le coup. Le bout de la baguette lui briſa les os du crâne, & une portion entra dans la ſubſtance du cerveau de la profondeur de deux travers de doigt. On ôta ce corps étranger, & l'on tira pendant les dix-huit premiers jours de la bleſſure, & à différentes repriſes, dix-huit eſquilles. Il n'arriva à l'enfant d'autres accidens que la fiévre, qu'il eut pendant les huit premiers jours ; & quand on eût tiré le bout de la baguette & les eſquilles, il fut guéri fort promptement.

*Obſerv. de M. Brilleau.* Le premier Mai 1716, un Soldat fut bleſſé d'une fléche, qui ayant fracturé la partie moyenne & latérale de l'os pariétal du côté droit, pénétra fort avant dans la ſubſtance du cerveau, où le fer reſta juſqu'au ſeptieme du même mois, ſans cauſer aucun accident. Lorſqu'on eut reconnu avec la ſonde ce corps étranger, on appliqua au bleſſé deux couronnes de trépan. Il ſortit avec impétuoſité, par la premiere ouverture, une grande quantité de matiere, & le bleſſé devint paralytique du côté gauche. Pluſieurs mois ſe paſſerent ſans qu'on pût tirer le fer de la fléche. Le 11 & le 25 Août ſuivant, le bleſſé eut de violentes convulſions. Enfin le 30 du même mois on tira le corps étranger. Auſſi-tôt les ſymptomes ceſſerent, & le bleſſé, à qui on avoit coupé une portion conſidérable du cerveau, ſe trouva parfaitement guéri le 27 Septembre ſuivant.

*Obſerv. de M. Manne.* Une perſonne de trente-un ans reçut ſur la partie ſupérieure latérale droite du coronal un coup de pierre, qui lui fit une plaie de la grandeur d'un denier, & enfonça dans la ſubſtance du cerveau une piece d'os mobile, implantée, dit M. Manne, comme un pieu dans ce viſcere. La bleſſure n'empêcha pas cette perſonne de vaquer pendant un tems aſſez conſidérable aux occupations les plus pénibles. Mais comme ſa plaie ne ſe refermoit point, il ſe préſenta à l'Hôpital, où on la regarda comme fort légere. Enfin l'abondance du pus qui en ſortit la fit examiner plus ſcrupuleuſement ; & quand on eut tiré la piece oſſeuſe, le bleſſé guérit en peu de tems. M. Manne, après avoir rapporté ce fait en détail, fait cette réflexion. « Quoiqu'une plaie » à la tête avec fracas, avec épanchement de matiere » ſur les meninges, avec déchirure des membranes,

» avec folution de continuité dans le cerveau jufqu'à
» la fubftance médullaire, avec abfcès dans cet organe,
» avec une petite piece d'os enterrée dans ce vifcere,
» dont la préfence s'oppofe à l'entier écoulement d'une
» grande quantité de pus qui paroît y croupir, foit une
» maladie grave; néanmoins rien ne me touche dans ce
» fait, & je n'y trouve du merveilleux que dans l'ab-
» fence abfolue des fymptomes; & qu'un bleffé mar-
» qué au coin d'une plaie telle que je l'ai repréfentée,
» ait pu impunément pendant un mois fe porter à tous
» les excès de travail & de bouche . . . fans que la nature
» de fa plaie, ni tous fes excès aient jamais troublé en
» rien l'économie animale; voilà ce qui m'a paru
» nouveau & digne de l'admiration & de la curiofité des
» Sçavans ».

Toutes ces obfervations prouvent clairement que les
coups portés à la tête ne font dangereux qu'autant qu'ils
dérangent les fonctions du cerveau, foit en l'ébranlant,
foit en y occafionnant une compreffion. Les fractures
confidérables du crâne, le déchirement des meninges, la
perte d'une partie de la fubftance du cerveau, peuvent
non-feulement n'être pas mortelles, mais même n'être
accompagnées d'aucun accident fâcheux; parce que les
coups qui fracaffent le crâne, déchirent les meninges &
offenfent le cerveau même, peuvent ne point caufer de
commotion violente, & ne point occafionner de compreffion.

Ils peuvent ne point caufer de commotion confidérable,
parce que la portion du crâne fur lequel ils font portés,
cédant à leur violence, le refte du crâne peut n'être prefque point ébranlé, & par conféquent ne communiquer au
cerveau qu'un fort petit mouvement.

Ils peuvent auffi ne point occafionner de compreffion,
parce que l'ouverture qu'ils font donne une iffue aux
liqueurs qui, en s'épanchant, avoient comprimé le cerveau.

La connoiffance de tous ces fignes eft avantageufe
au Chirurgien pour porter fon jugement, qu'il tire
de trois chofes; de la nature de la plaie, de la partie, & des accidens. 1. De la plaie, en ce qu'elle
pourra être grande feulement, foit en apparence,
comme celle où il y a de grands fracas, ainfi qu'on
en voit à l'armée, foit en conféquence, comme

celles qu'on nomme *trichifmos* & *rogme*, qui ne paroiſſent que de petites fentes,& qui quelquefois ſont plus dangereuſes que des embarrures. 2. De la partie qu'on prend ici,ou univerſellement de tout le corps, comme de l'âge, de la température, & des forces; ou particuliérement, ſçavoir, de l'endroit où eſt la plaie,qui ſera plus dangereuſe à la partie antérieure, parce que les os y ſont plus minces qu'à la poſtérieure, où ils ont plus d'épaiſſeur; le péril étant encore plus éminent ſur les temples, à cauſe de la délicateſſe de ces os & du muſcle crotaphite qui eſt très-ſujet aux convulſions : elles ſont auſſi très-dangereuſes ſur le ſommet de la tête au droit de la fontanelle, parce que l'os y eſt très-mince, & que le coup y tombe plus à plomb, ſur les ſinus ſourcilliers, à cauſe de la liqueur mucilagineuſe qui en ſort, & plus ſur les ſutures qu'ailleurs, par le déchirement des petites fibres & des vaiſſeaux qui vont & qui viennent pour la communication de cet endroit avec la dure-mere, ce qui fait un épanchement de ſang dans ces parties. 3. Des accidens qui ſont ou univerſels, comme la fiévre, la phrénéſie, la convulſion & la paralyſie; ou particuliers, qui ſont ou bons, comme une petite tumeur, une chair vermeille, & une ſuppuration louable; ou mauvais, comme une couleur livide ou noirâtre, une grande contuſion tant des chairs que de l'os, une matiere ou ſanieuſe, ou d'une conſiſtance viſqueuſe, des lévres blafardes & applaties, & une âpreté de l'os, qui devoit être uni, poli & égal.



Faiſant attention ſur tout ce que je viens de vous dire, le Chirurgien formera ſon prognoſtic,qui doit toujours être douteux, particuliérement aux plaies de tête, car il y en a qui ne paroiſſent que légeres dans le commencement, & qui dans la ſuite conduiſent le malade au tombeau; il faut ſe tenir ſur ſes gardes, beaucoup ſaigner, pour empêcher l'extravaſion du ſang dans le cerveau, & ne pas imiter le Chirurgien d'une personne de qualité de la Cour, lequel ne voulut point saigner un Lieutenant des Cent-Suisses du Roi, qui étant tombé à la chasse, s'étoit fait une grande contusion à la tête : le sang épanché s'abscéda, & il mourut dans les quarante jours.

C'est une erreur dont il faut se désabuser, de croire qu'après les quarante jours le péril soit passé ; il est vrai qu'au bout de ce terme on a lieu de bien espérer, mais il s'en est tant vu qui après ce tems sont morts de leurs blessures, qu'on ne doit rien promettre de positif. Si le blessé fait quelque débauche de vin ou de femme, s'il est exposé aux grandes chaleurs ou au grand froid, s'il est d'un tempérament délicat, & que son pouls ne reprenne pas sa premiere vigueur, ou enfin s'il n'a pas soin de se conserver, il est en risque même après le soixantieme jours. Les Jurisconsultes ont réglé entr'eux que les dangers étoient passés dans les quarante jours, & que si un blessé expiroit après ce tems, ce n'étoit plus à cause de la plaie, parce qu'il falloit aux Juges un terme pour condamner ou pour absoudre ceux qui avoient blessé ; mais un Chirurgien prudent ne doit répondre de rien qu'au-delà du centieme jour.

La cure des plaies de la tête, quand le crâne n'y est point intéressé, ne differe de celles des autres parties qu'en quelques circonstances, qui sont à observer. 1. Il faut, avant toutes choses, raser les cheveux, mais pour le faire avec moins de douleur, on les humectera avec de l'eau & de l'huile mêlées ensemble, à quoi on a donné le nom d'hydræleum ; prenant garde qu'il n'entre point de poil dans la plaie ; que si on n'avoit pas pu empêcher qu'il n'eût été entré, il la faudroit laver avec du vin tiéde avant que de la panser. 2. On est obligé de se munir davantage contre le froid aux plaies de tête qu'aux autres, parce qu'il est ennemi du cerveau,

& il n'y faut jamais rien appliquer qui foit actuellement froid. 3. Dans le commencement on couchera le malade fur la partie oppofée à la plaie, pour éviter la fluxion & la douleur ; & dans la fuite, l'inflammation étant paffée & la fuppuration furvenant, on le fera coucher fur la partie bleffée , afin que le pus puiffe fortir de la plaie avec plus de facilité.



Les plaies où le crâne eft d'abord découvert, & celles où il fe découvre par la fuppuration qui fe fait du péricrâne dans la fuite, l'os n'étant point offenfé, n'ont befoin d'être traitées que comme les plaies fimples (a). On doit faire fuppurer plus long-tems

(a) Les plaies de la peau ou du cuir chevelu, & celles du péricrâne, faites par des inftrumens tranchans, font ordinairement fimples, & ne demandent d'autres foins que celui de procurer leur réunion. Mais les piquures & les contufions faites à ces tégumens, font fouvent accompagnées d'accidens fâcheux, & méritent une attention particulieres.

Les bleffures faites au cuir chevelu par un inftrument piquant ou contondant, font quelquefois fuivies d'un gonflement, d'une tenfion, & d'une inflammation, qui s'étendent fur toute la tête jufqu'aux oreilles. On a dit dans la remarque précédente, que les bleffures faites au péricrâne caufent quelquefois ces mêmes accidens, mais que les oreilles en font exemptes. C'eft par cette différence qu'on difcerne fi c'eft de la léfion de cette membrane ou de celle du cuir chevelu que viennent ces accidens. L'Anatomie en fait voir la raifon. Dans ces derniers cas on fait au bleffé quelques faignées, on applique fur toute la tête des réfolutifs fpiritueux ; & s'il y a plaie, car il peut y avoir divifion avec contufion, on la couvre d'un plumaceau chargé de baume d'Arceus.

Les inftrumens contondans, en divifant la peau feule ou la peau avec le péricrâne, y forment quelquefois un lambeau, qu'il faut rajufter & maintenir par quelquesuns des moyens que la finthèfe fournit. On fait fuppurer légerement les bords de la plaie, on applique fur tout le refte des réfolutifs fpiritueux, l'on met fur le milieu du lambeau une petite compreffe, qui le rapproche mollement par le moyen d'un bandage convena-

celles qu'une contusion a causées, que celles qui ont été faites par incision ; & quand le crâne n'est que très-peu découvert, il ne faut point trop tamponner la plaie, laissant à l'os la liberté de se recouvrir, ce qu'il fait quelquefois sans s'exfolier, sur-tout aux enfans (a). Mais quand il est beaucoup dénué, il en faut attendre l'exfoliation, qui arrive en plus ou en moins de tems, selon que l'os est plus ou moins sec ou humide ; & on ne mettra sur l'os rien d'onctueux, mais seulement un plumaceau plat, imbibé d'eau-de-vie ou d'esprit de vin, chargé d'une teinture d'aloës ; ou bien on versera sur l'os un peu du baume blanc de Fiorable. Si la contusion ne se résout pas totalement, & qu'il se fasse une collection de matiere dessous le lambeau, on fait avec une lancette une petite ouverture dans le lieu le plus bas de la tumeur, formée par le pus épanché, où l'on décole, s'il est possible, la plaie avec un stilet en quelqu'endroit. Par l'un ou l'autre de ces moyens, on donne issue au pus épanché ; après quoi on panse la plaie de la maniere qu'on vient de décrire.

(a) C'étoit une opinion communément reçue parmi les Anciens, que tous les os découverts doivent s'exfolier ; c'est pourquoi ils tenoient pendant long-tems les lévres de la plaie écartées l'une de l'autre en attendant cette exfoliation. L'expérience & la raison ont détruit ce préjugé, & ont fait voir qu'en temponnant les plaies où les os sont simplement découverts, on en retarde la guérison, & l'on expose les blessés à des accidens facheux. Au lieu d'écarter les lévres de ces sortes de plaies, il faut, en les rapprochant, aider la nature à former leur réunion. On suppose ici que l'os est simplement découvert, & qu'il n'est point offensé. Mais quand il seroit divisé par un instrument tranchant porté perpendiculairement, obliquement ou horisontalement, ou même qu'un instrument de cette espece auroit séparé du reste du crâne une piece d'os, pourvu qu'elle tint aux tégumens ; il faut suivre la même méthode, à moins qu'il n'y ait d'autres circonstances qui déterminent à agir autrement.

venti. L'exfoliation qui se fait n'est pas toujours sensible, c'est à dire, qu'on ne voit pas une feuille d'os se séparer toute d'une piece, car elle est quelquefois insensible, s'en allant avec la suppuration par petites parcelles imperceptibles ; mais soit qu'elle se fasse d'une maniere ou d'une autre, quand on voit une chair attachée à l'os, on la laisse réunir avec celle des lévres de la plaie, pour en produire une bonne cicatrice (a).

Quand on a des signes que l'os est offensé, & qu'on croit devoir en venir au trépan, si la plaie n'est pas assez large pour le pouvoir appliquer, on la dilatera. Les incisions qui se font à ces plaies doivent être en X. ou en T. ou en V. ou en 7. de chiffre : ce sont les figures les plus ordinaires qu'on donne à ces incisions selon la situation de la plaie. Celles qui sont en X. qu'on appelle aussi cruciales, parce qu'elles ont la figure d'une croix, se font sur le milieu des os coronal & pariétaux. Quand la plaie approche de quelque suture, on les fait en T. retranchant la jambe qui auroit avancé sur la suture ; mais on en prolonge aussi la jambe opposée pour découvrir suffisamment le crâne. Celles qu'on fait proche du muscle temporal ou des sutures, sont figurées en V. ou

Figure des incisions pour préparer au trépan.

(a) Cette altération vient de ce que l'action de l'air sur l'os découvert, desséche & resserre les extrémités des vaisseaux divisés à la superficie. Pour prévenir cette altération de l'os & abréger une cure qui seroit longue, si on attendoit les termes ordinaires que la nature met à faire l'exfoliation, M. Bellofte * conseille de percer l'os dès les premiers jours en plusieurs endroits avec la pyramide ou le perforatif du trépan. Il prétend qu'on donne par ce moyen passage à un suc *moëlleux & colleux*, qui en se figeant, restitue à l'os en peu de tems tout ce qu'il a perdu par cette perforation, & par le coup qui a fait la plaie. Si cela ne produit pas cet effet, au moins les arteres dudiploé se trouvant plus à l'aise, chassent la table qui doit s'exfolier.

* Le Chirurg. d'Hôpital.

en 7. pour tâcher de ne point dépouiller ces parties ; mais en général on s'accommode à la figure & à la situation de la plaie, qui ne nous permet pas toujours de les former comme nous le vouderions.

Quand il n'y a point de plaie, & que nous trouvons à la tête une grosse contusion faite par quelque grand coup reçu, ou par une chûte ; que le blessé a perdu connoissance, qu'il saigne ou du nez, ou de la bouche, ou des oreilles, il faut au plutôt ouvrir la contusion par une incision qu'on fera avec la lancette à abscès A. (a). Si elle est beaucoup élevée, & qu'en l'ouvrant on trouve le péricrâne séparée du crâne, c'est signe que le coup a été très grand, & qu'il en faudra venir au trépan ; on se sert pour lors d'une petite sonde plate B. qui est d'argent, qu'on coule entre le péricrâne & le crâne, pour connoître jusqu'où va cette séparation, & pour nous en faciliter l'ouverture, qui doit être proportionnée à la grandeur de ce qu'il y en a de séparé. Mais si la contusion étoit légere, & que les symptomes ne fussent point pressans, on tâcheroit de la résoudre en rasant l'endroit, le bassinant avec l'esprit-de-vin, mettant l'emplâtre de bétoine par-dessus, saignant le blessé, & lui faisant garder un grand repos ; souvent on en guérit sans faire d'ouverture.

Pratique pour<br>les différentes<br>contusions.

Si le Chirurgien est obligé ou de dilater une plaie, ou d'ouvrir une contusion, il faut qu'il prépare quantité de charpie, qu'il ait des poudres Appareil.

---

(a) Il vaut mieux se servir du bistouri que de la lancette. S'il y a une grande fracture, il faut porter légerement le bistouri, pour ne point enfoncer les pieces d'os qui sont séparées du reste du crâne. Il faut aussi faire cette incision de maniere qu'elle s'étende plus sur le péritoine que sur la peau.

aftringentes, & même quelques boutons de vitriol, en cas d'hémorragie ; enfin fon appareil difpofé, il fera garnir le lit, c'eft-à-dire, mettre le drap en plufieurs doubles fous la tête, à caufe du fang qui fe répandra ; puis la faifant tenir par un ferviteur, il incifera ce qu'il jugera néceffaire, fe fervant pour cela de l'inftrument qui lui fera le plus commode. Si c'eft une plaie, & que la fonde coule entre le péricrâne & le crâne, il peut glifler la pointe de ces cifeaux C. par le même chemin, & le découvrir ainfi ; & lorfque le tout fera adhérent, il employera le

*Maniere de faire l'opération.* biftouri droit D. & appuyant le doigt index fur le dos de cet inftrument, il coupera jufqu'au crâne, & enfuite avec une feuille de myrte E. il foulevera les bords de la plaie en les écartant, & féparant le péricrâne avec le moins de violence qu'il fe pourra, pour diminuer la douleur qui ne manque point d'être très-vive dans ce moment, à raifon de la tenfion des membranes nerveufes auxquelles on caufe des divulfions. La plaie fe trouvant fuffifamment dilatée, on la garnira de charpie féche, pour cette premiere fois, afin d'imbiber & d'épuifer le fang qui en coule. Si l'hémorragie étoit grande, le fond de la plaie étant garni de gros bourdonnets pour en relever les lévres, on acheveroit de la couvrir avec des plumaceaux plats chargés d'aftringens, fur lefquels on étendroit une grande emplâtre, des compreffes, & par-deffus tout le couvre-chef que je vous ai fait voir dans la premiere Démonftration, au

*Comment on arrête le fang d'une artere coupée.* nombre des bandages. Si on avoit ouvert une aftere qui jetta beaucoup de fang, dont les compreffes & le bandage fuffent traverfés fans le pouvoir arrêter, il faudroit lever l'appareil, pour mettre fur l'endroit par où on verroit fortir ce fang, un petit bouton de vitriol ; mais la meilleure maniere eft celle que nous propofe Paré, fçavoir, de paffer une aiguille courbe, enfilée d'un fil ciré G. par-deffous le vaiffeau qui entrant d'un côté & perçant le cuir chevelu, fort de l’autre, de telle façon que le fil embraffant l’artere, on la lie en faifant un nœud avec les deux bouts du fil fur une petite compreffe de linge H. & par ce moyen on arrête fûrement le fang, & on évite l’efcarre que fait le bouton de vitriol.

Le lendemain au bout des vingt-quatre heures, qui eft le tems ordinaire où on leve les appareils, on voit l’os à découvert ; on l’examine pour connoître s’il eft offenfé, prenant garde de ne fe point tromper ; car ayant fait l’incifion la veille, la pointe du biftouri pourroit avoir laiffé au crâne un trait en long, qui reffembleroit à une fente; on ne fe méprendra pas auffi fur les futures, qui dans quelques fujets féparent en deux l’os coronal ainfi que l’occipital, & qu’on traiteroit comme fractures. Si on trouve une enfonçure, il faut la relever ; fi c’eft une fimple fente, il faut la ruginer fuivant l’ancienne pratique ; s’il y a des efquilles qui piquent la dure-mere, on les ôtera ; s’il y en a qui aient des pointes qui fortent en dehors, on les coupera ; & s’il y a une embarrure, il faudra trépaner.



Je vous ai dit que le crâne étoit quelquefois enfoncé par une contufion qu’on appelle *tlafis* ; qu’aux enfans le crâne faifant reffort, il fe remettroit en fon premier état ; mais quand il ne fe rétabliroit pas, fi l’enfonçure eft petite & fans accidens, il faut la laiffer ; elle peut demeurer, & le bleffé guérir fans fuites fâcheufes, au lieu que fi elle étoit grande & qu’elle pût preffer la dure-mere & le cerveau, il faudroit faire enforte de le relever. A ce deffein on fera un petit trou dans le milieu de l’os avec le perforatif I. qui fert à attacher un tire-fond K. dont le bout eft à vis, au moyen duquel tirant de dedans en dehors, on tâche d’élever l’enfonçure ; fi la main ne fuffit pas, on accroche un autre petit tire-fond L. à cet élévatoire triploïde M. ainfi appellé, parce qu’il a trois pieds qu’on pofe fur la tête ; puis tournant la vis qui eft à fa partie fupérieure, on fait peu à peu rehauſſer ce qui étoit déprimé ; l'os ayant repris ſon égalité, on ôte l'élevatoire & le tire-fond, on panſe la plaie comme celle où l'os eſt ſimplement découvert, & on continue ainſi juſqu'à guériſon, à moins qu'il ne ſurvienne des accidens qui obligent d'en venir au trépan.

Anciennement quand on trouvoit une fente au crâne, on ſe ſervoit de la rugine avant que de recourir au trépan ; c'eſt une opération qu'on rangeoit ſous la ſeconde eſpece d'entamure qui ſe pratique aux parties dures, par le moyen de laquelle on ratiſſoit de l'os autant qu'on le jugeoit néceſſaire. L'uſage en étoit ſi commun, que parmi les inſtrumens du trépan il y avoit toujours des rugines, & les Couteliers y en mettent encore aujourd'hui quand on ne leur défend pas d'en faire. De ces rugines il y en a de pointues, de rondes, d'ovalaires, & de plates, dont on ſe ſervoit alternativement; par exemple, à une fente ou bien à une ſciſſure, on commençoit à ratiſſer avec une rugine plate marquée N. puis avec cette ovalaire O. enſuite avec la ronde P. qui enfonçoit plus avant, & on finiſſoit avec la pointue Q qui alloit juſqu'au fond, obſervant de mouiller de tems en tems d'eau froide ces rugines quand on s'en ſervoit actuellement, de crainte qu'elle ne s'échauffaſſent en frottant contre l'os. Après qu'ils avoient trouvé le fond de la fente ou de la ſciſſure, ils répandoient des poudres céphaliques faites d'ariſtoloche, de myrte, d'aloës, & par ce moyen ils croyoient s'exempter du trépan ; mais à préſent on ne ſe ſert plus de rugines lorſqu'il y a une fente, parce qu'en tel cas il y a toujours ſur la dure-mere du ſang épanché que la rugine ne peut faire ſortir, & qui demande abſolument le trépan pour avoir iſſue, de peur que par ſon ſéjour venant à ſe corrompre, il ne cauſât le dernier malheur. On ne perd donc point à ruginer, un tems qu'on doit employer à ſoulager le malade.

Si par l'ouverture on rencontre une embarrure, appellée *ekpiesma*, dont une ou plusieurs esquilles pressent la dure-mere, on fera ses efforts pour les relever ou les ôter si elles ne tiennent pas beaucoup, on les releve avec l'un de ces trois élevatoires, le premier R. est courbe, le second S. est plat, & le troisieme T. est droit & un peu recourbé par le bout, ou bien on les emporte avec cette pincette V. faite en bec de corbin. J'ai vu des fracas où après avoir ôté beaucoup de pieces osseuses, la dure-mere étoit découverte à la grandeur d'environ la moitié de la main, & dont cependant les blessés ont guéri. J'ai dit qu'il falloit relever ou ôter les esquilles, mais c'étoit en supposant qu'il y eût prise ; car s'il n'y en avoit point, il faudroit faire un trépan sur l'os stable & sain proche de la fracture. En glissant une élevation dans le trou du trépan, on relevera les unes après les autres toutes les esquilles qui pressoient la dure-mere ; & s'il étoit besoin de les ôter, on tireroit d'abord la plus aisée à dégager, ce qui donneroit la facilité de retirer toutes les autres.

Quand la fracture est un engissoma où il y a des pointes d'os relevées en haut, quelques uns ordonnent de les couper avec ces tenailles incisives X. & si on ne peut en venir à bout avec celles-là, ils veulent qu'on prenne ces autres Y. qui sont à vis, & qui les couperoit infailliblement, parce qu'une vis peut avoir incomparablement plus de force qu'une main. On a aussi inventé un petit marteau Z. dont la tête est de plomb, & un petit ciseau d'acier V. bien tranchant, avec quoi on peut tailler ces esquilles, comme on feroit une pierre ; & le marteau étant de plomb, les coup n'ébranleront pas tant le cerveau que s'il étoit d'une autre matiere ; mais je n'approuve pas ni les tenailles, ni le ciseau & son marteau ; car si la pointe d'une piece d'os sort en dehors, il faut que l'autre bout pousse en dedans ; & qu'ainsi travaillant rudement pour détacher cette piece, on

risqueroit d'endommager la dure-mere. Si je vous
ai rapporté ces opérations anciennes, ce n'a pas été
pour vous en conseiller, ni pour vous en dissuader
entiérement l'usage, mais seulement pour vous mettre devant les yeux diverses idées de pratique, afin
que vous jugiez de celles qui doivent être suivies ou
abandonnées en différentes rencontres.

Enfin si la fracture est telle qu'il faille absolument
trépaner, c'est une opération qui ne doit point être
différée ; & comme elle est une des plus considérables de la Chirurgie, & qu'on a le plus d'occasions
de pratiquer, le Chirurgien ne peut être trop
circonspect & trop attentif sur tout ce que l'Art
exige pour la bien exécuter.

Toutes les peines que les Anciens se donnoient à
inventer ces rugines, & ces autres instrumens que
vous venez de voir, étoient pour se défendre de ne
trépaner que le plûtard qu'ils pouvoient : il falloit
qu'il leur fût impossible de relever une enfonçure ou
une contusion, & de redresser une embarrure, ou
qu'ils eussent des signes certains d'un sang épanché
sur la dure-mere, pour les déterminer à cette opération. Ils attendoient que les accidens leur mar-
quassent sûrement la nécessité indispensable de la
faire, & quelquefois ces mêmes accidens étoient si
long tems à paroître, que le trépan devenoit inutile

quand ils avoient pris leur résolution ; mais aujour-
d'hui qu'on est aguerri sur cette opération, on pré-
vient les symptomes, & il suffit d'avoir des marques
qu'ils peuvent venir, pour aller au-devant d'eux,
sans leur donner le tems de causer tout le désordre
dont ils sont capables. Par exemple, si d'abord
qu'un coup aura été reçu à la tête le blessé tombe, &
qu'il perde connoissance, en voilà assez pour le trépaner ; ces accidens arrivés à l'instant de la blessure,
marquent que la commotion ayant été grande, il
doit y avoir du sang extravasé ; si on attend à connoître que ce sang soit abscédé par des signes cer-

tains, comme la fiévre, la douleur de tête, l'assoupissement, alors quoique le trépan donne issue à
cette matiere purulente, les mauvaises impressions
& le déréglement qu'elle a fait par son séjour, ne
peuvent être réparés par tous les avantages de l'o-
pération, & le malade n'y peut gueres survivre.

Ce discours n'est que pour vous encourager dans Histoire sur ce sujet.
la pratique de cette opération, & vous prouver que
les momens sont chers, & qu'il les faut bien employer. Un jeune Seigneur étant tombé à la chasse
avec M. le Duc de Bourgogne, reçut une grande
contusion sur un des pariétaux, qui fut offensé; je lui
fit l'incision cruciale, & je le trépanai en présence de
M. Felix, le tout ayant été exécuté dans les premieres
vingt-quatre heures; le coup l'avoit tellement étourdi & stupéfié, qu'il ne sçavoit pas avant sa guérison
avoir été trépané: ce fut cet étonnement qui nous fit
juger qu'il devoit y avoir du sang épanché dans la tête, & nous y en trouvâmes beaucoup: si nous avions
attendu d'autres accidens pour nous le confirmer,
notre opération différée n'auroit peut-être pas eu un
si heureux succès. Enfin si on blâme également ceux
qui vont trop vîte, comme ceux qui different trop, il
vaut encore mieux s'exposer à pêcher avec ceux-là ;
car quoiqu'en suivant cette maxime on puisse trépaner quelqu'un que la suite témoigneroit avoir pu s'en
passer, il est toutefois plus à propos dans une occasion
douteuse d'avancer le trépan, parce qu'en l'avançant
il ne peut d'ordinaire rien arriver de sinistre, &
qu'en le différant il n'y va pas moins que de la vie.

Le trépan, dont le mot dérive du verbe Grec *trépa-* Partie où l'on applique le trépan.
*nein*, qui veut dire *tourner*, est une opération de Chi-
rurgie mise sous la premiere espece d'entamures:
on l'applique aux parties dures, avec un instrument
fait en forme de scie ronde, qu'on tourne pour enlever une partie du crâne auquel cette opération convient presqu'uniquement. Il y a des Auteurs qui l'ordonnent au sternum & aux côtes; je l'ai vu faire au

sternum, mais inutilement, car le blessé mourut ; & je ne l'ai jamais vu pratiquer aux côtes : je ne comprens pas auſſi comment elle s'y pourroit faire ſans caſſer des os ſi minces ; c'eſt pourquoi nous ne la pratiquons qu'à la tête, où elle eſt abſolument néceſſaire en pluſieurs rencontres, puiſqu'il eſt indubitable que quantité de perſonnes lui ont obligation de la vie (a).

Lieu où le trépan réuſſit.

Le trépan eſt plus heureux dans de certains pays que dans d'autres. A Avignon & à Rome ils guériſſent tous ; mais auſſi les maux de jambes y ſont funeſtes, & pour en guérit il faut ſortit de la ville de Rome. A Paris le trépan eſt aſſez heureux, & encore plus à Verſailles, où on n'en meurt preſque point ; mais ils périſſent tous à l'Hôtel-Dieu de Paris, à cauſe de l'infection de l'air qui agit ſur la dure-mere, & qui y porte la pourriture. C'eſt à quoi les Adminiſtrateurs devroient faire attention, vu que l'Hôpital eſt aſſez riche pour avoir un lieu dans un des fauxbourgs de Paris, où ils mettroient ceux qui ſeroient bleſſés à la tête. Par ce moyen ils en échapperoient beaucoup ; mais il ne s'en ſauve pas un ſeul, manque de cet expédient, qui ne dépend que d'eux.

Raiſon qui empêchent de trépaner ſur certains endroits.

Tous les Auteurs nous marquent ſix endroits où

(a) Néanmoins s'il s'eſt formé un abſcès dans le canal de la moëlle d'un os, tel que le tibia, ou qu'un exoſtoſe ait ſuppuré, le trépan n'eſt pas inutile ; par ce moyen on donne iſſue au pus, & l'on découvre tout le mal. Pour en connoître toute l'étendue, il eſt quelquefois néceſſaire d'appliquer pluſieurs couronnes du trépan, & de couper les pieces qui ſe trouvent entre chacunes des ouvertures qu'elles font. On deſſéche enſuite avec le cautere actuel tous les endroits altérés de l'os. Cette méthode d'ouvrir les abſcès des os par le moyen du trépan, eſt analogue à la méthode ordinaire d'ouvrir les abſcès des parties molles. Voyez ce que dit à ce ſujet M. Meeklren, *obſerv. Medico-Chirurgica*, & M. Petit, dans ſon Traité des maladies des os.

ils

ils nous défendent de trépaner ; 1°. Sur la fontaine de la tête aux enfans , parce que l'os n'y est pas assez solide pour supporter le trépan. 2°. Sur les sutures , à cause des vaisseaux à qui elle donnent passage pour entretenir le commerce de la dure-mere avec le diploë. 3°. Sur les sinus sourcilieres , à raison de leurs cavités où se filtre une humeur qui rendroit la plaie incurable. 4°. Sur les temples tant à cause du muscle temporal , que parce que les os s'y articulant en maniere d'écailles, la piéce d'os qu'on voudroit enlever se sépareroit en deux. 5°. Aux parties déclives ou inférieures de la tête , parce que le cerveau dans son mouvement continuel pousseroit la dure-mere en dehors. 6°. Sur les grandes embarrures , puisque ces os ne tenant pas ferme, on ne pourroit pas appuyer dessus le trépan sans les enfoncer sur la dure-mere. Ces précautions sont justes & fondées en raisons , mais il ne faut pas les garder à la rigueur : quand le blessé est en péril, il faut aller son chemin, & courir plûtôt le risque des inconvéniens attachés à ces endroits, que de laisser périr le malade : il faut pourtant s'en éloigner autant que la figure & la situation de la plaie le peuvent permettre. C'est au Chirurgien à faire de son mieux dans de pareils cas : mais qu'il n'ait pas l'inhumanité de voir expirer son blessé faute du trépan qui en a guéri une infinité qu'on croyoit désesperés (a).

(a) On trépane à présent en certains cas sur les sutures , il y a même déja long-tems que cette pratique a été autorisée par de bons Auteurs * Jacq-Frederic Wertembergius , J. B * Cortesius , & Jacq. Berengarius Carpensis se sont assurés par leur propre expérience , qu'on ne doit point craindre d'inconvéniens. Muys * dit aussi qu'on ne trépanoit pas autrefois sur les sutures , mais que de son tems on étoit revenu de ce scrupule. Berengarius rend raison de cette pratique. *Si contingat capui lædi notabiliter in loco commissurarum , ob quod vel statim , vel paulo post contingat ibidem duram matrem esse separatam : tunc & si*

* Voyez
Fab. Hildan.
obf. 8 cent.
2.

* Voyez J.
Murnick.
Chirurg. &c.
* Obf. 1e.
deca l. 6.

* Cap. 37.
P. 293.

K k

Dans plufieurs opérations il y a deux tems , l'un d'élection , & l'autre de néceffité ; mais dans celle-ci nous ne connoiffons point le tems d'élection , à moins que ce ne foit pour l'avancer ou pour la différer de quelques heures ; il n'y a que celui de néceffité qui nous détermine , & elle eft toujours preffante tant par les accidens préfens , que par ceux qui peuvent furvenir à tous momens ; & qu'il faut prévenir ; c'eft pourquoi on doit aller au plus fûr qui eft de trépaner promptement:



Il ne faut point fe fervir du trépan exfoliatif , je ne fçai point qui peut l'avoir inventé , car cette maniere de percer l'os en le ratiffant , & en enlevant plufieurs feuilles les unes après les autres , doit beaucoup ébranler la tête , & faire plus de mal qu'elle ne

*commiffuris operetur nullum fiet nocumentum venis aut arteriis, quia jam funt feparata & à cranio diftantes.* Lorfque la tête eft bleffée confidérablement aux endroits des futures , & que la dure-mere à l'occafion de cette bleffure fe fépare du crâne fur le champ ou quelque tems après , le trépan ne peut pas endommager les veines ni les arteres , parce qu'elles font déja féparées & éloignées du crâne.

Les Praticiens de nos jours ne font point difficulté de couper le mufcle crotaphite , & de trépaner fur les os des temples , lorfque le mal le demande. Ils trépanent auffi à la partie déclive de la tête. Pour empêcher que le cerveau ne pouffe alors la dure-mere en dehors , comme le dit l'Auteur , on met fur le findon de linge la plaque de plomb P. de la grandeur & de la figure du trou qu'a fait le trépan , ou des trous qu'on fait les trépans , fi on en applique plufieurs. On foutient cette plaque avec la lame de plomb. Q. qui la traverfe , & qu'on fait entrer au-deffous du crâne , afin qu'il en foutienne les extremités. On retire chacune de ces deux piéces par le moyen d'un fil qui paffe au travers. M. Bellofte propofe dans fon Livre une autre plaque K. avec deux efpeces d'anfes qui s'applique fur le crâne. Mais la prémiere paroît préférable , parce qu'étant maintenue par le crâne , elle contient mieux le cerveau que celle de M. Bellofte , avec laquelle il faut faire une légere compreffion , fans quoi elle ne feroit aucun effet.

procure d'utilité : il a dans son milieu une pointe qui sert à l'arrêter ; mais qui peut blesser la dure-mere, parce qu'on n'a pas la liberté de l'ôter comme on fait l'aiguille aux trépans ordinaires. Je ne suis pas le premier qui en ait condamné l'usage, puisqu'on a supprimé cet instrument, & que vous ne le voyez plus parmi les trépans nouvellement faits ; je vous le présente dans la planche XXXI. afin que vous soyez convaincus de son défaut.

Dans les trépans il y a trois couronnes, l'une petite, l'autre moyenne, & l'autre plus grande, on demande de laquelle des trois il faut se servir, & quelle quantité d'os il faut ôter. Les Auteurs répondent qu'en général il faut préférer la plus petite, parce qu'on ne doit découvrir du cerveau que le moins qu'on peut, & qu'une grande ouverture est plus difficile à guérir ; mais il est des occasions où la grande couronne convient mieux : par exemple, à deux scissures, quand elle peut les embrasser toutes deux à la fois, il vaut mieux s'en servir que d'être obligé de faire deux trépans avec une petite. *Des trépans ordinaires.*

Nous avons remarqué six endroits où il est défendu de trépaner ; voyons ceux où on doit appliquer le trépan ; généralement parlant, c'est toujours à l'endroit du coup, mais en particulier il y a des circonstances où on a raison de s'en éloigner ; c'est ce qu'il nous faut observer avant que de venir à l'opération.

1°. Quand la plaie est aux parties supérieures de la tête, il faut trépaner à la partie la plus inférieure de la plaie, pour faciliter l'écoulement du sang & des matieres ; & lorsque la blessure est aux parties inférieures, nous devons appliquer le trépan au plus haut lieu, pour nous éloigner de la base du cerveau. *Circonstances à observer pour l'application du trépan.*

2°. Si c'est une fente, il ne faut poser le trépan ni sur le milieu de la fente, ni loin d'elle, mais il faut que les dents de la couronne soient sur la fente, afin que l'os étant obligé de s'exfolier, les esquilles se puissent séparer plus commodément.

3°. Dans une grande contusion que le tire-fond & l'élevatoire triploïde n'auront pas pu relever, on appliquera le trépan dans le milieu de l'enfonçure, afin que mettant les élevatoires dans le trou qu'il aura fait, on essaie de la remetre dans son niveau.

4°. Quoique la contusion soit legere sans sciffure & qu'elle ne paroisse que comme un écachement semblable à celui que fait un coup de marteau sur du bois, il ne faut pas laisser de trépaner, parce que les fibres de l'os y sont désunies, & alors c'est à l'endroit de la contusion que l'opération doit être faite.

5°. Quand c'est un ecpiesma, c'est-à-dire, une embarrure où il y a plusieurs esquilles qui pressent & fatiguent les membranes intérieures, il faut poser le trépan sur l'os voisin qui doit être stable & ferme pour pouvoir soutenir les petits efforts qu'on fait à le percer, & pour avoir la facilité de relever les esquilles séparées, en appuyant sur lui les instrumens préparés pour cet effet.

6°. Pour un angissoma ou une piéce d'os qui fait le pont-levis, & pour un camarosis où le milieu de l'os fracturé ressemble au dos d'une tortue, il faut trépaner sur la partie voisine, afin de remettre ensuite ces os dans un état qui ne puisse nullement incommoder la dure-mere.

Tout étant bien considéré, & l'opération résolue, le Chirurgien fera attention à tout ce qui doit être prêt avant que de trépaner, aux choses qui sont à observer en trépanant, & à la conduite qu'il tiendra après avoir trépané.



Avant que de trépaner, il faudra, s'il est possible, mettre le blessé dans une chambre éloigné de la rue & de tout bruit, en un lieu tranquille, & où il ne puisse pas entendre le son des cloches ; il doit y avoir à la porte une portiere en dedans, & à la fenêtre un double chassis, afin que l'air froid & les vents n'y puissent entrer ; il seroit bon que le lieu fut médiocrement spacieux pour y entrete-

nir un air modéré. Le Chirurgien disposera l'appareil, qui consiste en premier lieu aux instrumens
dont il a besoin pour faire l'opération. Secondement aux choses nécessaires pour panser après l'o-
pération; c'est pourquoi il aura deux bassins; dans
le premier il mettra les instrumens que vous voyez
sur la planche XXXI. & dans le second tout ce qui
pourra servir au pansement, & que je vous mon-
trerai sur la planche XXXII.

De l'ap-
pareil.

## Fig. XXXI. POUR LE TRÉPAN.

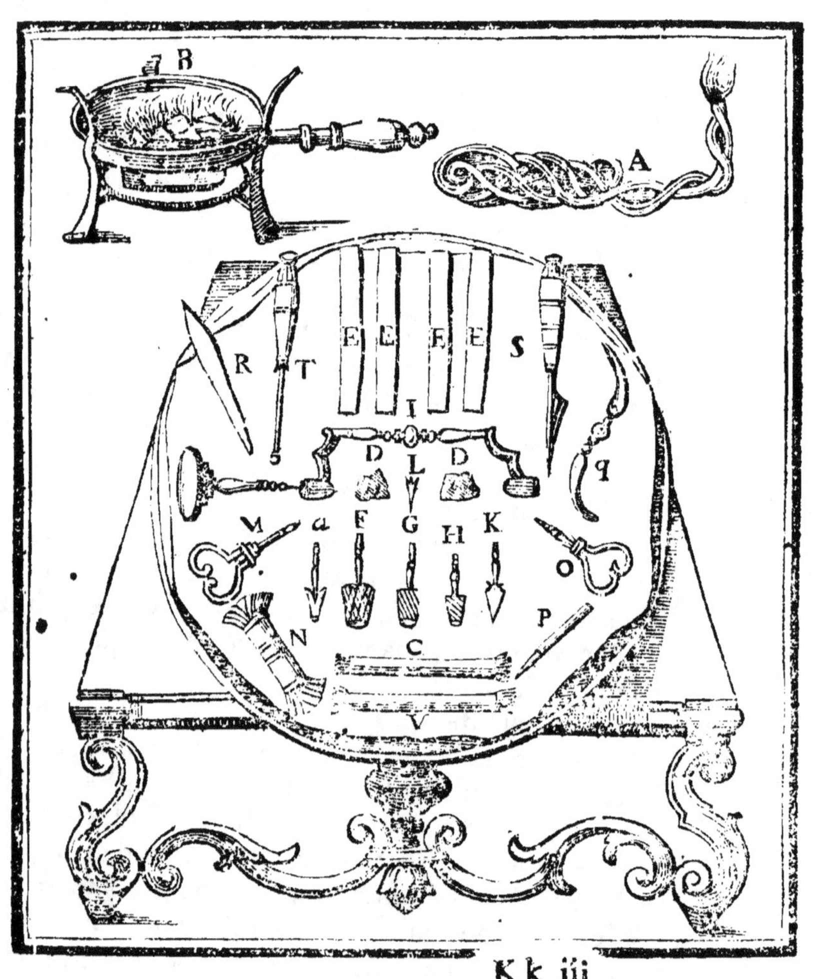

Situation du blessé.

ON doit avoir préparé ces inftrumens dans une chambre voifine en les arrageant dans un baffin, ou dans un plat fur lequel on aura étendu une ferviette pliée, & les recouvrir d'une autre ferviette avant que de les apporter dans la chambre du bleffé afin qu'il ne foit point effrayé à leur afpect. Le malade fera mis dans une fituation convenable, c'eft-à-dire, la tête tournée de maniere que la plaie fe trouve au lieu le plus élevé, pour y appuyer à plomb le trépan; on avance le lit dans la chambre, afin qu'un ferviteur puiffe refter au doffier du lit pour tenir la tête avec plus de fermeté; & fi l'Opérateur juge cette place plus commode pour lui, il s'y mettra: on pofe la tête du malade fur un oreiller fous lequel on a coulé une petite planche qui empêche qu'elle n'enfonce durant

Préparation de l'opération.

l'opération. Le Chirurgien fe fera lier les cheveux par derriere, enforte qu'ils ne tombent point en devant quand il baillera la tête, & s'il a une perruque, il l'ôtera pour prendre un petit bonnet qui ne l'embarraffe point: il doit faire tenir par quelqu'un du feu dans un réchaut B. au milieu du lit, il faut qu'il fe faffe éclairer de deux bougies de Commis A. jointes & tortillées enfemble pour ne pas produire deux lumieres féparées, ces bougies conviennent mieux que les autres, parce qu'elles fe plient aifément, & qu'on peut les approcher & les éloigner de l'Opérateur, comme on le trouve à propos (a). On découvre enfuite la plaie qu'on nettoye avec cette fauffe tente de charpie C. pour faire moins de douleur, on bouche les oreilles du bleffé avec ces deux petites boules DD.

(a) On fe fert aujourd'hui d'une efpece de bougie qui ne coule point, qui éclaire mieux que les autres, parce que fa méche a été trempée dans l'efprit-de-vin, & qu'on nomme, à caufe de l'ufage qu'en font les Chirurgiens, bougie de S. Côme.

de coton ou de charpie : je crois que le bourdon-
nement qui s'excite dans les oreilles, quand elles
font bouchées l'empêche d'entendre le petit bruit
que fait la couronne du trépan en fciant le crâne;
j'en ai pourtant vu à qui on oublioit de faire cette
cérémonie, & qui n'en ont pas été plus mal. Si
les lévres de la plaie n'étoient pas affez relevées, &
qu'elles fuffent en danger de toucher aux dents de
la couronne, il faudroit au moyen de ces quatre
petites bandelettes E E E E. paffées par deffous fes
lévres, & dont on feroit tenir les bouts par celui
qui tient la rête, ou par quelqu'autre garçon, les
écarter les unes des autres : mais fi la plaie eft fuffifamment dilatée & affez grande pour que les lévres ne puiffent pas toucher à l'inftrument, il faut
fans perdre de tems fe difpofer à faire l'opération.

De la dilata-<br>tion de la<br>plaie.

En trépanant, il y a des circonftances encore plus
effentielles à obferver, que celles que je viens de
vous marquer. Le Chirurgien doit commencer par
le choix de la couronne dont il veut fe fervir; c'eft
pourquoi en voilà trois de différentes grandeurs;
une grande F. une moyenne G. & une petite H.
& s'étant déterminé fur le choix par la nature &
par la figure de la plaie même, il prendra celle
qu'il croira convenir; il la préfentera fur l'endroit
où il a réfolu de l'appliquer, obfervant qu'elle ne
puiffe pas toucher aux lévres de la plaie & du péricrâne, ce qui feroit une douleur très-vive au malade dans l'opération, & il fera faire un tour ou
deux à cette couronne, pour marquer la circonférence où le trépan doit fe borner, & pour en reconnoître le milieu. Il prendra enfuite le virebrequin I. fur lequel il montera le perforatif K. qu'il
pofera dans l'endroit marqué par la pointe de la
pyramide qui étoit dans la couronne, tournant
cinq ou fix tours il fera un petit trou de la profondeur d'une demi-ligne, lequel fervira à loger

Choix à faire<br>de la cou-<br>ronne du tré-<br>pan.

Ufage du<br>virebrequin<br>& du perfo-<br>ratif.

K k iv

la pointe de cette pyramide & à conduire la couronne de maniere qu'elle ne vacile ni d'un côté ni d'un autre. Le perforatif étant ôté du virebrequin, on y monte à sa place la couronne G. dont on se doit servir ; on l'ajuste sur l'endroit tracé, & l'Opérateur tenant de la main gauche la pomme du virebrequin, sur laquelle il appuie le front, il le tourne de la main droite du côté opposé aux dents de la scie, afin qu'elles coupent. Il tourne d'abord doucement, jusqu'à ce que la couronne soit un peu entrée dans l'os pour aller plus vîte & dilgenter dans ces commencemens où il n'y a encore rien à craindre. On ne peut pas prescrire combien il faut appuyer, c'est à l'Opérateur à en juger, car s'il appuie trop, il aura de la peine à tourner, & s'il ne presse pas assez, il n'avancera point : il faut qu'il tourne uniment, & non point par secousses, & lorsqu'il croira avoir enfoncé environ une ligne, il levera la couronne, & en ôtera la pyramide L. avec cet instrument M. parce qu'elle est alors inutile, vû que le cerne fait par la couronne se trouvera suffisant pour la conduire, sans le secours de cette pyramide qui pourroit même piquer la dure-mere, si on oublioit de l'ôter. La pyramide en étant ôtée, on remet la couronne dans son cerne, & on continue de tourner jusqu'à ce qu'on soit parvenue au diploë, ce qu'on connoît par la sciûre qui est rougeâtre, & par le sang qui en sort assez souvent ; on retirera la couronne ensuite pour la nettoyer de la sciûre & du sang avec les brossettes N. & avant que de la remettre on présentera le tirefond O. pour lui faire préparer sa place dans le trou fait par la pyramide, afin d'enlever par son moyen la piéce d'os après qu'elle aura été cernée autant qu'il sera nécessaire. Ayant ôté le tire-fond, on rappliquera la couronne, on n'ira pas plus vîte, parce que la seconde table est quelquefois plus mince que la premiere ; on releve plusieurs fois la couronne pour la nettoyer. On fonde le circuit fait par la couronne avec cette plume P. taillée en curedent, pour sçavoir si la profondeur est égale, pour appuyer davantage du côté où l'os sera moins coupé : enfin on continue à relever la couronne, à la nettoyer, à ébranler la piéce avec l'élevatoire Q. ou avec le tire-fond, & à fonder le cerne autant de fois qu'on le juge à propos, jufqu'à ce que le crâne foit entiérement traversé. Quand la piéce de l'os ne tient prefque plus, on peut la lever avec la feuille de myrte R. & s'il reftoit de petites inégalités au fond du cercle qui pourroient piquer la dure-mere & l'incommoder dans fes mouvemens, on les couperoit avec ce ganivet lenticulaire S. qu'on tourneroit autour du cercle, la lentille qui eft au bout, empêchant de bleffer les membranes : dans ce tems, on voit le fang fortir & remplir le trou du trépan par les pulfations du cerveau & de la dure-mere. On a coutume de ferrer le nez du bleffé, de lui faire retenir fon haleine, & de repouffer avec le lenticulaire T. la dure-mere contre le cerveau, afin de faciliter la fortie du fang. Mais s'il s'écouloit de lui même, comme il arrive fouvent, il faudroit épargner ces petits efforts au malade, & ne point faire de compreffion avec le lenticulaire, ayant foin avant que d'en venir au panfement, d'abforber avec la fauffe tente V. le fang épanché (a).

Ce feroit une faute dans l'opération que d'emporter la piéce de l'os dans la cavité de la couronne qu'on viendroit à retirer, vû qu'on pourroit croire

---

(a) Lorfqu'après avoir tiré la piéce féparée par le trépan, il ne fort rien par le trou, qu'on trouve la dure-mere tendue, & qu'elle forme une tumeur où l'on fent de la fluctuation on a lieu de foupçonner un épanchement au-deffous de cette membrane. En ce cas les Praticiens d'aujourd'hui ne font point de difficulté de la couper en croix avec un biftouri. L'expérience confirme l'utilité de cette pratique *.

qu'ayant tourné plus qu'il ne falloit, les dents de cet inftrument auroient endommagé la dure-mere, quoique ce malheur foit rare, à moins que d'avoir tourné long-tems comme un étourdi ; car la couronne étant faite en pyramide, elle ne peut pas tomber fur la dure-mere auffi-tôt que le crâne eft coupé, devant être arrêtée par l'endroit le plus large : mais quoique la faute dont nous parlons, foit très-légere, on évitera néanmoins d'y tomber pour n'être point critiqué par les fpectateurs. La premiere table de l'os peut s'enlever avant que la feconde foit coupée, mais quoique fouvent ce ne foit pas la faute de l'Opérateur, on ne laiffe pas de l'en blâmer tacitement. C'eft pourquoi il doit faire de fon mieux pour n'encourir aucun reproche, puifqu'un Chirurgien ne fait point d'opération confidérable, qu'il n'ait des cenfeurs féveres qui ne lui pardonnent rien. Il ne faut point faire celle-ci avec précipitation, de peur d'offenfer le cerveau & les membranes ; il ne faut pas auffi apporter une lenteur capable d'impatienter le malade & les affiftans, il eft un milieu qu'on doit tenir, qui dépend de la bonne conduite & de l'adreffe du Chirurgien.

Lorfqu'il y a grands fracas & plufieurs fentes, on doit faire deux, trois ou quatre trépans, & même davantage, fi la néceffité le demande. Une jeune fille âgée d'onze ou douze ans, tomba fur une efcalier en 1705. & fe brifa tout un pariétal avec une partie du temporal. M. Maréchal dès le lendemain la trépana en deux endroits, il lui fit appliquer un troifieme trépan par fon fils, & un quatrieme par mon fils qui étoit préfent. Le lendemain il lui en appliqua deux autres, & par la fuite il la trépana jufqu'à douze fois, & elle en eft très-bien guérie. C'eft la fille de M. le Vaffeur logé à l'Extraordinaire des Guerres à Verfailles. Cet exemple fi rare fait voir qu'il ne faut point s'étonner fur la multitude des trépans.

## Fig. XXXII. POUR LE PANSEMENT DU TRÉPAN.

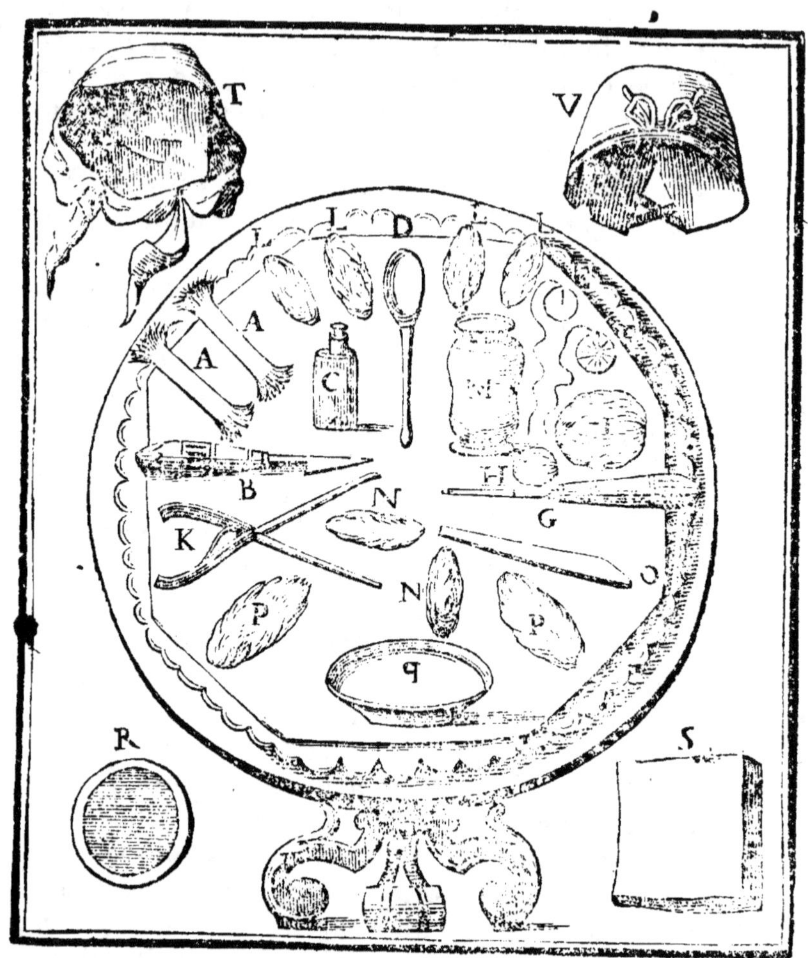

A Près avoir trépané on ne s'arrêtera pas à attendre que tout le sang épanché soit sorti, il
suffit qu'il ait la liberté de s'évacuer à tous momens par l'ouverture; on nettoye celui qui est
dans le trou du trépan avec ces fausses tentes de
charpie A A. & si on apperçoit qu'il y ait encore
quelque petite pointe autour de ce trou, qui
puisse piquer la dure-mere, on la coupe avec ce

De l'ordre
& de la ma-
niere du pan-
sement,

ganivet lenticulaire B. après quoi on se met en devoir de panser le malade. La premiere chose qu'on
fait, c'est de verser sur la dure-mere quelques gouttes de baume blanc contenu dans une phiole C. on
fait chauffer la cuillier D. où il y a du miel rosat.
pour le mêler avec un peu de baume blanc, & on y
trempe les sindons, dont l'un est de linge E. & l'autre de charpie F. On pose le premier sur la dure-
mere, & comme il est plus grand que le trou du
crâne, on en fait passer entre le crâne & la membrane toute la circonférence au moyen du lenticulaire G. On met ensuite le second sindon, & on
acheve d'emplir le trou du trépan avec ce tampon de
charpie H. On couvre avec ce plumaceau I. après
l'avoir imbibé d'esprit-de-vin, la partie du crâne découverte, & on prend avec les pincettes K. ces quatre bourdonnets L I. L L. qu'on trempe dans le digestif M. pour les mettre l'un après l'autre sous les
quatre lévres de la plaie, dont on remplit le milieu avec deux autres bourdonnets N N. trempés dans le même digestif; & ayant couvert de digestif avec la spatule O. ces deux grands plumaceaux
PP. on les met par-dessus tous les autres, & on fait
une embrocation d'huile rosat contenue sur cette
assiette Q. qu'on aura approchée du feu pour chauffer cette liqueur avant que d'en frotter tout le tour
de la plaie, puis on met une emplâtre de bétoine
R. qu'on couvre de la compresse S. & de la serviet-
Du bandage<br>& du bonnet. te T. par-dessus, dont on fait un bandage qu'on
appelle couvre-chef, tel que je vous l'ai enseigné.
J'ajoute à tout cet appareil un bonnet de laine V.
que je mets par-dessus de bandage, car n'y ayant
que deux doubles de linge sur la tête, cette partie n'est pas assez munie contre le froid, vû qu'é-
tant rasée, elle y est plus sensible; c'est pourquoi
ce bonnet est nécessaire pour tenir la partie chau-
dement. On la met ensuite dans une situation convenable; la meilleure pour le malade, est de se

toucher fur la plaie pour aider le cerveau par cette pente à pouſſer au dehors ce qui l'incommode.

Quand on a achevé de panſer le bleſſé, on lui recommande de demeurer fort en repos, & même de ne pas parler; on revient le ſaigner deux ou trois heures après l'opération: ſa nourriture ne ſera que de bouillons qu'il prendra de quatre en quatre heures, buvant dans ces intervalles autant de tiſanne qu'il en voudra. Le lendemain avant que de lever l'appareil, on fermera les rideaux du lit, au milieu duquel on mettra un réchaut plein de braiſe allumée qui ne puiſſe nullement entêter, tant pour purifier l'air qui doit toucher la dure-mere, que pour échauffer les remedes & les linges néceſſaires au panſement: on ne laiſſera jamais le cerveau à découvert, & pour cet effet on aura un nouveau ſindon tout prêt à mettre auſſi-tôt après avoir levé celui qui y eſt, & on ne s'amuſera point à tant eſſuier les lévres de la plaie, les recouvrant promptement, parce que le plûtôt fait, c'eſt toujours le meilleur, pour épargner de la douleur au bleſſé.

La conduite de la cure ne ſe peut pas marquer dans le détail, c'eſt au Chirurgien à connoître ſon ſujet, à le traiter ſelon les diſpoſitions où il le trouve, & à ne ſe point relâcher ſur le régime de vivre qui doit être très-exact. Pour peu qu'on donne de liberté aux malades, ils s'émancipent toujours trop; la faim étant un bon ſigne, il la faut conſerver longtems dans cet état. Les remedes huileux & pourriſſans ne valent rien aux plaies de tête, les balſamiques & les ſpiritueux y ſont très-bons, c'eſt pour cela qu'il faut ſe ſervir du baume blanc, ou de l'eſprit-de-vin; le digeſtif doit être animé, & encore n'en faut il pas uſer long-tems. Les compreſſes ſeront trempées dans du vin où on aura fait bouillir toutes ſortes d'aromatiques, excepté des roſes dont l'odeur pourroit offenſer. Si la dure-mere demeuroit dans ſes bornes, on continueroit le même pan-

fement : mais si elle pousoit dans le trou du trépan, on feroit ensorte de l'empêcher d'y entrer en
remplissant ce trou de petit tampon (a). Il vient
quelquefois des fungus en forme de champignons
qui naissent de la dure-mere : quand ils sont grands,
il faut les couper, ou les lier par le pied, afin qu'ils
se dessèchent & qu'ils tombent ; s'ils sont petits, il
faut les consumer avec les poudres de sabine, do-
cre & d'hermodates brûlées. Les chairs des lévres
de la plaie croissent quelquefois tellement qu'elles
couvrent l'ouverture du trépan, en ce cas on les
tiendra sujettes avec des plumaceaux trempés dans
de l'eau-de-vie, ou dans de l'eau vulnéraire, au reste il faudra supprimer les onguens & n'user que
de remedes dessicatifs en attendant le tems de
l'exfoliation.

Les os s'exfolient les uns plutôt, les autres plus
tard, cela dépend de l'âge, de la grandeur de la
fracture & de la dureté de l'os, mais ordinairement c'est entre le quarantiéme & le cinquantiéme
jour. L'usage des poudres céphaliques est inutile
pour avancer l'exfoliation, qui étant un pur ouvrage de la nature, doit être attendu patiemment, de
crainte de la troubler dans les voies qu'elle seule
sçait tenir pour cela : tout le circuit du trou fait
par la couronne, & ce qui a été découvert de la
surface du crâne, souffre l'exfoliation qui tombe
quelquefois en une seule esquille semblable à un anneau, & souvent en plusieurs qui se détachent à
mesure que la chair qui se produit dessous, les pousse dehors. Il ne faut point par trop d'impatience arracher ces esquilles ; quand même elles branle-
roient, cela n'avanceroit de rien, & peut au con-

De la cure des champignons.

De l'exfoliation.

(a) Ou en mettant dans le trou du trépan un petit
morceau d'éponge, qui en se gonflant le remplit exactement & s'oppose à la sortie de la dure-mere ; ou en
se servant du moyen proposé dans une des remarques
précédentes.

traire reculer la guérison. Quand l'exfoliation est entiérement faite tant du crâne, que de la dure-mere, (car elle s'exfolie, ou se pele comme les autres membranes) il en sort une chair qui se joignant avec celle qui naît du crâne, & avec celle des lévres de la plaie, il se forme de toutes ces trois nouvelles chairs ensemble une espece de cal, qui bouchant le trou du trépan remplace l'os qu'on a ôté : on procure par-dessus tout cela une bonne cicatrice, qui est le sceau de la guérison (a),



L'Etymologie d'hydrocéphale vient de *hydros*, qui veut dire *eau*, & de *kephaïe*, qui signifie *tête*, de maniere que c'est une espece d'hydropisie où la tête est si pleine d'eau qu'elle en est toute inondée.

Il y a des hydropisies génerales & particulieres, nous avons parlé des premieres en faisant la paracentèse ; quant aux autres, elles prennent leur nom des endroits où elles sont placées : comme on appelle hydrocéle, hydropisie du scrotum, on nom-



(a) On a vû aussi à l'ouverture de quelques cadavres, que des trous faits au crâne par le trépan, s'étoient fermés presqu'entiérement par le prolongement de la substance osseuse vers le centre, où l'on appercevoit encore un trou plus ou moins grand. Ce trou se feroit peut-être refermé entiérement par la suite, si les personnes avoit vecû plus long-tems. Mais on n'a pas encore eu d'exemple d'ouvertures faites au crâne par le trépan, qui se soient entiérement bouchées de cette maniere.

Quand une grande portion du crâne a été emportée par un coup ou par le trépan, il arrive souvent qu'après la guérison parfaite l'on sent au travers de la cicatrice, en appliquant les doigts dessus, le mouvement du cerveau, parce que les chairs ne sont point aussi fermes que le crâne, au-dessous duquel on ne peut le sentir. Pour préserver cette partie de quelqu'accident, on met sur la cicatrice une petite plaque d'argent ou de plomb, garnie intérieurement d'un peu de coton.

me celle de la tête, hydrocéphale. Les unes & les autres viennent de la même source, elles ne different qu'en situation; car ce sont toujours des séparations d'une lymphe qui des glandes par les vaisseaux lymphatiques se dégorge dans ces parties, ou une abondance excessive de sérosités dans les humeurs, qui les produit.

*Deux especes d'hydrocephales.* On fait de deux sortes d'hydrocéphales; sçavoir, d'externes, quand les eaux sont hors du crâne, où d'internes, quand elles sont sous ce casque osseux. Des premieres il y en a encore de deux sortes, les eaux sont ou entre les tégumens & le péricrâne, ou bien elles sont entre le péricrâne & le crâne : des internes il y en a trois especes ; la premiere, quand l'eau est contenue entre le crâne & la dure-mere ; la seconde quand elle est entre cette membrane, & la pie-mere ; & la troisiéme, quand elle est dans les ventricules & dans la propre substance du cerveau.

*Cause de ces maux.* Ces maladies qui sont particulieres aux enfans, viennent des causes internes comme toutes les autres hydropisies, elles peuvent aussi avoir une cause externe, comme un rude accouchement, dans lequel la tête de l'enfant aura été trop pressée, & se sera allongée pour sortir ; ou bien si après l'accouchement la Sage-femme voulant faire la capable, se sera ingérée de repaîtrir la tête du nouveau né ; ce qu'elle ne doit jamais faire, parce que le cerveau reprend assez de lui-même sa figure naturelle, & que sa substance glanduleuse est si mollasse que peu de violence suffit pour en rompre le tissu.

*Signes.* L'hydrocéphale externe est aisée à connoître par l'enflure & la boursouflure de toute la tête, par la mollesse de la tumeur qui cede au doigt dès qu'on y touche ; mais l'interne est plus difficile, on en juge en appuyant sur les sutures qui obéissent, & qui sont éloignées les unes des autres ; on les connoît encore par le larmoyement, par la pe-

santeur

fanteur de tête, & par l'affoupiffement.

Le Chirurgien peut entreprendre les hydrocéphales externes, j'en ai vu beaucoup qui ont guéri de celles qui font entre le cuir chevelu & le péricrâne, car de celles qui font entre le péricrâne & le crâne, je n'en ai jamais remarqué, & je ne comprens pas comment elles pourroient s'y faire, & être traitées, puifqu'il faudroit que le crâne fût entiérement féparé de fon enveloppe immédiate : mais il peut affurer de toutes les internes qu'elles font incurables & mortelles, fans gueres appréhender de fe tromper.



Toutes les efpeces d'hydrocéphales demandent la main du Chirurgien, pour donner iffue aux eaux qui font la maladie. Les Anciens appliquoient deux cauteres potentiels, l'un fur le commencement de la future fagittale, & l'autre fur la pointe de la future lambdoïde : les efcarres étant tombées, ils laiffoient fortir la lymphe par ces deux ouvertures, & quand ils croyoient qu'il y avoit des eaux fous le péricrâne, ils l'ouvroient à ces deux endroits qui pouvoient tenir lieu d'égoût : ils fe fervoient extérieurement de remedes céphaliques, & faifoient des embrocations d'huile de camomille, de melilot & d'anet, & par ce moyen ils prétendoient guérir ces fortes de maux.



Je fuis plutôt pour les fcarifications aux parties déclives de la tête par où les eaux, dont elle eft abbreuvée, peuvent fuinter, & fortir peu à peu, mieux que par les cauteres qu'on met trop proche des parties fupérieures de la tête. Il y a dix ans qu'un enfant venant au monde apporta une hydrocéphale, on lui fit deux petites taillades longitudinales à la partie poftérieure & inférieure de la tête par où toutes les eaux diftillerent goutte à goutte : je confeillai de les faire en cet endroit, parce que l'enfant étant couché, les eaux avoient la liberté de s'écouler, je faifois mettre par la nourrice une bonne compresse sur la tête trempée dans du vin chaud qu'on renouvelloit souvent, cet enfant en guérit, il se porte bien aujourd'hui.

Quand l'hydrocéphale est interne, c'est-à-dire, que les eaux sont sous le crâne, il n'y a point d'autre moyen de les tirer que par le trépan, qui s'applique de la même maniere que je viens de vous démontrer. Si les eaux se trouvoient seulement entre crâne & la dure mere, & qu'il n'y en eût point sous cette membrane, il y auroit espérance de guérison; mais il est extrêmement rare qu'il s'en amasse sous le crâne, & qu'il ne s'en répande pas dans les ventricules & dans les plus petits réduits du cerveau qui en doit être tout submergé, ce qui paroît par les accidens qui accompagnent ces maladies, & c'est ce qui m'a fait avancer que toutes les hydrocéphales internes étoient incurables & désespérées.

Des Opera-
tions sur
les yeux en
general.

Les yeux
sont sujets à
plus de maux
qu'aucuneautre partie du
corps.

DE toutes les parties du corps les yeux sont celles qui sont attaquées par un plus grand nombre de maladies, les Grecs en comptent plus de cent ausquelles ils ont donné autant de noms particuliers qui les distinguent les unes des autres. De cette multitude il n'y en a que peu qui aient besoin du travail du Chirurgien, & c'est de celles-là dont je vais vous entretenir, & vous faire voir les opérations qui leur conviennent.

On considere principalement quatre parties dans l'œil; les paupieres, les cils, les tuniques, & les angles, chacune desquelles requiert des opérations Chirurgiques qui lui sont propres.

Les paupieres sont particuliérement sujettes à six sortes de maladies qu'on nomme, 1°. l'anchiloblepharon, où les paupieres sont collées l'une à l'autre. 2°. Le lagophtalmos, qui est une rétraction de la paupiere supérieure. 3°. L'ectropion ou la relaxation de la paupiere inférieure. 4°. Le crithe, qui eſt une petite tumeur au bord de la paupiere. 5°. Le calazion, ou un amas d'humeurs ſemblable à un grain de glêle. 6°. L'hydatis, c'eſt-à-dire, une excroiſſance de graiſſe qui vient aux paupieres.

Les cils ont trois maux propres, compris ſous le nom de trichiaſis, ſçavoir, 1°. Le dyſtichiaſis, qui eſt un double rang de cils. 2°. Le phalangoſis, quand les cils ſe tournent du côté de l'œil. 3°. Le ptoſis, quand par le relâchement de la paupiere les cils entrent dans l'œil.

Les tuniques en ont quatre, 1°. L'hypopyon ou un amas de pus derriere la cornée. 2°. Le pterigion, qui eſt une excroiſſance membraneuſe dans l'œil. 3°. Le proptoſis, on la chûte de l'uvée. 4°. L'hypochyma, nommé autrement cataracte.

Les angles en ont trois, 1°. l'Eccantis, c'eſt une excroiſſance de chair au coin de l'œil, 2°. l'Anchilops, ou l'abſcès au grand angle de l'œil; & 3°. l'Ægilops, qui eſt la fiſtule lacrymale. Toutes ces indiſpoſitions font le nombre de ſeize, qui ont beſoin d'autant d'opérations auſquelles on a impoſé le nom des maladies qui y répondent: nous les allons examiner les unes après les autres.

## Fig. XXXIII. POUR LES PAUPIERES.

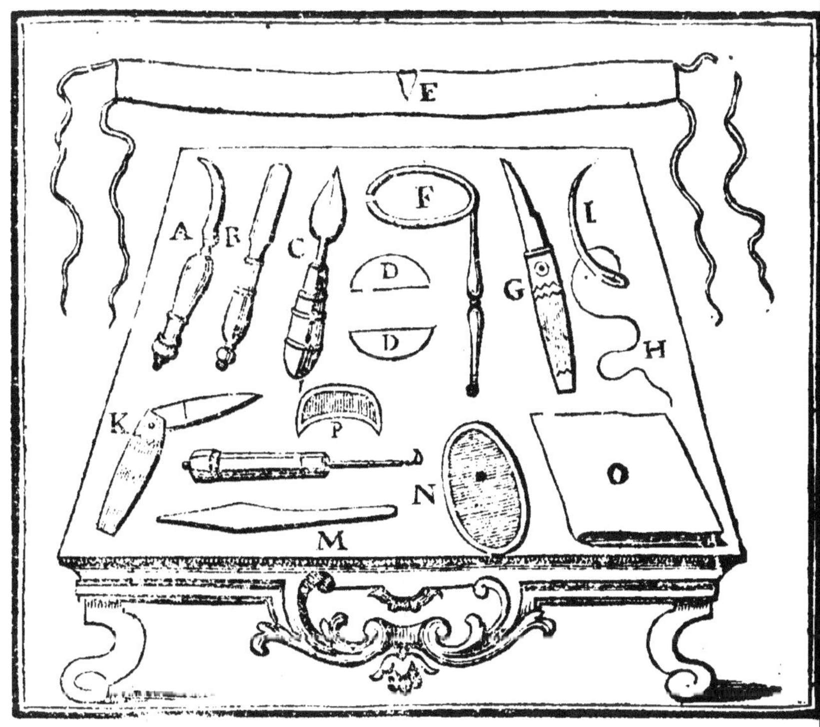



**D**Es six opérations que nous avons à faire aux paupieres, la premiere est l'Akylobepharon, dérivé de *Ankili*, qui veut dire curvité, & de *Blepharon*, qui signifie paupiere, en Latin *Inviscatio*, en François *agglutination*, de sorte que c'est une maladie où les paupieres sont jointes & collées ensemble, ce qui empêche qu'on ne puisse ouvrir l'œil. Cet accident peut venir de naissance, puisqu'on voit des enfans venir au monde avec d'autres ouvertures bouchées; mais il n'arrive le plus souvent qu'après une fluxion, ou après une petite vérole : lorsqu'on a resté long-tems sous ouvrir les yeux, les paupieres ulcerées se collent & se cicatrisent ensemble. Tout le monde sçait qu'il faut séparer ces paupieres; mais il appartient au Chi-

rurgien d'en trouver les moyens. Si l'agglutination n'eſt pas parfaite, & qu'il y ait encore un peu
d'ouverture à l'un des angles, il faudra qu'avec un
inſtrument A. fait comme un biſtouri courbe, garni d'un bouton à ſa pointe, introduite dans cette
ouverture, il coupe à pluſieurs fois cette union
en retirant cet inſtrument pour ſéparer ſucceſſive-
ment les deux paupieres dans toute leur longueur.
Si après cette ſéparation il trouve que l'une ou
l'autre ſoit jointe à la conjonctive ou bien à la
cornée, il doit l'en déſunir, autrement l'opération ſeroit imparfaite : il s'en acquittera en tirant
à ſoi la paupiere avec un petit inſtrument B. fait
en forme de ſpatule, tâchant de détacher la paupiere d'avec le corps de l'œil. Mais ſi l'adhérence
étoit trop forte, il couperoit avec le ſcalpel C. ce
qui en fait la jonction, prenant garde de ne point
inciſer la cornée ni la conjonctive, coupant plutôt
de la membrane interne de la paupiere, enſuite
on coule ces deux petits linges déliés D D. qu'on
aura trempés dans quelque liqueur deſſicative,
entre le corps de l'œil & la paupiere pour éviter
qu'ils ne ſe recollent l'un à l'autre, ce qu'on continue juſqu'à parfaite guériſon.

LA ſeconde eſt le Lagophtalmos, dérivé de
*Lagos*, liévre, d'*Ophtalmos*, œil, en Latin *Ocu-
lus Leporis*, & en François, *œil de Liévre*. C'eſt une
maladie où la paupiere ſupérieure eſt tellement
retirée, que ne pouvant pas couvrir l'œil, il
eſt obligé de demeurer ouvert quand le malade
dort, comme aux liévres quand ils dorment. Cette
indiſpoſition peut venir naturellement dès la premiere conformation, ou par accident enſuite d'une
plaie, d'un ulcere, ou d'une brûlure, ou quelquefois par la dépravation du mouvement des
muſcles des paupieres. Ainſi quand il y a convulſion aux releveurs, & paralyſie aux abaiſſeurs, il

faut que l'œil reste ouvert, ces muscles ne faisant pas leur devoir. On guérit ce mal ou par la Pharmacie; c'est-à-dire, par remedes qui étant appliqués sur la partie, amolissent & relâchent ce qui la retient hors de son état accoutumé, ou la fortifient & la corroborent selon que le mal dépend de convulsion ou de paralysie. Mais si les remedes ne réussissent pas, & qu'il y ait une cicatrice qui racourcissent la paupiere, on aura recours à la Chirurgie, & on commencera par mettre le malade dans une situation où il soit exposé au jour : on lui couvrira l'œil sain avec ce bandeau E. & on assujettira l'œil malade avec le speculum oculi F. si faire se peut, ou bien entre le pouce & le doigt indice de la main gauche, en tenant la paupiere fort baissée; puis avec un bistouri G. on fera à cette paupiere une incision en croissant, selon la direction des fibres du muscle fermeur; les pointes du croissant regardant en en-bas, & approchant des coins de l'œil. Cette incision faite, on écarte les lévres de la plaie le plus qu'on peut, & on la garnit de plumaceaux en forme de noyaux d'olives; & au contraire de toutes les autres plaies dont on rapproche les lévres pour procurer la cicatrice, à celle-ci on les éloigne, pour faire naître une chair entre deux afin d'allonger la paupiere. Lorsque le retirement de cette partie est si grand, qu'une incision ne suffit pas, on en fait deux de même figure éloignées de l'aipaisseur d'un écu l'une de l'autre, & par ce moyen rendant à la paupiere son premier usage, elle s'abaisse sur l'œil qui avant cela ne se pouvoir clorre (a).


(a) Cette opération, quoique proposée & décrite par beaucoup d'Auteurs, ne peut, selon M. Me. Antoine Jean *, être suivie du bon succès; parce que la cicatrice qu'il faut procurer après l'incision, rétrécit la peau, comme font toutes les cicatrices, au lieu de lui donner plus d'étendue, d'ailleurs le peu d'épaisseur de

* Traité des maladies de l'œil.

La troisieme, c'est l'Ectropion, dérivé de *Ec*, qui signifie dehors, & de *streptin*, qui veut dire tourner, en Latin *relaxatio*, en François, *relâchement*, ou *renversement*. C'est une maladie de la paupiere inférieure qui se relâche & se renverse tellement en en-bas, qu'elle ne peut plus s'étendre, ni s'élever assez pour couvrir l'œil. On assigne à cette incommodité trois causes différentes : la premiere est la paralysie ou la relaxation tant de la paupiere que du muscle fermeur : la seconde, consiste dans une chair superflue qui s'est insensiblement accrue à sa partie extérieure : & la troisieme pourra être quelque brûlure, cicatrice ou couture

D'où vient le mot d'ectropion.

Trois origines de ce mal.

la paupiere, & le danger qu'il y a de gêner l'œil en la comprimant, font qu'il est presqu'impossible de tenir les levres de cette plaie écartées, pour donner ensuite par la cicatrice plus d'étendue à la paupiere. Cette maladie étant une paralysie du muscle orbiculaire des paupieres, n'a besoin que des remedes qui conviennent en général à la paralysie.

La paupiere supérieure est quelquefois attaquée d'une paralysie qui produit un effet bien différent. Car au lieu de rester ouverte, elle demeure toujours abaissée, desorte qu'il faut la lever avec le doigt pour voir. C'est proprement une paralysie du muscle releveur de cette paupiere. Les Auteurs proposent de pincer la peau de cette paupiere selon la longueur des fibres, d'en couper une partie, & d'y faire ensuite plusieurs points de suture, pour procurer la réunion des lévres de la plaie. Cette opération par laquelle on diminue l'étendue de la paupiere, fait que l'œil reste toujours découvert.

Mais si en faisant ce repli à la paupiere, l'œil ne se trouvoit pas découvert, cette opération seroit inutile. En ce cas, il faut faire un pli transversal à la peau du front, & si par ce moyen la paupiere se trouve relevée, on coupe ce pli : ce qui fait une plaie de la figure d'une feuille de myrte. On procure la réunion des lévres de cette plaie par le moyen de quelques points de suture. M. Morand a fait avec succès cette opération sur un invalide qui étoit borgne, & qui après avoir été blessé d'un coup de sabre à la temple, ne pouvoit plus se servir de son bon œil, parce que la paupiere en étoit toujours abaissée.

L l iv

faire en sa partie extérieure. La méthode de la guérir est différente suivant la diversité de ces trois causes. Si la paupiere est relâchée, parce qu'elle aura été trop humectée, il y faudra employer des remedes desséchans. Si elle est trop foible on la fortifiera; & s'il y a paralysie, on usera de corroborans pour tâcher de lui rendre sa tension. 2°. Si c'est une excroissance de chair, il faut l'ôter quand elle est encore jeune & petite, & on peut la consumer par médicamens cathérétiques; mais si elle est vieille & dure, on l'extirpera soit par ligature, pourvu que la base en soit petite, avec ce fil H. enfilé dans l'aiguille courbe I. qu'on passera à travers l'excroissance, afin que la ligature ne s'échappe pas, soit par incision, si on ne peut pas faire autrement; après quoi on usera de collyres, ou de poudres astringentes, afin de cicatriser les endroits où on aura coupé. 3°. Si une brûlure ou une cicatrice retire la paupiere en en-bas, on fera à cette paupiere inférieure avec le bistouri G. une incision qui ait la figure d'un croissant, comme celle que je viens de faire à la paupiere supérieure; avec cette différence seulement que les pointes du croissant à la supérieure, regardoient en en-bas, au lieu qu'à celle-ci elles doivent regarder en haut.

La quatrieme, c'est le crithe, déduit de *crite*, qui veut dire un *grain d'orge*, en Latin *hordeolum*, en François, *orgueil.* C'est une petite tumeur longuette, fixe & arrêtée, de la figure d'un grain d'orge, qui vient aux bords des paupieres dans les cils. La matiere qui fait ces petites tumeurs est contenue dans un petit kiste, & elle a de la peine à mûrir & à suppurer, c'est ce qu'on appelle un orgueilleux, & les bonnes femmes un orgeolet. Elles le souhaitoient autrefois à ceux qui refusoient à une femme grosse quelque chose dont elle avoit envie. Pour les guérir, il les faut faire venir à suppuration, la moëlle des pommes cuites appliquée

en cataplafme eft excellente pour les mûrir ; &
l'orſqu'on y voit de la blancheur & qu'on croira la
matiere cuite, on fera avec la pointe d'une l'an-
cette K. une petite ouverture ſuivant la longueur
de la tumeur, puis en la preſſant entre deux ongles, on exprimera le pus & le kiſte tout enſemble ; cela fait, la guériſon s'accomplit d'elle-même
ſans aucun remede.

La cinquiéme, eſt le calazion, le périoſis, ou le
lithiaſis, en Latin, *lapis palpebræ*, & en François
*grain de grêle*. Ce ſont de petits tubercules durs
comme de petites pierres, & ſemblables à des grains
de grêle. Ils viennent tant à la paupiere ſupérieure
qu'à l'inférieure ; ils ſont mobiles, car quand on
les pouſſe, ils changent de place c'eſt en quoi ils
different de l'orgueilleux qui eſt toujours fixe &
arrêté. La cauſe de ces deux eſpèces de tubercules eſt un endurciſſement d'humeurs qui s'aſſem-
blent par congeſtion entre les membranes des paupieres, de telle façon qu'ils ne différent entr'eux
que du plus au moins de dureté & de deſſeche-
ment de la matiere qui les compoſe. Pour les guérir il ne faut attendre ni réſolution, ni ſuppuration, il n'y a que la ſeule opération qui le puiſſe
faire, & on s'y prend de la même maniere à l'un
qu'à l'autre. On fait ſur ces duretés pierreuſes les
unes après les autres de petites inciſions longitudinales avec une lancette K. pour les découvrir, puis
avec un crochet ou une érigne on tient la dureté
pour la diſſéquer & la ſéparer avec cet inſtrument
M. fait en feuille de myrte tranchant, ſans rien
emporter de la membrane des paupieres : on met
pardeſſus ces petites ouvertures un emplâtre ag-
glutinatif N. pour en faire la réunion, puis la compreſſe, & enſuite le bandeau E. qui maintient tout
l'appareil. Il y en a qui veulent que ſi ces grains
paroiſſent plus au dedans de la paupiere qu'au dehors on y faſſe les inciſions pour les tirer par de-

Du grain de grêle.

Différence de tous ces tubercules.

De l'opéra-tion.

Conſeil.

dans; si cela se pouvoit faire avec facilité je le conseillerois, mais il faut pour cet effet retourner la paupiere, ce qui est plus incommode que de travailler par dehors.

*De la tumeur hydatis.*   La sixieme est l'hydatis tiré de *hydor*, eau, en Latin *aquila*. C'est une tumeur qui se forme à la paupiere supérieure, de graisse ou de matiere semblable à de la graisse renfermée dans un kiste particulier: cette tumeur paroît davantage quand l'œil est fermé, que quand il est ouvert; elle est ronde & platte, & elle approche beaucoup de la nature des loupes. Il n'en faut point aussi chercher d'autres causes, & par la même méthode qu'on guérit celles-ci, on doit traiter celle-là. L'emplâtre Diabotanum avec lequel on fond & on dissout les loupes, est souverain pour l'hydatis; je m'en suis servi en plusieurs qui ont guéri avec ce remede, j'en faisois porter très-long-tems un petit emplâtre P. fait en croissant sur du taffetas noir, & cela m'a réussi. Mais si la matiere au lieu de se fondre & de se résoudre s'endurcissoit, ou que la tumeur grossit, il faudroit pour lors en venir à l'opération qui consiste à l'emporter avec son kiste, comme on feroit une loupe: on tient la paupiere ferme, soit avec le speculum oculi F. soit avec ses doigts, & on fait une incision à la peau avec le scalpel C. selon la rectitude des fibres, prenant garde de ne pas ouvrir l'enveloppe qui renferme la matiere, afin de tirer le tout ensemble; ce qui s'exécute avec assez de facilité; car la tumeur étant découverte, pour peu qu'on la presse par les côtés elle se manifeste au dehors, & avec une érigne on la fait sortir toute entiere. On traitera ensuite la plaie comme on fait celle où on a extirpé des loupes.

# Fig. XXXIV. POUR LES CILS.

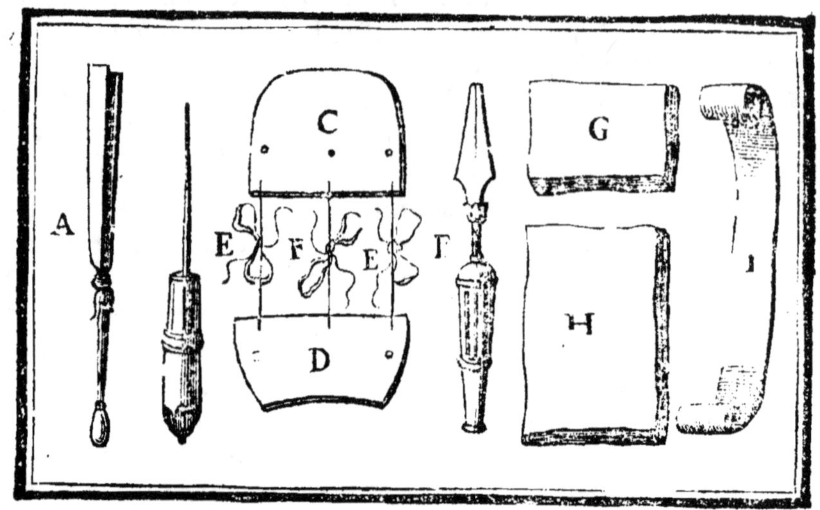



Sous le nom de Trichiasis dérivé de *trix*, qui veut dire *poil*, sont comprises les maladies des Cils, & les opérations qu'il leur faut faire. Elles sont de trois sortes.

La premiere est le distichiasis de *dis* qui veut dire *deux*, & de *stix* qui signifie *ordre*. C'est une maladie des paupieres, où par dessous les cils ordinaires & naturels il en croît & s'en nourrit encore un autre rang extraordinaire qui déracine souvent le premier, & qui piquant la membrane de l'œil y fait de la douleur, & y attire des fluxions. Pour la guérison de cette incommodité il n'y a point d'autres opération à faire que d'arracher ces cils surnumeraires avec de petites pincettes A. semblables à celles dont on se sert pour arracher les poils de la barbe : tout le secret est d'empêcher qu'ils ne reviennent. Quelques-uns disent qu'en frottant la place avec le sang de grenouille, du fiel de veau, ou des œufs de fourmi, il n'en repousse plus, cela est facile à essayer, mais le plus sûr est, après avoir arraché chacun de ce poils superflus, de cauteriser avec une aiguille chauffée B. l'endroit d'où on l'a tiré, & de continuer ainsi jusqu'à ce qu'on ait brûlé tous les pores par où ces poils fortoient. Cette opération demande autant d'adreſſe au Chirurgien que de patience au malade.

Du hériffe-ment des cils contre le globe de l'œil.

La ſeconde eſt le phalangoſis , de *phalanx* qui veut dire *rangée de ſoldats* , parce que dans cette maladie les cils ſont hériſſés contre l'œil, de même que des armes d'une compagnie de ſoldats, pointées contre l'ennemi. Elle procede de deux cauſes , qui ſont ou relâchement exceſſif de la peau de la paupiere ſupérieure, ou le raccourciſſement de la membrane interne de la même paupiere, ce qui retirant en dedans le tarſe de cette paupiere force les cils de tourner leur pointe contre l'œil, au lieu de l'avoir en dehors. Le Chirurgien examinera à laquelle des deux membranes il s'en doit prendre. S'il voit que l'externe ſoit relachée par quelque humidité , il y appliquera des remedes qui la deſſéchent ou la fortifient , & en attendant qu'il y ſoit parvenu , il mettra comme aux ſutures

Du traite-ment de ce mal.

ſéches deux morceaux de cuir C. D. chargés d'un onguent emplaſtique , l'un ſur la paupiere, & l'autre ſur le front au-deſſus des ſourcils , & par de petits fils E.E.E. attachés à ces emplâtres , il les liera enſemble de maniere qu'étant médiocrement ſerrés ils ſoutiennent la paupiere dans ſon état naturel. Si la faute en étoit à la membrane interne qui ſeroit trop retirée , il faudroit après avoir d'une main retourné la paupiere y faire avec ce ſcalpel F. une petite inciſion longitudinale pour la débrider & lui donner moyen de s'allonger ; de cette façon les cils reprendront leur place , & l'œil n'en ſera plus incommodé.

Du ptoſis ou rabattement des cils dans l'œil.

La troiſiéme eſt le ptoſis de *piptin* , qui veut dire *tomber* ; parce que dans cette maladie les cils tombent dans l'œil. C'eſt un renverſement de la paupiere ſupérieure en dedans , de ſorte que le tarſe où les cils ſont plantés étant recourbé , ils entrent dans l'œil & le fatiguent beaucoup. Ce mal arrive par une humidité ſuperflue qui ramollit & ralâche la paupiere ſupérieure , l'allongeant tellement que l'œil en est incommodé, & ne peut demeurer ouvert. Les Anciens nous proposent une opération que peu de gens approuveront, c'est de faire à la paupiere supérieure deux incisions en forme de croissans dont les pointes se joignent ensemble, ces incisions étant distantes l'une de l'autre de la quantité dont on croit que la paupiere est relâchée, d'écorcher ensuite & d'enlever de la peau qui est entr'elles, puis de coudre la plaie, & ne la serrer qu'autant qu'il sera nécessaire à la partie pour couvrir l'œil. Cette, opération qui d'elle-même est longue & cruelle, est exposée, après même qu'elle est faite, à deux grands inconvéniens ; dont l'un est que si on n'a pas ôté assez de la peau, on ait travaillé infructueusement ; & l'autre que si on en enleve trop, l'œil ne puisse plus se couvrir. C'est pourquoi je conseille d'abandonner certe opération, de se servir de la suture seche que je viens de vous démontrer, ayant recours aux remedes astringens & confortatifs dont on trempera cette compresse G. & cette autre plus grande H. par-dessus, qu'on tiendra sur l'œil par le moyen de la bande I. qui tiendra le tout (*a*).

Opération qu'y faisoient les Anciens.

Pratique des Modernes.

(*a*) Lorsque la suture seche ne rétablit pas les cils, il faut néanmoins avoir recours à l'opération proposée par les Anciens ; mais pratiquée aujourd'hui d'une maniere plus douce. C'est la même que j'ai indiquée p. 535, au sujet de la paupiere qui demeure toujours abaissée, & qu'il faut lever avec le doigt pour voir. Plusieurs Praticiens ont proposé différens instrumens pour la faire promptement & facilement. Celui-ci S. que j'ai imaginé me paroît avoir des avantages. Il est composé de deux lames d'acier ou d'argent. Par son extrémité *a.* les deux lames sont jointes ensemble. Par son extrémité *b.* les deux lames, plus élargies, sont séparées pour pouvoir embrasser la paupiere ; l'espece de croissant qui les termine s'ajuste à la convexité de la paupiere, l'anneau coulant *c.* sert à les serrer. On prend & on tient autant de peau que l'on veut entre ces extrémités. On tire un peu cet instrument à soi avec la main gauche tandis qu'avec une aiguille on passe au-delà de l'endroit que l'on veut retrancher, trois ou quatre brins de fils, à des distances égales, & l'on coupe ensuite avec des ciseaux, entre l'instrument & les fils, cette portion de peau tenue par l'instrument. On maintient les deux lévres de la plaie rapprochées par le moyen des fils qui se trouvent passés & qu'on noue à l'ordinaire. Cette opération par laquelle on retranche une portion de la peau de la paupiere, rétablit le Tarse dans son état naturel, ce qui fait que les poils ne piquent plus le globe de l'œil.

## Fig. XXXV. POUR LES TUNIQUES DE L'ŒIL.

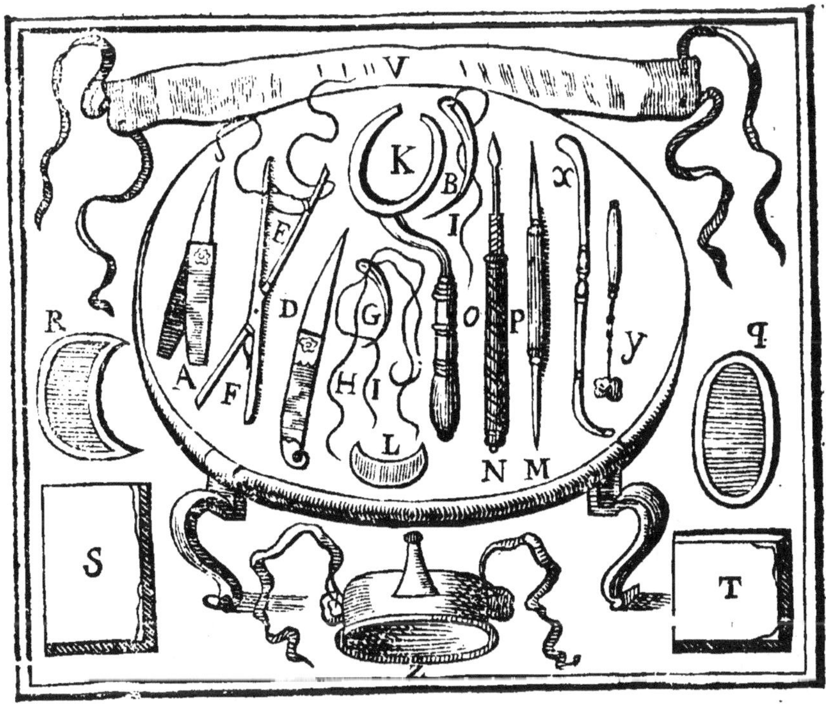


Des opérations à faire aux tuniques de l'œil.

IL y a quatre opérations qui se pratiquent aux tuniques de l'œil, par rapport aux quatre sortes de maux qui peuvent les attaquer. La premiere est l'hypopyon de *hypo*, qui veut dire dessous, & de *pyon*, qui signifie du pus ou de la boue, pour marquer que cette maladie est une collection ou un amas de pus derriere la cornée; lequel provient d'ordinaire d'un épanchement de sang qui s'y fait, soit par la plénitude des vaisseaux, soit par quelque coup ou chûte. Avant que ce sang se soit tourné en pus, il fait des élancemens très-vifs & très-douloureux, & quand il est devenu pus, ce qu'on connoît à la blancheur qui paroît à travers la cornée, il faut le faire sortir si on veut terminer les douleurs que ressent le malade. Quelques Au-

tiens diftinguent ce mal en deux efpeces , appel-
lant la premiere *onyx*, mot grec qui fignifie ongle ,
parce que le pus épanché & raſſemblé ſous la cornée repréſente la figure d'un ongle , laiſſant le
nom général d'hypopyon à la ſeconde eſpece qui
ſe produit quand la matiere purulente eſt en plus
grande quantité , & qu'elle occupe la moitié du
noir de l'œil. Pour la cure on tentera de diſſiper
la matiere , ſi elle ſe trouve en petite quantité
ſous la cornée , uſant pour cela de fomentations
& de collyres réſolutifs avec le fenugrec & le
fenoüil , après quoi on en vient à l'opération où il
eſt queſtion de faire une ouverture à la cornée avec
la lancette A. qu'on inſinue au plus bas lieu pour
donner au pus une iſſue commode (a). Il ne faut
pas s'étonner quand on voit s'écouler par l'ouverture l'humeur aqueuſe avec le pus , cette humeur
ſe répare aiſément ; mais la cicatrice qui ſe fait à la
cornée eſt ſouvent un obſtacle conſidérable à la
viſion. Après l'ouverture on ſe ſert de remedes
repercuſſifs & anodins , & ſur la fin de la cure on
employe les collyres & les poudres déterſives &
deſſicatives. Galien raconte que de ſon tems il y
avoit un Médecin-Oculiſte nommé Juſtus qui gué-
riſſoit l'hypopyon en branlant & ſecouant la tête
d'une certaine façon. Ce remede ne coûte rien à
éprouver.

La ſeconde eſt le pterigion , dérivé de *pterix*
aîle ; parce que ce mal a la figure d'une aîle d'oi-







(a) Pour faire cette opération délicate avec toutes la ſûreté poſſible , on a imaginé une petite aiguille courbe qu'on
paſſe au travers de la cornée tranſparente du côté du petit
anglè dans la partie inférieure de la chambre antérieure
de l'œil , où eſt le pus épanché. La courbure de cette
aiguille imite la convexité inférieure de cette chambre ,
Sur le champ de cette aiguille , du côté extérieur , il y a
une petite rainure ſur laquelle on gliſſe la pointe de la lancette , ſans craindre de piquer l'iris , parce que l'aiguille la
garantit.

feau étendue ; on le nomme en latin *unguis* , à cause qu'il eſt de même couleur que l'ongle de l'homme. C'eſt une excroiſſance membraneuſe en l'œil, laquelle prend ordinairement ſon origine du grand coin de l'œil , & rarement du petit ; s'é-tendant ſur la conjonctive , & quelquefois juſ-ques ſur la cornée où elle couvre l'œil & offuſque Ses eſpeces. la vûe. Il y en a de trois eſpeces. La premiere eſt le membraneux dont nous venons de parler ; la ſeconde eſt l'adipeux , parce qu'il reſſemble à une humeur congelée comme de la graiſſe , ſe rompant d'abord qu'on le touche pour vouloir le ſéparer ; il a le même principe & les mêmes ſymptomes que le précédent. La troiſiéme eſt nommée par les La-tins *panniculus* , en françois *drapeau* , à cauſe qu'il paroît comme un morceau de linge. Il eſt plus ma-lin que les autres , étant entrelaſſé de vaiſſeaux gros & rouges qui y cauſent inflammation & ulcere , ce qui le rend plus difficile à guérir. Toutes ces trois eſpeces ne ſont pas toujours adhérentes à la conjonctive en toutes leurs parties , mais ſeu-lement par leurs extrémités. C'eſt pour cela qu'on peut quelquefois paſſer une aiguille courbe & mouſſe entre la conjonctive & le pterigion. Il n'y a que deux moyens d'en procurer la guériſon ; qui ſont , de le conſumer avec les poudres de verder , de vitriol ou d'alun brûlé , quand il eſt jeune & petit ; & de l'extirper quand il eſt vieux , grand & dur. Mais ce dernier moyen n'eſt pas toujours pra-tiquable ; car aux pterigions gros & renverſés qui ſont carcinomateux , & dont la douleur ſe fait ſen-tir juſques dans les temples , il ne faut point y toucher. Quand le Chirurgien entreprend cette extirpation , il doit , après avoir préparé ſon ſujet par les remédes généraux & après l'avoir ſitué commodément , faire renverſer une des paupieres de l'œil par un ſerviteur , & renverſer l'autre lui-même ; puis paſſer une aiguille D. courbe , mouſſe

&

& enfilée d'un fil C. par-deſſus le ptérigion , & avec les deux bouts de fil l'élever & le tirer à ſoi , pour le ſéparer de ſes adhérences avec un petit biſtouri D. prenant garde de bleſſer la cornée , & laiſſant plutôt une petite partie du ptérigion , à la conſomption duquel on travaillera par la ſuite. Le reſte de la cure s'accomplit par collyres & poudres deſſicatives ; on panſe le malade trois ou quatre fois le jour , lui faiſant ouvrir l'œil à chaque fois , de crainte que les paupieres ne ſe collent à la conjonctive.

La troiſieme eſt le proptoſis , dérivé de *pro* , qui veut dire *devant* , & de *pitin* , qui ſignifie *tomber.* Ce nom , qu'on pourroit donner à toutes ſortes de parties qui s'avancent hors de leur place , eſt attribué ici en particulier à l'œil , lorſqu'il ſe forjette ou qu'il ſort , ou qu'il déborde de ſon orbite par le relâchement ou par la rupture de la cornée. La tumeur qui eſt faite par l'uvée prend différens noms , ſelon qu'elle eſt plus ou moins groſſe , & ſelon les choſes auxquelles elles reſſemble. On en fait de cinq eſpeces ; la premiere , où la tumeur eſt la plus petite , s'appelle myocephalon , parce qu'elle eſt faite comme la tête d'une mouche : la ſeconde , ſtaphylome , elle a la figure & la groſſeur d'un pepin de raiſin ; la troiſiéme , ragoïdis , c'eſt quand l'uvée ſort par l'entamure de la cornée , & qu'elle fait une tumeur ronde & noire , ſemblable à un grain de raiſin mûr ; la quatrieme eſt appellée melon , parce que l'uvée ſortant en plus grande quantité , elle fait une plus groſſe tumeur , qui a la figure d'une petite pomme ; la cinquieme eſt nommée ilos , c'eſt-à-dire clou , elle arrive quand l'uvée pouſſée hors des paupieres s'endurcit , & que la cornée devenant calleuſe la comprime , de maniere qu'elle repréſente la tête d'un clou. Ces maux apportent deux grandes incommodités ; l'une , eſt la

M m

perte de la vue ; & l'autre, la difformité du visage.



Pour la premiere il n'y a point de remede ; mais pour la seconde on peut la corriger en deux façons, ou par les médicamens, ou par l'opération. Si le staphylome est récent, & causé par une inflammation qui souleve la cornée, il faut tâcher de digérer la matiere, & de la résourdre par des remedes faits de mucilages, de semences de thym, & de fenugrec, avec un peu de miel. Mais si la matiere ne se résolvoit point, il faudroit lui donner issue par l'opération, c'est-à-dire, avec la pointe de la lancette A. Toutefois si le staphylome n'étoit point malin, & qu'il eût la base étroite, il seroit plus convenable de l'extirper par la ligature ; ce qu'on exécute en deux manieres. Pour cet effet, la tête du malade étant appuyée sur les genoux du Chirurgien, qui sera assis, cet Opérateur mettra un nœud coulant E. sur la pincette F. sur laquelle il le fera glisser pour y passer la tumeur, qu'il liera & qu'il serrera tous les jours avec ce nœud jusqu'à ce qu'elle tombe ; ou bien il passera une aiguille G. enfilée de deux fils H. I. de différentes couleurs, par le milieu de la racine de la tumeur, en tendant du grand coin de l'œil vers le petit ; les fils étant passés il ôtera l'aiguille, & prenant les deux bouts de fil de la même couleur, il les liera ensemble d'un côté, il en fera autant de l'autre côté avec les deux bouts de l'autre fil ; & le serrant tous les jours, ces fils coupéront peu à peu la tumeur. Pour faire ces ligatures, il se servira du *speculum oculi* K. qui tiendra l'œil ferme durant l'opération ; on appliquera ensuite les remedes propres à diminuer la douleur, ayant soin, en pansant le malade, de ne point tirer les fils, qui souvent sont adhérens & desséchés avec les remedes. Lorsqu'ils seront tombés d'eux-mêmes, on pourra se servir d'une petite emplâtre L. & on mondifiera l'ulcere ; on l'incarnera,

& on confolidera autant qu'il fera poffible dans des maladies auffi délicates que celles de la cornée (a).

La quatrieme maladie des tuniques des yeux eft l'hypochyma, dérivé de *hypo*, deffous, & de *chyin*, fondre, parce qu'il femble que ce foit une humeur fondue dans l'œil. On la nomme autrement cataracte de *keras*, qui veut dire corne, parce que cette humeur eft fous la cornée, qui reffemble à de la corne ; c'eft en Latin *fuffufio*, & en François *cataracte*. Cette maladie eft caufée par une matiere étrangere, qui s'amaffe & s'épaiffit imperceptiblement, comme une petite pellicule, entre la cornée & le cryftallin dans l'humeur aqueufe, audevant du trou de l'uvée, empêchant que les rayons de lumiere des objets ne frappent le cryftallin. On la confidere dans trois tems : 1°. Dans fon commencement, lorfque la perfonne croit voir audehors des mouches ou des figures grotefques, qui n'y font point en effet ; on l'appelle pour lors *imaginatio*, en François fantaifie & abufement. 2°. Dans fon état moyen, lorfqu'elle fe forme & s'épaiffit, & qu'elle diminue beaucoup la vue ; c'eft ce qu'on nomme en Latin *aqua*, & en François *fuffufion*. 3°. Quand elle eft bien formée, & qu'elle abolit entiérement la vue, on l'appelle en Latin *gutta obfcura*, en François *cataracte*, du nom général.

De la cataracte.

Sa caufe.

(a) Le ftaphylome eft une tumeur formée par l'uvée, qui paffe au travers d'une ouverture faite à la cornée par quelque caufe que ce foit. On peut par conféquent regarder cette tumeur comme une hernie de l'uvée, à laquelle il ne feroit pas impoffible de remédier en la comprimant légerement, foit par des compreffes & un bandage appliqués fur la paupiere à l'endroit qui répond à la tumeur, foit par une petite lame de corne fort mince & concave, qui étant mife entre l'œil & la paupiere, entoure exactement le globe extérieur de l'œil. On peut, par ce moyen, faire rentrer peu à peu la partie de l'uvée qui eft déplacée, & corriger la difformité formée par le ftaphylome, pourvu qu'il foit récent & petit.

M m ij

Ses différen-
tes efpeces.

Les efpeces ou les différences des cataractes fe tirent de trois chofes. 1°. De leur couleur ; il y en a de couleur de plârre, de perle, d'eau marine, & de fer bruni ; ce qui les fait appeller vertes, citrines, jaunes ou noires. 2°. De leur tiffu ; car les unes font fubtiles, déliées & tranfparentes, qui permettent d'entrevoir ; & les autres font groffes & ferrées, qui privent abfolument de la vifion. 3°. De leur quantité ou de leur étendue, en ce qu'il y en a qui ne couvrent qu'une portion ou la moitié du trou de la prunelle ; deforte qu'on ne peut difcerner que la partie de l'objet qui fe préfente vis-à-vis de l'endroit qui n'eft pas couvert, & d'autres qui couvrent totalement cette ouverture ; ce qui caufe une privation parfaite de la vue.

Le Chirurgien doit tirer fon prognoftic de deux chofes, du malade & de la maladie. 1°. Si le malade eft fort jeune, ne paffant pas trois ou quatre ans, ou bien s'il eft âgé ; que fes yeux foient rouges & chaffieux, qu'il fente des douleurs de tête continuelles & véhémentes, ou qu'il ait une foibleffe naturelle de vue, il ne faut point entreprendre l'opération. 2°. Si la cataracte étoit jaune, verte ou noire, elle ne feroit point guériffable ; mais fi elle eft de couleur de perles, d'eau marine ou de fer bruni, le Chirurgien y remédiera. Il faut encore examiner la fubftance de cette pellicule : ce qu'on fait en couvrant l'œil fain, frottant doucement fur la paupiere de l'œil qui eft indifpofé, & l'ouvrant foudainement ; car fi la prunelle fe dilate, & qu'auffi-tôt elle retourne dans fa premiere forme, la pellicule fe peut abattre ; mais s'il ne fe fait point de dilatation, c'eft figne qu'elle eft adhérente à l'uvée, ou qu'il y a obftruction dans le nerf optique ; il n'y faut point travailler, parce qu'après l'avoir abattue, la vue ne fe rétabliroit pas. Il faut auffi obferver, fi en même tems que la prunelle s'eft dilatée par la friction, la cataracte

ne s'eft point divifée & féparée , ce qui marque-
roit que la matiere ne feroit pas encore affez liée
& defféchée , pour pouvoir fupporter l'aiguille qui
pafferoit au travers , comme dans l'eau ou dans
du fromage mou ; il faut alors attendre qu'elle ait ,
avec le tems, acquis de la confiftance & de la fermeté , qui la rende capable de l'opération. Si le
malade peut aifément juger des couleurs extérieures , la cataracte n'eft pas encore mûre ; mais s'il
ne peut pas diftinguer les objets , & qu'ayant
frotté l'œil malade , comme nous avons dit , la pellicule demeure ferme fans fe féparer ni fe divifer,
cela fait connoître qu'il y a des fibres qui la lient ,
& qu'elle eft d'une fubftance bonne & facile à
abattre.

On vient par deux voies à la guérifon de la ca- *Préparation du malade.*
taracte ; par les remedes ordinaires, ou par la Chi-
rurgie. Les remedes peuvent la guérir quand elle
ne fait que de commencer ; mais il n'y a que la
Chirurgie qui en puiffe venir à bout quand la maladie eft confirmée. Si elle commence, on pourra
l'empêcher de croître , par un régime de vivre fo-
bre & defféchant, par les faignées & les purgations , par une application de ventoufes, de véficatoires, de cauteres ou de fétons, & par l'ufage
des mafticatoires , ou des poudres carminatives &
digeftives. La matiere conjointe , c'eft-à-dire ,
celle qui commence à paroître dans l'œil en forme
de nuage , fe diffipe d'ordinaire par des collyres ,
& des poudres atténuantes , incifives & réfolvan-
tes. Le fang de pigeon qu'on fait tomber tout
chaud dans l'œil y eft fort bon ; on dit que l'haleine d'un enfant qui a mâché de l'anis & du fenouil étant pouffée dans cet organe, eft fouvent un
moyen efficace pour diffoudre la matiere morbifi-
que , ou pour arrêter fon progrès. Fabricius Hil- *Des divers topiques.*
danus a inventé une petite fiole de verre com-
mode pour tenir une liqueur fur l'œil ; elle eft en

ovale, pour s'ajuster à la figure de la partie, & elle a un conduit par en haut, d'où, quand elle est appliquée sur l'œil, on verse la liqueur dont on veut le baigner, & deux cordons qu'on attache derriere la tête pour la tenir ferme sur l'œil : il a prétendu résoudre par ce moyen les humeurs dont les membranes pouvoient être abbreuvées, & dissiper ainsi une cataracte dans son commencement. En voici la figure marquée Z.

Si par l'usage de tous ces remedes, tant généraux que particuliers, on n'a pas pu détruire la cataracte, on la laissera mûrir d'elle-même sans y rien faire, & on attendra qu'elle soit assez raffermie pour appuyer l'instrument qui doit servir à l'abattre ; ce qu'on accomplira, en considérant ce qu'il y a à faire avant, durant & après l'opération.

Avant l'opération, la premiere chose à quoi on doit songer, c'est de choisir le tems ; car elle nous permet celui d'élection, la nécessité n'étant point pressante : on a coutume de la remettre au Printems, ou à l'Automne, & au déclin de la Lune. On prépare le malade en le saignant & le purgeant plus ou moins, selon le degré de plénitude où il se trouve. Le jour choisi, qui ne doit être ni pluvieux ni venteux, mais clair & serain, étant arrivé, on disposera tout ce qui conviendra au pansement, incontinent après l'opération ; car pour les instrumens ils sont bientôt prêts, puisqu'il ne faut qu'une aiguille, dont le choix dépend de l'Opérateur. S'il a reconnu, par la dilatation de la prunelle, que la cataracte n'est point adhérente à l'uvée, & qu'au contraire elle nâge & vacille dans l'humeur aqueuse, il doit se servir d'une aiguille ronde M. & assez grosse pour ne pas fendre si-tôt la cataracte, & pour abattre avec plus de facilité en la rencontrant dans une partie plus large. S'il juge qu'elle soit attachée par des fibres en quelques endroits de l'uvée, il doit prendre une aiguille N.

dont la pointe soit en fer de lance, pour couper ces fibres, s'il en est besoin, & la détacher plus aisément. L'une & l'autre de ces aiguilles seront montées sur de petits manches C. P. pour les tenir avec plus de fermeté.

Durant l'opération on commencera par faire asseoir le malade sur un banc qu'il aura entre les jambes, en un lieu bien clair, où même le Soleil puisse donner ; car on ne se sert point de lumiere étrangere dans cette opération. Le Chirurgien s'asseoira de la même façon sur le même banc, le dos tourné au jour, & face à face du malade, à qui un serviteur soutiendra contre son estomac la tête un peu penchée en arriere. On mettra une compresse & un bandeau sur l'œil sain du malade, afin qu'il ne s'effraie de rien ; puis l'Opérateur tenant l'aiguille par son manche de la main droite, s'il doit opérer à l'œil gauche, ou de la main gauche, si c'est à l'œil droit, il mâchera un peu de fenouil, qu'il soufflera dans cet organe, afin d'exciter quelque mouvement à la prunelle, & par conséquent à la cataracte ; & d'abord qu'il aura dit au malade de tourner l'œil vers le nez, il plongera l'aiguille dans le corps de l'œil du côté du petit angle, & l'enfoncera en penchant le manche vers la temple, jusqu'à ce qu'il apperçoive cet instrument au travers de la cornée, & qu'il soit au milieu de la cataracte, qu'il atteindra par le haut avec la pointe de l'aiguille, & qu'il abbaissera jusqu'au bas de la prunelle, où il la tiendra sujette pendant un petit espace de tems (a) ; que si elle y demeure, l'opéra-

Situation du malade.

Office du serviteur.

Maniere d'abatre la cataracte.

(a) On tient l'aiguille comme une plume pour écrire, on la plonge à deux lignes ou deux lignes & demie du bord de la cornée transparente. Elle se trouve de cette maniere derriere le crystallin, qui empêche de la voir. On porte la pointe à la partie supérieure du crystallin, en abbaissant un peu le poignet, & en étendant un peu les doigts. Enfin on éleve un peu le poignet, en fléchissant un peu les doigts,

tion, est parfaite ; mais si elle remonte aussi-tôt qu'elle est lâchée, il faut abattre de rechef avec la même aiguille, & la comprimer plus fort, afin qu'elle ne se releve plus. Si quelque précaution qu'on ait prise pour connoître la nature de la cataracte, elle se trouve laiteuse, & qu'aussi-tôt qu'on la touche, elle s'épanouisse & se divise, ne pouvant supporter l'aiguille qui passe à travers, comme elle feroit dans du lait caillé, il faudra, en tournant l'instrument de côté & d'autre, la fendre en tant de petites particules, qu'elle se puisse dissiper, évitant bien de toucher à la membrane uvée qui est pleine de tant de venules, qu'il seroit difficile de n'en pas ouvrir quelqu'une, d'où il se feroit un épanchement de quelques gouttes de sang, lequel causeroit un hypopyon. Si la cataracte se trouvoit d'une nature toute opposée, qu'elle fût si dure, que l'aiguille en la poussant fit un cri comme si c'étoit du parchemin ; que des filamens l'attachassent si fort, qu'elle remontât comme un pont-levis aussi-tôt qu'elle seroit abattue, il faudroit la trousser, en la soulevant avec l'aiguille par sa partie inférieure, qui regarde la paupiere d'en-bas, & la roulant autour de l'aiguille, lui donner le sault, en la renversant tout d'un coup. L'operation étant finie, on retire l'aiguille, & on a coutume de montrer aux malades deux verres, dans l'un desquels il y a de l'eau, & dans l'autre du vin rouge. S'il distingue les couleurs, on est sûr que l'opération est bien faite. Quelques Médecins récusent ce témoignage, mais il est de pratique.

Après l'opération, on mettra sur l'œil un dé-

pour appuyer la pointe de l'aiguille sur le crystallin, qu'on abat par ce mouvement. Aussi-tôt l'on apperçoit l'aiguille par le trou de l'uvée. Cette maniere de porter l'aiguille dans l'œil pour faire cette opération, suppose que la cataracte n'est autre chose que l'opacité du crystallin, comme le pensent tous les Modernes.

fensif Q. fait avec les blancs d'œufs & les eaux de
plantain , de roses , de morelle ; & posant sur la
temple une emplâtre astringente R. pour prévenir la
fluxion , on appliquera deux compresses S. T. trempées dans des eaux rafraîchissantes , l'une sur l'œil ,
l'autre sur la temple , & un bandeau V. par-dessus,
pour couvrir les deux yeux. On mettra promptement le malade dans son lit , où il sera couché sur
le dos pendant quelques jours , la tête médiocrement haute ; on le saignera le soir , & on lui tiendra
le ventre libre. Il ne faut pas qu'il parle , ni qu'il   Régime.
prenne de la nourriture solide , de crainte qu'en la
mâchant , le mouvement ne fît ou relever la cataracte , ou tomber une fluxion sur l'œil. On ne lui
fera ouvrir l'œil que trois jours après , quoiqu'on
soit obligé de changer fréquemment les remedes ,
qui pourroient , en se séchant , le blesser par leur
dureté. Dans le tems qu'on renouvellera les médicamens , il faudra que la lumiere soit placée derriere la tête du malade , afin qu'il n'en soit point incommodé ; & le pansement se doit faire sans lui
remuer la tête. Enfin il gardera un grand repos ,
& le jour n'entrera point dans sa chambre , que le
tems des accidens ne soit passé.

La description que je vous fais de la cataracte ,
est celle que les plus fameux Oculistes en ont faite ,
& celle qui a passé pour constante jusqu'aujour-
d'hui. On a cru jusqu'à présent que c'étoit une
raie ou pellicule qui se formoit & se plaçoit
dans l'humeur aqueuse entre la cornée & le crystalin ; mais M. Brisseau , Médecin de l'Hôpital de
Tournay , nous a désabusé de cette opinion , en nous
faisant voir que c'étoit le crystalin même épaissi
& endurci qui faisoit la cataracte , & que par l'o-
pération on croyoit avoir abattu une pellicule ;
mais que c'étoit le crystallin qu'on faisoit sortir de
sa place par le moyen de l'aiguille , & qu'on pla-

çoit à la partie inférieure de l'œil. Il nous dit que le glaucome n'est point une maladie du cryftallin, qu'elle eft produite par l'épaiffiffement de l'humeur vitrée qui la rend opaque, & qu'au contraire la goutte ferene eft une diffolution de cette humeur vitrée, qui la rend aqueufe (a).

(a) M. Briffeau n'eft pas l'inventeur de ce fentiment fur la cataracte. M. Lafnier, très-habile Chirurgien de Paris, mort en 1690, l'a débité dans le fiecle paffé ; MM. Gaffendi & Rohault, à qui il l'avoit communiqué, l'ont inféré dans leurs Ouvrages. L'on trouve auffi dans le Journal des Sçavans, année 1668, l'analyfe d'un Livre, qui a pour titre, Nouvelles Découvertes touchant la vue, & dans lequel ce fentiment eft établi. Comme cette analyfe eft fort courte, on la rapportera ici en fon entier.

« Ariftote, Galien, & tous les Anciens, étoient demeurés
» d'accord que la vifion fe fait dans cette humeur de l'œil,
» qu'on appelle le cryftallin, à caufe de fa tranfparence &
» de fa folidité ; mais quelques Auteurs modernes ont al-
» légué de très-fortes raifons contre cette opinion, &
» l'expérience qu'on a faite depuis quelque tems l'a en-
» tiérement détruite ; car les Oculiftes ont trouvé qu'il
» n'y avoit point d'autre moyen de guérir les maladies
» des yeux, appellées vulgairement cataractes, que d'a-
» battre le cryftallin ; de forte qu'ils ont rendu l'ufage des
» yeux à plufieurs perfonnes, en rendant inutile cette par-
» tie, que les Anciens croyoient être le principal organe de
» la vue ».

Cette découverte, malgré fon importance & l'autorité des grands hommes qui en avoient reconnus la vérité, tomba bien-tôt dans l'oubli. M. Briffeau & M. Antoine l'en ont tirée quelques tems après, foit que leurs réflexions & l'expérience leur aient fait trouver ce qu'on avoit découvert avant eux, foit qu'ils aient puifé leurs lumieres dans les Auteurs du dernier fiécle.

Les nouveaux fentimens trouvent toujours beaucoup d'adverfaires. Quand les Ouvrages de M. Briffeau & ceux de M. Antoine parurent, plufieurs perfonnes prirent la défenfe de l'ancienne opinion, malgré le grand nombre d'expériences qui établiffoient fuffifamment cette nouvelle découverte. Mais les obfervations faites depuis, forcerent enfin les plus incrédules de fe rendre à la vérité ; desorte qu'il reste à présent fort peu de partisans de l'ancien sentiment.

Les Praticiens pensent donc presque unanimement que la cataracte n'est ordinairement que l'opacité du crystallin. Je dis ordinairement ; car il se trouve, quoique rarement, des cataractes membraneuses. Ces cataractes ne sont pas des pellicules qui se forment dans l'humeur aqueuse, & qui bouchent le trou de l'uvée, comme le croyoient les Anciens ; mais ce sont des membranes de l'œil, qui deviennent opaques de transparentes qu'elles étoient ; ce qui arrive rarement, sans que le crystalin perde aussi sa transparence.

On sçait que le crystallin est un petit corps lenticulaire renfermé dans une capsule transparente, & qu'il est logé dans un enfoncement de la partie antérieure de l'humeur vitrée. La capsule est composée de deux membranes, dont l'une se trouve à la partie postérieure du crystallin, & tapisse l'enfoncement de l'humeur vitrée, appellé chaton du crystallin ; l'autre couvre la partie antérieure du crystallin, & est appellée membrane crystalline. Celle-ci, quoique fort transparente, est plus épaisse que celle qui tapisse le chaton ; & si on l'examine après l'avoir laissée tremper dans l'eau, elle paroit composée de deux pellicules unies ensemble par un tissu spongieux très-fin & très-serré.

La membrane qui tapisse le chaton du crystallin, peut perdre sa transparence ; la membrane crystalline peut aussi devenir opaque. En ce cas elle peut continuer de couvrir toujours le crystalin, selon une observation de M. Morand, ou selon une autre de M. de la Peyronie, se séparer peu à peu du crystallin, & devenir adhérente au cercle de l'iris. On pourroit même conjecturer, en faisant réflexion à la structure de cette membrane, telle que M. Winslow l'a décrite, qu'il peut arriver quelquefois que la seule pellicule antérieure devienne opaque, & se sépare de l'autre.

Comme je viens de parler de la capsule du crystallin, je finirai cette remarque par quelques réflexions sur la maniere de faire l'opération de la cataracte, qui regardent cette enveloppe.

Si l'on porte dans l'œil d'un animal mort une aiguille pour déplacer le crystallin, & qu'on puisse appercevoir ce qui se passe dans le tems de cette expérience, on verra la capsule comprimée fortement par le crystallin, sur lequel l'aiguille appuie, se diviser vers la partie intérieure. Alors le crystallin, qui trouve une ouverture, sort entiére-

Exposition anatomiq. de M. Winslow. part. 232.

Idem, part. 235 & 236.

Histoire de l'Académ. des Sciences, an. 1721.

ment, mais peu à peu, de cette enveloppe, & se trouve placé vers le bas de l'œil. Il arrive souvent, lorsqu'on fait cette expérience, que la capsule ne se divise pas aussi-tôt qu'on appuie l'aiguille sur le crystallin, mais que le cryst-tallin s'abbaisse avec elle, & reprend sa place dès qu'on léve l'aiguille. La capsule crystalline est une continuation de la membrane vitrée ; elle ne peut descendre vers le bas de l'œil, sans faire changer la configuration du corps vitré. Dès qu'on léve l'aiguille, le corps vitré, & par con-séquent la capsule, se remettent dans leur état naturel ; & c'est pour cela que le crystallin, encore renfermé dans cette enveloppe, reprend sa place.

Les mêmes choses arrivent peut-être lorsqu'on abbat la cataracte à une personne vivante. Il est probable que si la capsule se divise dès qu'on appuie l'aiguille sur le cryst-tallin, alors le crystallin dégagé peu à peu de son enve-loppe, & placé par l'aiguille vers la partie inférieure de l'œil, ne remonte pas ; mais si la capsule ne se divise pas, l'aiguille le déplace avec le crystallin qu'elle renferme, & dès qu'on cesse d'appuyer, elle se remet avec le crystallin dans son état naturel. C'est apparemment pour cela qu'en faisant l'opération, l'on voit souvent la cataracte remonter plusieurs fois ; ce qui fait donner à certaines cataractes le nom de cataractes à ressort.

En suivant les conjectures qu'on vient de proposer, il est naturel d'attribuer au déplacement forcé de la capsule crystalline, les accidens qui arrivent quelquefois à la suite des opérations où la cataracte remonte plusieurs fois. Car en déplaçant la capsule crystalline, on tiraille les parties de l'œil qui tiennent à cette capsule.

L'expérience dont j'ai parlé, a fait imaginer qu'il se-roit à propos de faire une petite incision à la partie in-férieure de la capsule avec le tranchant de l'aiguille, afin que le crystallin sorte facilement de cette capsule, dès qu'on le pousse avec l'aiguille, qu'on porte à sa partie supérieure après avoir fait cette incision.

Il faut remarquer que si la capsule s'ouvroit vis-à-vis le trou de l'uvée, outre que le crystallin sortiroit diffi-cilement, la cicatrice qui surviendroit à la petite plaie pourroit être un obstacle aux rayons de lumiere.

V. Hist. de l'Acad. année 1722. Quand le crystallin est sorti de la capsule, l'une des deux liqueurs voisines la remplit. Si c'est l'humeur vi-trée, le malade distingue la couleur & la grosseur des objets presqu'aussi-bien qu'avec un crystallin transparent. Si c'est l'humeur aqueuse, il a besoin d'un verre convexe pour suppléer au crystallin.

J'ai dit plus haut qu'il y a des cataractes qui ne font autre chofe que l'opacité de la membrane cryftalline, ou de celle qui tapiffe le chaton du cryftallin. Si la membrane cryftalline a perdu fa tranfparence, on doit tâcher de l'abattre avec le cryftallin. Si celle qui tapiffe le chaton du cryftallin eft devenu opaque, il faudroit auffi l'abattre; mais fi l'on confidere la ftructure de l'œil, on reconnoîtra que l'opération eft comme impoffible.

Le cryftallin, quoique bien abattu, ne refte pas toujours dans le lieu où il eft d'abord placé. Il paffe quelquefois de la chambre poftérieure de l'œil dans l'antérieure par le trou de l'iris, ce qui arrive plutôt la nuit que le jour, parce que le trou eft plus dilaté pendant l'obfcurité, que lorfqu'il eft expofé à la lumiere. Le cryftallin, dans la chambre antérieure, paroît comme une petite tache au bas de la cornée; il gêne alors l'œil, il y caufe de la douleur & des élancemens, & y occafionne l'inflammation. C'eft un corps étranger qu'il faut ôter, fi on veut faire ceffer ces accidens. Voici comme on doit s'y prendre, & comme M. Petit fit en 1708 cette opération à un Prêtre. On perce la cornée tranfparente dans fa partie inférieure & du côté du petit angle, avec une aiguille qu'on fait entrer du côté du grand angle, & traverfer la chambre antérieure. On coupe la cornée avec la pointe d'une lancette, qu'on porte fur une crénelure qui eft à l'aiguille. On introduit par cette ouverture dans la chambre antérieure une très-petite curette, avec laquelle on tire doucement le cryftallin. On met fur l'œil des compreffes trempées dans quelque défenfif, & on les foutient avec un bandeau, qu'on applique fur le front, afin qu'il ne comprime pas l'œil. Dès le lendemain l'humeur aqueufe qui s'eft évacuée par l'ouverture fe trouve régénérée, & la petite plaie eft cicatrifée. On pourroit fe fervir, pour faire cette opération, de la petite aiguille propofée dans une des précédentes remarques.

M. Briffeau a fait un Traité de ces maladies, qu'il a fait imprimer à Paris en 1709. Il prouve fon opinion par plufieurs expériences qu'il a faites & qu'il rapporte; & quoique cette découverte ne change rien dans la cure de ces maux, ni dans la maniere de faire les opérations qui leur conviennent, on lui a néanmoins obligation d'avoir éclairci la nature de ces maladies, & d'en avoir donné la juste idée qu'on en doit concevoir.

De l'extraction des corpuscules étrangeres qui sont entrés dans l'œil.

IL ne faut pas oublier une opération qui se présente à faire tous les jours ; c'est de tirer les choses étrangeres qui sont entrées dans l'œil. On a souvent recours au Chirurgien, quand on a essayé en vain de les faire sortir en frottant & en soufflant dans l'œil ; car la douleur qu'on éprouve contraint à demander un prompt soulagement. Pour le donner, on renversera l'une ou l'autre paupiere, & on tâchera de découvrir le corps étranger, pour le faire sortir avec une petite curette X. Si on ne pouvoit pas le voir, il faudroit faire un petit bain à l'œil, en faisant coucher le malade, & lui versant dans le grand angle un peu d'eau tiéde, qui venant à sortir après avoir lavé le globe de l'œil, pourra entraîner avec elle l'ordure ou le petit éclat qui fait la douleur ; & si on ne peut pas l'avoir par ce moyen, on attachera au bout d'un brin de balai un petit morceau d'éponge Y. très-fine qu'on aura trempé dans de l'eau, & ayant un peu élevé la paupiere, on en balayera tout le devant du corps de l'œil, pour amener sûrement avec cette petite éponge ce qui sera entré dans l'œil sous les paupieres. Le malade sera soulagé à l'instant ; on se servira ensuite d'eau & de collyres rafraîchissans pour éviter l'inflammation qui pourroit survenir.

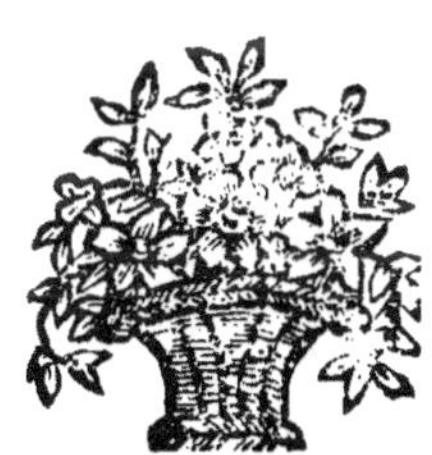

## FIG. XXXVI. POUR LES ANGLES DES YEUX.

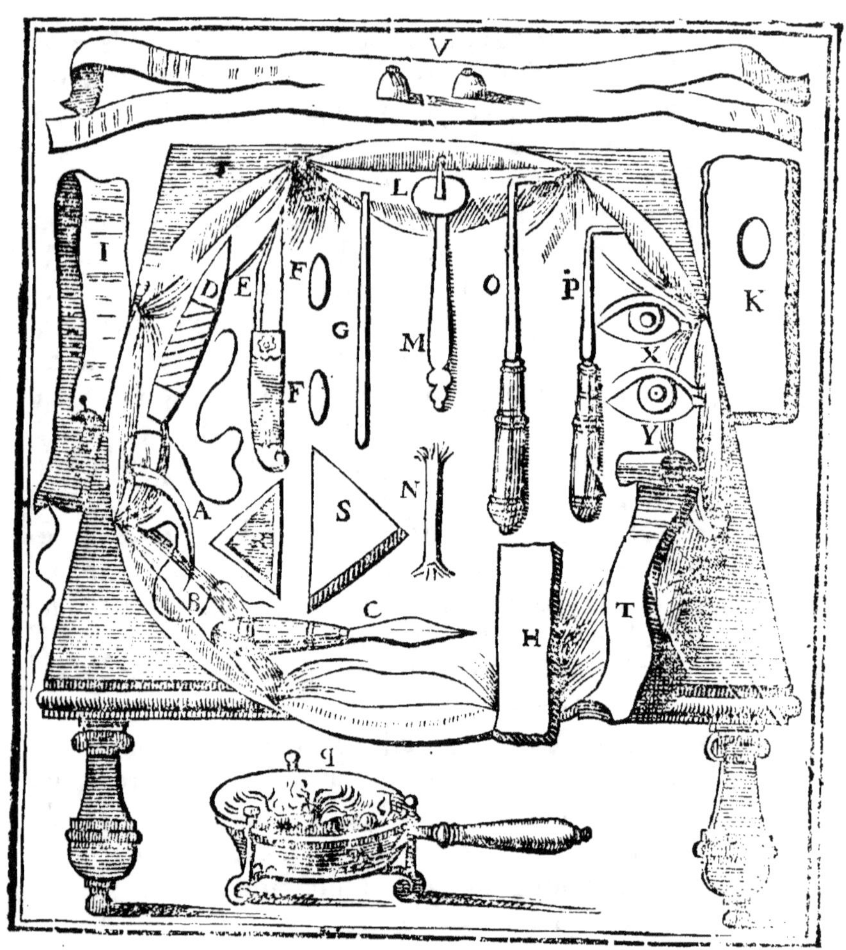



Des trois opérations que le Chirurgien fait aux angles des yeux, la premiere est l'*eckanthis*, de *ec*, qui veut dire *dehors*, & de *kanthos*, qui signifie *angles de l'œil*, pour exprimer par ce mot que cette maladie est une excroissance de chair qui vient au grand angle des yeux. Il y en a de deux especes ; l'une, indolente, rougeâtre, tendre & flasque, qui obéit facilement aux remedes ordi-

Des opérations qui se pratiquent aux angles des yeux.

De l'eckanthis.

naires ; & l'autre, qui eft douloureufe & plombée, maligne & rébelle aux remedes, & qui ne fe guérit que par l'opération. On affigne trois caufes principales à cette maladie. 1°. Une tumeur mélancolique, qui augmente & endurcit la fubftance de la chair qui fe trouve naturellement à l'endroit marqué ci-deffus, & qui fe rend femblable aux verrues. 2°. Un *hyperfarcofis*, dont l'étymologie eft déduite de *hyper*, qui veut dire exceffivement, & de *farcoein*, produire de la chair ; parce qu'un tel défaut provient quelquefois d'un ulcere négligé ou mal panfé en cette partie, qui fe fera remplie d'une chair fuperflue. 3°. Un refte de ptérigion, qui n'ayant pas été coupé ni confumé, fe fera accru & endurci dans la fuite.

Cure.

Pour la guérifon de la premiere efpece d'eckanthis, on confumera l'excroiffance avec alun calciné, verdet brûlé, mercure rouge, ou efprit de vitriol. Mais la feconde, qui eft dure, farouche & maligne, fera emportée par incifion. Pour l'exécuter, on paffera avec une aiguille A. un fil B. à travers cette chair pour la foulever, & par ce moyen la couper avec le fcalpel C. tout proche de la glande, prenant garde de toucher au trou lacrymal qui va dans le nez ; car s'il fe bouchoit par la cicatrice, la lymphe qui humecte inceffamment l'œil, & qui fait les larmes quand elle eft extraordinairement preffée dans les filets qui font aux environs de ces organes, ne pouvant plus prendre ce chemin, elle couleroit le long des joues, & cauferoit un larmoyement continuel.

De l'Ankylops.

LA feconde eft l'ankilops, dérivé de *anki*, qui veut dire proche, & de *ops*, œil, en Latin *abfceffus ocularis*. C'eft une tumeur ou un abfcès qui n'eft pas encore ouvert, fitué entre le grand coin de l'œil & le nez, & formé d'une humeur épaiffe & gluante, à peu près femblable à celle qui eft

contenue

contenue dans les loupes, ce qui fait qu'il augmente peu à peu, & se meurit avec une légere douleur. Pour parvenir à sa guérison, supposé que les remedes généraux ayent précédé, on appliquera sur la tumeur dans son commencement quelques remedes désicatifs & astringens à dessein de réprimer, de consumer & de tarir l'humeur qui s'amasse dans cette partie. Que si la tumeur persévérant fait juger par la rougeur & par l'inflammation qui y surviennent, qu'elle tend à la suppuration, il faut l'ouvrir avec la lancette D. Et si l'on croit que la matiere soit dans un kiste, on le séparera, ou bien on le consumera avec les trochisques *de minio*, ou le précipité de mercure, pour mondifier & cicatriser ensuite la plaie. Il faut remarquer qu'aussi-tôt que cette tumeur est ouverte, elle perd son nom d'ankilops, pour prendre celui d'ægilops, qui comprend la maladie dont je vais vous parler, & l'opération que vous allez voir.

LA troisieme est l'ægilops dérivé d'*aix*, chevre, & de *ops*, parce les yeux de ces animaux sont très-sujets à cette maladie; c'est ce que nous appellons la fistule lacrymale, qui consiste en un petit ulcere calleux & profond situé au grand coin de l'œil à l'endroit où est placé ce qu'on appelle la glande lacrymale qui n'est qu'un sac graisseux & charnu parsemé de plusieurs glandules presqu'imperceptibles. Cet ulcere commence toujours par un petit abscès en ce lieu où la matiere qui se putréfie, a bien-tôt atteint l'os, parce qu'il y a peu d'espace entre lui & la peau, & qu'étant plus spongieux qu'un autre, il est aussi plûtôt carié. Si d'abord qu'il y a un abscès au coin de l'œil, les malades vouloient permettre qu'on le perçât, on pourroit éviter la fistule, mais comme ils appréhendent qu'il n'en reste une cicatrice au visage,

Nn

ils different tant que le petit abſcès s'ouvre de lui-même , & il en arrive deux inconvéniens aſſez triſtes ; l'un c'eſt que la matiere a eu par ſon ſéjour le tems de carier l'os , & l'autre , c'eſt qu'il ſe fait à la peau un trou ſi petit qu'on ne peut pas porter de médicamens pour mondifier le fond de l'ulcere : enſorte que ſuintant ſans diſcontinuation , la fiſtule eſt entretenue juſques à ce que l'opération y remédie.

Differences de ces fiſtu-les.

De ces fiſtules les unes ſont ouvertes par dedans , les autres par dehors. Les premieres procédent d'une humeur lente qui ne forme au-dehors qu'une petite tumeur de la groſſeur d'un pois , laquelle étant preſſée avec le doigt , jette par dedans l'œil, je veux dire entre les paupieres, une ſanie ſéreuſe , & quelquefois viſqueuſe & blanche. Les autres ſont faites d'une matiere active & chaude , qui devenant âcre en croupiſſant, ronge l'os qui eſt mince & poreux, & en même tems ſe fait jour par dehors pour fluer perpétuellement juſqu'à ce qu'on en tariſſe la ſource (a). Quand elles ſont vieilles, elles

(a) L'Auteur diſtingue ici deux eſpeces de fiſtules , l'une dont l'humeur s'évacue entre les paupieres , l'autre dont l'humeur ſort par une ouverture exterieure à l'œil ; mais voiſine du grand angle. Quand l'Auteur dit que l'humeur de la premiere a ſon iſſue entre les paupieres , il veut dire apparemment que cette évacuation ſe fait par les points lacrymaux. Cette humeur, qu'il dit être lente, n'eſt autre choſe que la liqueur lacrymale, retenue dans le ſac lacrymal , & mêlée quelquefois avec une matiere purulente. Cette rétention des larmes dans le ſac peut venir de différentes cauſes ; ſçavoir, de quelque maladie du ſac lacrymal ou des parties voiſines , & de la mauvaiſe qualité de cette liqueur.

Si la tumeur ſe vuide lorſque les malades ſont couchés , & qu'elle ſe rempliſſe quelque tems après leur lever , on a lieu de conjecturer que l'affoibliſſement du reſſorts des parois du ſac lacrymal , & du canal naſal , eſt la cauſe de la tumeur. Car , lorſque le reſſort de ces parties eſt affoibli , & que les malades ſe tiennent debout, il se peut former à l'entrée du canal nasal un pli qui empêche la liqueur d'y passer, & la fait amasser dans le sac ; ce qui forme au-dehors une tumeur que M. Petit nomme hernie du sac lacrymal. Quand le malade est couché, le sac lacrymal ne forme plus de pli, la liqueur s'écoule dans le nez, & la tumeur disparoît.

Une inflammation qui survient au grand angle de l'œil, à la peau & à la graisse qui couvre le muscle orbiculaire, est un ankilops qui, soit qu'il se résolve ou qu'il suppure ; n'endommage pas le sac lacrymal. Mais si elle s'étend jusqu'au muscle orbiculaire, & à la graisse qui est au-dessous, & elle passe bientôt jusqu'au sac lacrymal, & y occasionne un engorgement.

L'abondance & l'épaississement de l'humeur qui se filtre par les glandes pituitaires, peut en occasionnant ce qu'on appelle vulgairement rhume du cerveau, causer encore une obstruction & un engorgement du sac lacrymal.

Enfin les mauvaises qualités de la liqueur lacrymal, qui sont sa viscosité & son âcreté, peuvent causer les mêmes effets. On conçoit aisément qu'une liqueur épaisse & visqueuse ne coule qu'avec peine, & peut s'arrêter dans un canal aussi petit que le canal nasal, dont l'ouverture inférieure est quelquefois fort petite.

Les liqueurs âcres occasionnent l'excoriation des parties par où elles passent. Si la liqueur lacrymale a ce défaut, elle ulcere le sac lacrymal, & le pus tombant dans le canal nasal s'arrête & le bouche. Ces mauvaises qualités de la lymphe lacrymale sont quelquefois des suites de la petite vérole.

Dans tous ces cas, l'œil est toujours couvert de larmes, & l'on voit à l'angle interne une tumeur plus ou moins grosse, qui se vuide par les points lacrymaux lorsqu'on la comprime avec le doigt, ce que les malades sont portés à faire d'eux-mêmes de tems en tems. La liqueur qui sort alors est l'humeur lacrymale toute seule ou mêlée avec une matiere pururente, s'il y a un ulcere au sac.

La compression peut aussi obliger l'humeur à passer par dedans le nez, quand l'obstruction n'est pas si considérable, ou qu'il n'y en a pas, comme lorsque la tumeur est une hernie simple du sac lacrymal.

Quand l'ulcere se trouve au côté du sac qui recouvre l'os unguis, cet os est bien-tôt découvert & altéré.

Toutes ces maladies, qui sont autant d'especes de ce que l'Auteur appelle fistule ouverte par dedans, ne

N n ij

font que des maladies du fac ou du canal lacrymal, & ne doivent être, à parler exactement, appellées fiftules que quand elles oecafionnent à l'extérieur du grand angle de l'œil un dépôt qui fe fait une petite ouverture par où le pus fort avec les larmes, mais alors ces maladies ceffent d'être ce que l'Auteur appelle fiftules ouverte en dedans, & deviennent ce qu'il appelle fiftule ouverte au-dehors.

Ce dépôt vient du long féjour de la liqueur lacrymale dans le fac, foit que les malades n'aient pas foin de comprimer la tumeur, ou que la liqueur foit trop épaiffe pour céder à la compreffion.

Il fe peut former au grand angle un petit abfcès qui ne vient point de la rétention des larmes dans le fac, & qui produit les mêmes effets que celui dont on vient de parler.

Ces dépôts peuvent fouvent carier l'os unguis ou quelqu'autre os du voifinage.

L'abondance du pus qui fort par la fiftule ou par les points lacrymaux lorfqu'on preffe le fac, eft une indice de l'altération de l'os. Pour s'en affurer, on introduit par l'ouverture externe, s'il y en a une, un petit ftilet avec lequel on reconnoît fi l'os eft découvert. Quand il n'y a point d'ouverture extérieure on fe fert de la petite fonde T. appellée fonde à fonder les points lacrymaux. On * Confpec- l'introduit par l'un de ces deux points. M. Junkers * dit tus Chirurgiæ que Sthal eft le premier qui ait fondé les points lacrymaux. Il fe fervoit d'une petite corde à boyau au lieu de fonde.

appétiffent l'œil, & l'atrophient. La carie ronge ordinairement, & pénetre jufques dans les os du nez; ce qui rend l'haleine forte & puante, & la guérifon très-difficile: mais quand la fiftule eft récente, & qu'elle a fon orifice éloignée du globe de l'œil, elle laiffe beaucoup d'efpérance d'un heureux fuccès dans le traitement, foit par les remedes, foit par l'opération.

Maniere de En l'une & en l'autre maniere de procurer la traiter la cure des fiftules lacrymales, on doit préparer le plaie. corps par un bon régime de vivre, par faignées, purgations, ventoufes & véficatoires. Si on fe veut donc fervir de la voie la plus douce, qui eft celle des médicamens, il faudra traiter autrement

celle qui n'eſt ouverte qu'en dedans, que celle qui
l'eſt en dehors (a).

(a) Tous les déſordres dont j'ai parlé dans la remarque précédente, ſe peuvent réduire à trois ; ſçavoir,
l'engorgement des routes de la liqueur lacrymale, l'ulcération du ſac lacrymal, du canal naſal & des parties
voiſines ; & la carie de l'os unguis ou des os voiſins.

On rétablit le cours des larmes de deux manieres différentes ; en débouchant leur voie ordinaire, ou ſi cela
n'eſt pas poſſible, en leur formant une route nouvelle.

Les moyens qu'on emploie pour déboucher le paſſage
naturel des larmes ſont différents, ſuivant les différentes cauſes, & les différents degrés de l'obſtruction du
canal.

Si l'engorgement vient de la perte du reſſort du ſac lacrymal qui occaſionne ſa dilatation & ſa ſortie en dehors
qu'on a appellé hernie du ſac lacrymal, il faut comprimer le ſac de la maniere que l'Auteur va décrire, ou par
le moyen d'un petit bandage d'acier connu ſous le nom
de bandage pour la fiſtule lacrymale. On ne doit point
faire cette compreſſion pour procurer un recollement au
vuide, comme le dit l'Auteur, mais pour contenir ſeulement les parois du ſac lacrymal dans leur état naturel,
& faciliter par ce moyen le rétabliſſement de ſon
reſſort.

Lorſque l'engorgement a commencé par l'obſtruction
du canal naſal, & que cette obſtruction n'eſt pas con -
ſidérable, on peut y remédier en injectant pendant quelque tems dans ce conduit, par les points lacrymaux, un
mélange d'eau ſimple & d'eau vulnéraire. On ſe ſert
pour cela de la petite ſeringue V. appellée ſeringue
pour les points lacrymaux. Par ce moyen on rétablit
la liberté du canal, & l'on en guérit même quelquefois
l'ulcération, s'il y en a, & ſi elle n'eſt point invétérée.
On peut auſſi tenter de déboucher le canal en y in-
troduiſant par les points lacrymaux & par le ſac, la
petite ſonde à ſonder les points lacrymaux.

Quand les injections paſſent dedans le nez, qu'il n'y a
plus de larmoyemens, & qu'en preſſant l'endroit du grand
angle où répond le ſac lacrymal, on ne fait point ſortir
de matiere purulente par les points lacrymaux : on eſt
ſûr que le canal eſt débouché, que l'ulcere, s'il y en
a eu, eſt conſolidé, & que la guériſon eſt parfaite.

L'obſtruction du canal eſt quelquefois ſi conſidérable, que les injections & la ſonde ne ſuffiſent pas

pour y remédier. Il faut alors en venir à une opération fort délicate. Un aide appuie le pouce fur la commiffure des paupieres du côté du petit angle, & les tire pour tendre la peau, ce qui fait faire une petite faillie au tendon du mufcle orbiculaire. Le Chirurgien porte la pointe d'un petit biftouri demi-courbe au-deffous de ce tendon, au rebord de l'orbite, & à trois ligne de la commiffure des paupieres, il la plonge doucement dans le fac lacrymal, fans toucher à l'os, & fait une incifion qui fe termine vers le tendon du mufcle petit oblique. S'il s'eft fait une petite ouverture extérieure, il la traverfe en faifant l'incifion. Il gliffe enfuite fur le dos du biftouri une fonde qu'il introduit dans le canal, afin de le déboucher. Il retire la fonde, & lui fubftitue une bougie fine ou un petit feton compofé de deux ou trois brins de fil qu'il fait fortir par le nez. Il peut auffi ne fe fervir que d'une petite bougie de cire, ou une petite tente de plomb qu'on porte feulement un peu au-delà du trou du canal nafal. Ces quatre différens moyens de tenir le canal nafal ouvert, ont tous réuffi. Il injecte de tems en tems par les points lacrymaux & par l'ouverture du fac, quelque liqueur déterfive pour guérir l'ulcere ; cependant il entretient par le moyen d'un petit bourdonnet, l'ouverture extérieure des tégumens

Quand il juge que le canal eft bien formé, & que l'ulcere eft cicatrifé, il ne fe fert plus du feton, ni de bougie ; il met feulement fur la plaie extérieure un petit emplâtre de l'Abbé de Grace, & continue encore pendant quelque tems de faire les injections par les points lacrymaux.

Quelques Praticiens, au lieu de fe fervir de feton ou de bougie, mettent dans le canal une petite cannule d'or, d'argent ou de plomb, qu'ils y laiffent lors même que la plaie fe ferme, & qui tombe par la fuite dans le nez.

S'il étoit poffible de faire des injections dans le canal nafal par fon orifice inférieur qui eft dans le nez, en fe fervant d'une petite feringue, dont le tuyau feroit tourné de maniere qu'on pût le faire entrer dans cette petite ouverture, & fi l'on s'accoutumoit à fe fervir de cette méthode, on la préféreroit peut-être aux autres en bien des cas.

Il peut arriver que les parois du canal nafal fe gonflent & fe colent fi exactement qu'on ne puiffe le rétablir. Il faut alors faire une nouvelle route aux larmes. On eft encore obligé de fuivre cette méthode, lorfque l'os unguis eft carié. On fçait que cet os eft fi mince qu'il fe perce en s'exfoliant. C'eft pourquoi fans attendre l'exfoliation, on le brife & l'on perce la membrane pituitaire dans l'endroit qui le touche, pour faire un canal par où les larmes puiffent couler dans le nez.

On fait cette opération de différentes manieres. L'Auteur propose celle que l'on a suivie pendant long-tems, on verra dans une des remarques suivantes la perfection à laquelle les Modernes l'ont portée.

En décrivant les moyens de remédier à l'engorgement des routes de la liqueur lacrymale, on n'a pu s'empêcher de rapporter ceux qu'on emploie pour guérir l'ulcération du canal nasal & du sac lacrymal, celle des parties voisines, & la carie des os; parce que ces maladies se trouvent assez souvent compliquées emsemble. Ce qu'on a dit de ces moyens fait assez sentir que pour les employer avec succès, il faut avoir une parfaite connoissance de la structure des canaux par où les larmes s'écoulent, & de toutes les parties voisines.

Si les désordres dont on a parlé viennent de la mauvaises qualité des larmes, ou de quelque virus répandu dans le sang, le traitement local ne suffit pas, il faut aussi corriger le vice des liqueurs, par les remedes convenables.

Quand il n'y a qu'une petite éminence en dehors, & qu'en la pressant la matiere qui la faisoit s'écoule par dedans l'œil, on a sujet de croire que éette matiere est benigne & douce, & qu'elle n'a pas assez d'acrimonie pour user la peau & se faire une issue au-dehors ; & quand elle n'a pas pû percer la peau, on a raison de penser qu'elle n'aura pas été non plus capable de ronger le perioste, & que l'os n'est point découvert, cette purulence pouvant s'amasser dans un petit sac entre la peau & le péricrâne sans causer aucun désordre qui ait de mauvaises conséquences. Quand cela est ainsi, il n'y a pour guérir qu'à empêcher la matiere de s'accumuler dans ce vuide, & on y réussit par la simple compression avec laquelle j'en ai guéri plusieurs, & particuliérement des enfans. Je mets un petit emplâtre de ceruse brûlée sur l'endroit de la tumeur, & une petite compresse triangulaire de l'épaisseur d'un demi-pouce par dessus pour remplir le coin de l'œil. Sur cette compresse, j'en applique une autre de même figure & de même épaiſſeur, mais un peu plus large, les ayant trempées toutes deux dans un eau d'eſſicative, & je fais contenir le tout par une bande circulaire qui ſerrant les compreſſes contre l'endroit du petit ſac, fait que l'humeur ne s'y amaſſe plus, & que le vuide ſe recolle, pourvû qu'on continue la même pratique pendant quelques mois.

Si la fiſtule eſt ouverte par dehors, & qu'on veuille tenter de la guérir par médicamens, on commencera par la dilater juſques dans le fond avec la racine de gentiane, ou l'éponge préparée, après quoi on la mondifiera avec l'apoſtolorum, l'ægiptiac, ou la poudre de mercure. Si l'os eſt carié, on le touchera avec quelques gouttes d'huile de ſouffre on de vitriol, dont on imbibera un très-petit morceau de coton qui étant mis ſur l'os en corrigera l'altération, faiſant enſorte de ne cauſer que peu de douleur par l'uſage de ces remedes, de crainte qu'elle n'y attirât une fluxion. On appliquera ſur toutes les parties voiſines pluſieurs compreſſes trempées dans des eaux rafraîchiſſantes; après quoi l'ulcere ſera mondifié, deſſeché, & cicatriſé ſuivant les méthodes communes.

*Traitement des parties voiſines.*

Tous les Praticiens diſent que le remede le plus ſûr & le plus prompt pour la fiſtule lacrymale, c'eſt le cautere actuel dont on touche l'os pour le faire exfolier; & comme cette opération eſt très-délicate, & qu'elle demande pour être bien exécutée un ſçavoir-faire acquis par de profondes réflexions & par un long uſage, nous examinerons avec attention comme nous avons fait aux autres, ce qu'il y a à prévoir & à opérer avant que de cautériſer l'os, ce qu'on doit obſerver en le cautériſant, & la conduite qu'il faut tenir après l'avoir cautériſé.

Avant que de porter le feu ſur l'os, on regadera en premier lieu s'il n'y a point d'ouverture en dehors, ou ſi l'ouverture qu'on remarque eſt d'une

grandeur fuffifante. Quand il n'y en a point il en
faut faire, & quand elle eſt trop petite, il faut
l'aggrandir ; pour cela les uns veulent comme Thé-
venin, qu'on mette un cautere potentiel entre
l'œil & le nez, le plus loin de l'œil que faire ſe
pourra, prenant garde qu'il ne coupe le ligament
du grand canthus, ( ce qui rendroit l'œil éraillé, )
& qu'en faiſant une petite ſcarification ſur l'eſcarre on dilate la fiſtule juſques dans ſon fond,
afin qu'elle ſoit capable de recevoir le cautere
actuel. Les autres mieux fondés, ce me ſemble,
prétendent qu'on doit ouvrir cette fiſtule avec le
biſtouri droit E. en faiſant une petite inciſion en
forme de croiſſant, pour s'éloigner de la jonction
des paupieres (a), & que l'inciſion aille juſques ſur
l'os découvert auquel en applique de petits bourdonnets FF. de charpie ſéche pour abſorber le ſang
& les humidités, poſant enſuite le reſte de l'appareil, pour attendre au lendemain à y mettre le
fer chaud.

L'heure de cautériſer étant venue, & tout ſe
trouvant prêt pour cet effet, le malade ſera aſſis
dans un fauteuil de commodité qui aura un oreiller pour lui appuyer la tête de côté, on relevera
l'appareil pour reconnoître avec une ſonde G. ſi
l'os eſt bien découvert ; puis avec une compreſſe H.
& un bandeau I. on couvrira l'œil ſain, afin que
le malade n'ait point l'appréhenſion du feu, on



(a) On doit s'éloigner de la jonction des paupieres de
trois ou quatre lignes. Mais ſi la carie s'étendoit au-delà
de l'os unguis, ce qui arrive quelquefois, & qu'on ne
pût ſans couper le tendon du muſcle orbiculaire, la découvrir pour y porter les remedes convenables, il faudroit couper ce tendon en portant le biſtouri par deſſous, ſans craindre, comme les Anciens, que l'œil
devienne éraillé. Feu M. Arnaud a fait voir par pluſieurs
expériences, que cette éraillement ne vient que de la ſection de la commiſſure des paupieres, ou de ce que l'on a
fait l'inciſion trop près de la commiſſure, & non de la
ſection du tendon du muſcle orbiculaire.

met fur l'œil voifin de la fiftule une compreffe K. trempée dans des eaux refrigerantes, laquelle va jufques fur la temple étant percée au droit de la fiftule. Cette compreffe doit être étendue proprement pour ne point nuire à l'Opérateur & ainfi mouillée pour empêcher que le feu n'agiffe fur les parties voifines. La feconde G. qu'on refourre dans la plaie fert à conduire jufques fur l'os un petit entonnoir L. qui a un manche M. pour le tenir de la main gauche. On retire la fonde après qu'on a pofe l'entonnoir, dans le trou duquel on infinue une fauffe tente de charpie N. pour tarir le peu d'humidité qui pourroit abbreuver le fond de la plaie, & l'os étant à fec on prend de la main droi-te le cautere actuel O. tout rouge qu'on plonge dans la cavité de l'entonnoir jufqu'à l'os, l'y ap-puyant légerement (a). On en remet un fecond P. quand on croit que le premier n'aura pas fuffi pour faire impreffion à l'os & pour diffiper toutes les humidités dont il eft pénétré; c'eft pourquoi on en fait toujours chauffer deux dans ce réchaux Q.

(a) On doit non - feulement pénétrer jufqu'à l'os, mais le brifer avec le cautere, & percer la membrane pituitaire qui le touche, pour faire une nouvelle route aux larmes, comme on l'a déja dit.

On eft fûr d'avoir percé l'os & la membrane, lorfqu'il fort de la fumée par le nez, ou qu'il tombe du fang ou de la férofité dans la gorge du malade, il faut prendre garde de ne pas laiffer long-tems le cautere dans l'en-tonnoir, qui étant trop échauffé, brûleroit la peau des paupieres dans l'endroit de leur commiffure, & occafion-neroit par conféquent l'éraillement après la guérifon.

Les meilleurs Praticiens ne fe fervent plus du cautere actuel lorfque l'os unguis eft feul carié. Il y en a même beaucoup qui ne s'en fervent pas pour toucher la carie de l'avance de l'os maxillaire, celle de la partie infé-rieure de l'os coronal ou celle de l'os planum. Ils fe contentent d'y appliquer la pierre infernale, & les re-medes qui deffechent les portions d'os altérés.

Pour détruire l'os unguis, & former une nouvelle route aux larmes fans le fecours du cautere actuel, on

plein de feu. Enſuite on retire cet entonnoir, dont l'uſage eſt non-ſeulement de conduire les cauteres actuels, mais encore d'épargner au malade la ſenſation douloureuſe du feu.

La cautériſation ayant été faite, on boure la plaie avec de petits bourdonnets de charpie (*a*); par deſſus leſquels on met un petit emplâtre de ceruſe R. d'une figure convenable à la partie, couvrant l'œil d'un défenſif & d'une compreſſe triangulaire avec le bandage ordinaire pour la fiſtule lacrymale : on le fera avec cette bande T. dans la ſuite du panſement il faut empêcher que la chair ne ſe reproduiſe en trop grande abondance ; & qu'elle ne recouvre l'os avant qu'il ſoit exfolié : c'eſt pourquoi dès qu'elle ſurmonte il faudra la conſumer avec les poudres & les onguens dont je vous ai parlé. Quand on croit que cette ſéparation de l'os a été faite, ce qui n'eſt pas toujours ſenſible, mais ce qu'on peut conjecturer aſſez ſûrement par une bonne chair qui vient de l'os & qui y eſt



briſe cet os & l'on perce la membrane pituitaire avec le poinçon d'un trocart qu'on porte perpendiculairement deſſus. Quand cet inſtrument a percé la membrane, ce qu'il doit mieux faire que tout autre inſtrument mouſſe qui peut la décoler, il ſort du ſang par le nez, & il en tombe dans le goſier du malade. On tourne le poinçon du trocart pour achever de briſer l'os On retire les petites pieces oſſeuſes qui ſe préſentent ; les autres tombent dans la ſuite avec la ſuppuration.

(*a*) Lorſqu'on a percé l'os unguis & la membrane pituitaire avec le cautere ou avec le poinçon du trocart, il faut avant de remplir la plaie de charpie, introduire dans l'ouverture qu'on a faite, une tente de charpie, ou de toile, ou d'éponge préparé, ou de plomb, ou de bois, les tentes de bois & celles de plomb ſont plus ſolides que les autres, & il n'eſt pas néceſſaire de faire de compreſſion pour les maintenir. Si les chairs croiſſent trop dans la ſuite, on les conſume avec la pierre infernale pour entretenir l'ouverture extérieure juſqu'à ce qu'on ait fermé & cicatriſé le nouveau canal. On retire alors la tente & l'on cicatriſe l'ouverture externe.

fortement attachée, on laissera incarner la plaie & on en procurera la cicatrice (a).

Je finis, Messieurs, cette Démonstration par deux Opérations qui sont de notre sujet, & qui bien que peu considérables en apparence, ne demandant pas toute l'industrie du Chirurgien, ont pourtant des utilités assez grandes, l'une est d'empêcher les enfans de loucher, & l'autre de mettre un œil de verre à la place de celui qui a été perdu.



LEs enfans font louches, ou naturellement quand ils apportent ce vice en naissant, ou par accident pour avoir été couchés dans un faux jour où la lumiere leur venoit de côté, au lieu qu'on doit toujours situer le berceau ensorte qu'ils ayent les pieds tourné vers la fenêtre durant le jour, & le soir la chandelle vis-à-vis d'eux, car ils ne manquent jamais de tourner leur vûe du côté de la lumiere, ce qui fait prendre dans une autre situation de leur lit la méchante habitude aux muscles de tirer le corps de l'œil inégalement. Dès qu'on apperçoit ce défaut, il y faut mettre ordre par le moyen des besicles V. qui dirigent leurs yeux & les accoutument à regarder chaque objet droit au-devant d'eux en se tenant dans une situation paralelle l'un par rapport à l'autre. Les besicles sont des instrumens faits d'ébeine creux dans leur milieu du côté qui regarde les yeux, & percés d'un petit trou où quelquefois on met un verre qui conserve encore ces organes, qu'on doit mu-

(a) Il reste quelquefois un larmoyement après l'opération quoiqu'elle ait été bien faite. Peut-être cela vient-il de ce qu'on a déchiré les parois du sac lacrymal en enfonçant l'os unguis. Si ce déchirement s'est étendu jusqu'à la portion de ces parois où aboutit la réunion des points lacrymaux, il paroît nécessaire que ce petit canal se bouche & se cicatrise, parce que cette portion déchirée servoit à maintenir son ouverture. Il faudroit donc chercher un moyen pour empêcher cet inconvénient & entretenir l'ouverture de ces petits canaux.

nir de ses besicles jours & nuit pendant quelques années, si on veut redresser sûrement une vûe qui aura été long tems tournée de travers.

QUoique la fabrique & l'application des yeux de verre, ne semblent être à présent que du ressort des Oculistes, c'est néanmoins une opération de Chirurgie, laquelle est comprise sous la quatriéme espece qu'on appelle protèse, & qui ajoute à la nature ce qui lui manque. Quand un homme a perdu un œil par quelqu'accident que ce soit on en fait faire de crystal tel que l'un de ces deux marqués X. & Y. de même figure que l'œil qui reste, & même un peu plus grands, car ils doivent être enclavés sous la paupiere pour y pouvoir tenir. Ils sont peints de même couleur que le naturel, & on les fait cuire au fourneau, comme le verre peint des Eglises. Quand l'œil artificiel est bien placé, il paroît comme l'autre, excepté qu'il ne peut pas se mouvoir si ce n'est quand le corps de l'œil aveugle n'étant pas fort atrophié & resserré, le verre peut s'ajuster ; dessus car alors on lui voit quelque mouvement qui dépend de celui du globle de l'œil sur lequel il est placé. Ceux qui s'en servent sont obligés d'en avoir plusieurs de réserve, parce qu'il peuvent tomber & se casser. Par le moyen de ces yeux artificiels on corrige une difformité choquante, & de la maniere qu'on les fait aujourd'hui, il y faut regarder de près pour s'appercevoir que c'est l'art qui a réparé le défaut de la nature (a).

De l'œil artificiel.

(a) Pour placer un œil de verre, il faut que le volume de l'œil dont on a perdu l'usage, soit diminué au moins d'un quart de sa grosseur ordinaire : car s'il étoit entier on seroit obligé de le diminuer de cette maniere. Un aide écarte les paupieres avec le doigt ou avec un speculum oculi. Le Chirurgien passe, par le moyen d'une aiguille, un fil au trayers de l'œil, à peu près à une ligne de la cornée transparente. Il en forme une anse dont il tient les extrémités, pendant qu'il coupe circulaire-

Mais quoiqu'on fasse porter à des enfans louches des besicles ou d'autres masques semblables, pendant des années entieres, il est néanmoins très-rare que leur vûe se redresse par ces sortes d'instrumens, c'est pourquoi je conseillerois de tenter d'autres moyens, qui seroient par exemple d'assujettir les globes des yeux dans une situation droite, ou un peu plus tournée du côté opposé à celui où ils se dirigent par dépravation, y employant des espèces d'yeux artificiels ou des demi-spheres creuses qu'on assureroit par quelques bandelettes, & dans lesquelles les yeux seroient fixement engagés, par la même mécanique dont on use pour redresser des tailles qui se déjettent.

D'ailleurs il seroit à propos d'appliquer sur la partie foible, je veux dire, sur celle d'où les yeux s'éloignent, un cataplasme fortifiant, & de l'autre côté, quelque chose de piquant ou d'incommode qui obligeât continuellement la personne à s'efforcer de les en tirer, ce qui les affermiroit dans le bon état où l'on a dessein de les mettre.

De plus, comme on a remarqué que les yeux de tous les louches étoient fort voutés en devant, & qu'ils s'y terminoient presqu'en pointe, d'où il arrivoit qu'ils ne pouvoient bien voir que de près, & en se dirigeant de travers, d'une maniere désagréable, il faudroit que la concavité des demi-spheres fut applatie, ensorte que ces organes en s'y moulant y contractassent une figure plus convenable au naturel.

ment la cornée opaque avec un bistouri à une ligne de la cornée transparente. Quand il a commencé avec le bistouri, il peut achever avec des ciseaux. Il emporte toute la cornée transparente & l'iris. Il panse l'œil avec un défensif, & il saigne le malade pour prévenir les accidens. Le globe de l'œil se resserre peu à peu, se referme, & la plaie se guérit. L'œil artificiel reçoit des paupieres & de ce qui reste de l'œil un mouvement qui imite le naturel.

*Fin de la sixieme Démonstration.*

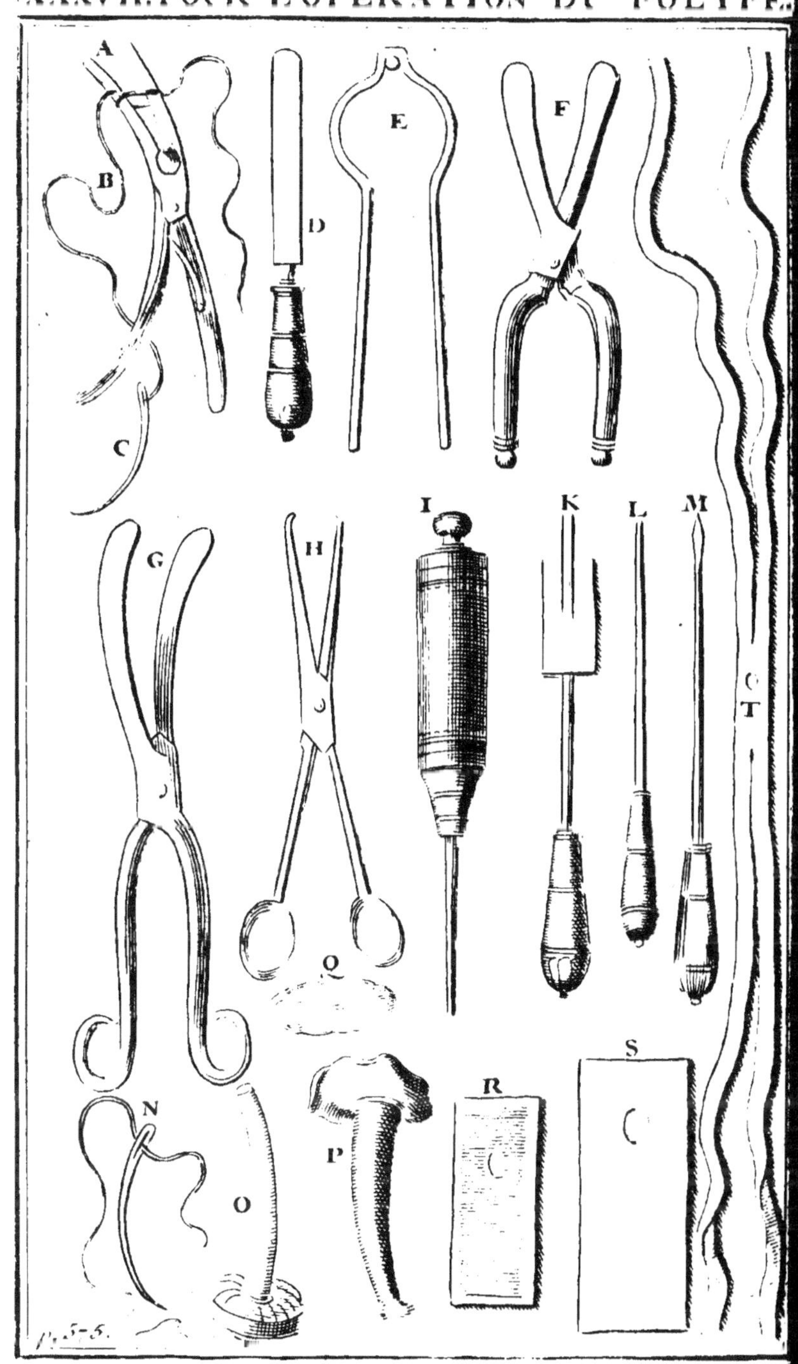


A
B
C
D
E
F
G
H
I
K
L
M
N
O
P
Q
R
S
T
Pl. 5-5.

# OPERATIONS

## *DE*

# CHIRURGIE.

## *SEPTIEME DÉMONSTRATION.*

### *De celles qui se pratiquent à la Face.*

## DU POLYPE.

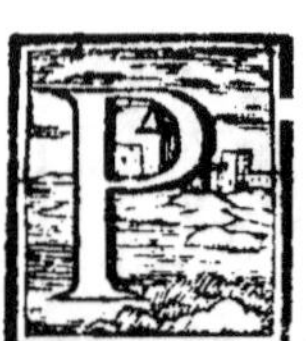Uisqu'il est vrai, Messieurs, que toute la science du Chirurgien, n'a point d'autre fin que de maintenir ou de rétablir l'homme dans la juste proportion de toutes les parties de son corps, c'est ici principalement où il doit redoubler son application & employer toute son adresse pour conserver à la face cette perfection qu'elle a reçue de l'Auteur de la nature. Cette partie quoique l'image de Dieu, n'est pas moins attaquée par des maladies que le reste du corps ; c'est aussi ce qui fait qu'elle ne nous fournit pas moins d'occasions d'exercer notre industrie : & comme les opérations qui regardent la face demandent encore plus de délicatesse que celles qu'on fait aux autres parties,

Le but de la<br>Chirurgie.

je vais tâcher de vous les démontrer avec toute l'exactitude possible. Elles feront tous le sujet de notre entretien.

On fait tant de différentes opérations à la face qu'il nous seroit impossible de les renfermer toutes dans une journée ; & quoique nous ayons expliqué hier celles des yeux avec celles de la tête , vous verrez que celles qui restent suffiront pour remplir la Démonstration d'aujourd'hui. Je commence par celles du nez.

L'Etymologie de polype dérive de deux mots grecs , sçavoir de *poly* qui veut dire beaucoup , & de *pous* qui signifie pied ; parce que la chair qui fait cette maladie est semblable au poisson marin , dit polype , en ce qu'elle a beaucoup de racines qui ont du raport avec les pieds de ce poisson , c'est pourquoi les Latins lui ont donné le nom de *multi pedes.*

C'est une excroissance de chair fongueuse & superflue qui se forme & s'accroît dans les narines où elle incommode la respiration. Le polype est ordinairement attaché à l'os cribleux ou etmoïde , & souvent aux lames osseuses du nez , lesquelles étant spongieuses peuvent plûtôt le produire que les os propres du nez qui sont d'une substance plus dure.

*Son origine*   Les polypes succedent très-souvent aux ozènes & aux ulceres du nez causés par fluxions d'humeurs âcres & atrabilaires qui ayant corrodé la membrane dont les lames osseuses du nez sont couvertes donnent lieu à cette chair de s'engendrer & d'augmenter tous les jours , & d'autant plus facilement qu'on n'y peut pas porter de remedes pour la consumer dans son commencement (a),

(a) Il faut distinguer deux sortes de polypes Les uns sont des excroissances , formées par l'engorgement des glandes qui tapissent les parois de la membrane pitui-

Les humidités surabondantes qui tombent sur cette partie, & un sang pituiteux & crud, lui servent de nourriture ; ce sang n'étant pas de qualité à produire de bonnes chairs & à être transformé en la substance des parties, il remplit les porosités des lames du nez, où trouvant quelques bouts des fibres de la membrane muqueuse hors de son tissu, il les anime, & en forme les racines d'un polype, qu'il fomente & qu'il pousse de telle sorte, que non-seulement cette excroissance remplit les narines, mais elle se fait voir encore dans la bouche derriere la luette ; quelquefois même elle se prolonge jusqu'à descendre dans le conduit de la trachée-artere, en danger de suffoquer le malade en dormant, si on n'y prenoit pas garde.

Il y en a qui occupent tellement les narines, que le nez en devient dur & schirreux ; on ne respire pour lors que par la bouche avec beaucoup de peine, & comme en ronflant. Quand les deux narines sont ainsi tout-à-fait bouchées, le mal est presque incurable, parce que cette obstruction qui empêche le passage de l'air, si nécessaire à la vie, étant dans un endroit fort profond, & ayant quantité de branches, est très-difficile à lever par l'extirpation de ces productions. On prétend que les chevaux sont fort sujets à cette incommodité, qui les rend poussifs.

Si nous jettons les yeux sur la structure de la membrane intérieure du nez, nous verrons qu'elle a grande part à la génération du polype, parce qu'elle est très-capable de donner fondement & matiere à des excroissances, étant épaisse, spongieuse, toute pénétrée & abbreuvée d'une humeur gluante, qu'elle sépare du sang par la propriété du

La membrane pituitaire est disposée à les produire.

taire ; les autres sont des extensions de cette membrane allongée peu à peu. On pourroit donner aux premiers le nom de polypes vasculaires, & aux autres celui de polypes vessiculaires.

O o

tiſſu de ſes fibres & de la configuration de ſes pores ; ce qui contribue beaucoup à la formation de ces chairs fongueuſes & ſurabondantes.

Pour avoir une idée de leur génération, il n'y a qu'à faire réflexion que le ſang peut être chargé de parties viſqueuſes, ſoit par l'uſage de certains alimens indigeſtes, ſoit par le vice des fermens & de filtres naturels ; de maniere que ces parties embarraſſantes ne pouvant ſuivre les autres principes de cette humeur, les abandonnent, ſurtout dans les endroits comme les cavités du nez, où il y a très-peu d'organes qui hâtent le cours des humeurs ; les mucoſités s'accumulant donc dans la membrane qui tapiſſe l'intérieur des narines, la gonflent, en dilatant ſes vaiſſeaux & ſes glandes, autant que ſes fibres ſont excitées à ſe pouſſer & à s'étendre par l'irritation de ces matieres, qui fermentent & s'aigriſſent par leur ſéjour.

Ses diverſes eſpeces.  On remarque cinq eſpeces de polypes. La premiere eſt comme une membrane fongueuſe & molaſſe, reſſemblant à la luette relâchée ; elle s'attache au cartilage du milieu du nez, & ſe remplit d'une humeur tenace & pituiteuſe. La ſeconde eſt une chair blanchâtre, éminente, ronde & molle au toucher ; elle provient d'un ſang phlegmatique, & s'accroît inſenſiblement juſqu'à occuper toute la cavité d'une narine, & quelquefois celle de toutes les deux. La troiſieme eſt une chair plus dure, de couleur brune, un peu douloureuſe, engendrée d'un ſang groſſier, mélancolique, & preſque brûlé, faute de lymphe qui le délaie. La quatrieme eſt une tumeur dure, ſemblable à de la chair deſſéchée à la fumée ; quand on la touche, elle fait du bruit comme ſi on frappoit ſur un corps ſolide : elle eſt inſenſible, & on la peut mettre au rang des ſchirres confirmés. La cinquieme eſt une ou pluſieurs tumeurs carcinomateuſes attachées au cartilage du nez, & produites d'un ſang mélancolique & adufte ; elles font douloureufes, & tiennent de la nature du cancer. De toutes ces efpeces, les unes font fans ulcération, quoiqu'elles rendent une humidité fanieufe & vifqueufe ; les autres font ulcérées, & il en découle fans ceffe une fanie fétide d'une horrible puanteur.

On connoît le polype par la vue & par les fymptomes. Pour le découvrir à l'œil, il n'y a qu'à faire pancher en arriere la tête du malade, qu'on aura mis au jour ; car on verra une tumeur qui rempliffant la narine, monte & defcend felon les mouvemens de la refpiration ; & s'il étoit mal aifé de la faire paroître de cette maniere, il faudroit avec le *fpeculum nafi* E. dilater la narine pour voir jufques dans fon fond. Les accidens qui l'accompagnent & le manifeftent, font que le nez devient plus gros par la tumeur qu'il renferme, le malade ne refpire qu'avec peine, à raifon de l'embarras qui eft dans le paffage de l'air, en refpirant comme s'il ronfloit ; il a toujours la bouche ouverte en dormant.

*Moyen de connoître le polype.*

Le jugement qu'en doit faire un Chirurgien, dépend de la nature du polype ; ceux qui font carcinomateux & chancreux font incurables, ce qu'il connoîtra par la dureté de l'excroiffance, fa lividité, fa puanteur, fa douleur, fa couleur plombée & fon adhérence aux lames offeufes. Il ne faut point toucher à de tels polypes ; mais ceux qui font indolens, mols, flafques, blancs ou rougeâtres fe peuvent guérir : c'eft fur ces derniers qu'il eft permis d'entreprendre l'opération.

*Du prognoftic.*

Les Auteurs nous propofent cinq manieres de la faire ; 1°. par contufion, 2°. par cautérifation, 3°. par ligature, 4°. par incifion, 5°. par arrachement. Je vais vous faire voir les moyens qu'ils nous donnent pour y réuffir ; & vous jugerez quelle eft la meilleure méthode.

*Plufieurs manieres d'opérer.*

Ils veulent qu'on fe ferve de corrofifs aux petits polypes qui ne font gueres avant dans le nez , & qui fuccedent à quelques ulceres de cet organe ; à ce deffein ils recommandent le calcantum, la chaux, l'orpiment ou l'efprit de vitriol, pour les confumer peu à peu (a).

La cautérifation avec le cautere ou potentiel , ou actuel , s'eft anciennement pratiquée aux polypes de groffeur médiocre , & dont la bafe étoit large. Ils dilatoient la narine avec le *fpeculum nafi* , afin d'y introduire enfuite une cannulle qu'ils pofoient fur la tumeur , & par la cavité de laquelle ils portoient un bouton de feu, qui brûlant cette chair, en faifoit un gréfillement comme quand on rôtit du boudin ; l'efcarre que le feu avoit faite étant tombée , ils recommençoient la même application , & continuoient ce manége jufqu'à ce que toute la tumeur fût emportée.

Ils confeillent la ligature aux tumeurs grêles qui font étroites dans leur racine , & ils prétendent qu'elle peut réuffir en pratiquant de cette forte. On prendra une grande aiguille courbe C. de plomb ou de fil de léton, & on l'enfilera d'un gros fil ciré B. dans le milieu duquel on fera un nœud coulant, qu'on mettra fur le bord d'une pincette à bec de corbin A. comme fi on vouloit faire la ligature de l'extrémité d'un vaiffeau. On empoignera la tumeur avec ce bec de corbin ; puis on coulera jufqu'à la bafe de cette excroiffance le nœud dont on le ferrera , après qu'on aura paffé l'aiguille par la narine , & qu'on l'aura retirée par le palais ; car cette aiguille amenant avec elle un des bouts du fil, on le retire en même tems qu'on tiendra l'autre bout qui fera refté hors du nez ; & ainfi refferrant tous les jours le fil , on fera à la fin fépa-

(a) Les Praticiens préferent à préfent à ces corrofifs , le beurre d'antimoine & la poudre de fabine mêlée avec celle d'ocre. L'eau d'alun a quelquefois guéri des polypes refficulaires qui commençoient à naître.

rer & tomber le polype. Cette ligature eſt bien inventée, mais je la crois de difficile exécution.

Ceux qui operent ici par l'inciſion, ont prétendu avoir mieux rencontré ; & véritablement cette maniere a été en pratique pendant pluſieurs ſiecles, & approuvé par Guidon & par d'autres Maîtres. Ils avoient inventé un inſtrument D. qu'ils appelloient *polypiconſpation*, de polypſis, qui veut dire polype, & de ſpation, qui veut dire ſpatule, parce qu'il en avoit la figure. Cet inſtrument fait exprès pour cette opération , n'étoit tranchant que d'un côté de toute ſa longueur ; ils l'introduiſoient dans le nez le plus avant qu'ils pouvoient, & coulant ſon tranchant entre les parois de cet organe & le polype , ils le ſéparoient, en prenant garde de ne rien couper du cartilage ; ce qu'ils avoient de la peine à éviter, la cavité de la narine étant tortueuſe. Quand par ce moyen ils croyoient n'avoir pas emporté tout le polype, ils fendoient l'aîle de la narine juſqu'à l'os du nez, & ils tâchoient de trancher les reſtes de cette excroiſſance juſques dans les racines. L'opération faite , ils recouſoient par un ou deux points d'aiguille ce qu'ils avoient fendu de la narine. Quelques-uns de ces fameux Praticiens prenoient une ficelle, à laquelle ils faiſoient des nœuds , diſtans l'un de l'autre d'environ un pouce , & l'ayant paſſée par la narine pour la faire ſortir par le palais , ils tiroient la ficelle tantôt par un bout, tantôt par l'autre, eſpérant par le moyen de ces nœuds faire détacher les reſtes du polype (*a*).

La cinquieme maniere eſt de l'arracher. Fabricius ſe donne la gloire d'en avoir été l'inventeur : on lui en doit avoir de l'obligation , puiſqu'elle

L'inciſion ſujette à de grands inconvéniens.

Méthode de quelques-uns.

______

(*a*) Ce moyen d'emporter les polypes eſt décrit par Fabricius d'Aquapendente. Il y a quelques années que je l'ai vu employer avec ſuccès à la Charité de Paris , pour détruire des reſtes qu'on n'avoit pu arracher.

V. les Obſervat. de M. le Dran.

O o iij

paroît la meilleure. On fait asseoir le malade dans une chaise un peu panchée en arriere ; & lui ayant tourné le visage du côté du jour , on peut dilater la narine avec le *speculum nasi* E. pour y porter une pincette F. faite en bec de canne par son bout, avec laquelle on pince le polype le plus haut & le plus près de la base qu'on peut ; on la tourne en-suite un tour ou deux , & tirant doucement , on l'arrache avec ses racines , après quoi on la laisse saigner un peu de tems , afin de décharger & de désemplir la partie. Quand même le polype s'avan-ceroit jusques derriere la luette , cette production a coutume de suivre la branche qui se trouve dans le nez , parce qu'elles sont continues l'une à l'autre. Mais si celle-là qui se montre derriere la luette étoit longue & grosse , il seroit plus à propos d'ar-racher le polype par la bouche que par le nez ; ce qu'on exécute aisément avec une tenette courbe G. qu'on peut pousser dans les fentes nasales , qui sont plus grandes que les cavités du nez , obser-vant de ne pas pincer la luette , qui est placée au-dedans du polype (a).

Précaution a prendre.

Suivant la description que je vous ai faite de ce mal , vous avez conçu qu'il avoit plusieurs pieds ou racines par où il reçoit sa nourriture. Or par les quatre premieres méthodes que je vous ai expli-quées , on n'ôte que le corps de la tumeur , les ra-cines restant toujours ; c'est pourquoi il ne faut pas

(a) On ne peut pas emporter par le nez les polypes qui descendent derriere la luette & jettent la cloison charnue en devant. Car ce qu'on voit de ces sortes de polypes dans les narines , n'en est qu'une petite portion , qui suit aisément le reste du corps polypeux , quand on l'arrache par la bouche. Pour les tirer plus facilement de cette derniere maniere, & les emporter entiérement, il faut, à l'imitation de M. Petit, couper avec un bistouri la cloison charnue du palais , & se saisir ensuite du polype avec des pincettes courbes ou avec les doigts. Les pincettes X. dont on se sert à présent pour cette opération, sont fenêtrées par leurs extrémités, afin de

s'étonner si elle repousse, vu qu'il en est de même qu'aux plantes & aux arbres, qui ne manquent pas de revenir quand on ne fait que les rompre ou les couper rase terre; mais qui ne repullulent plus quand on les arrache avec leurs racines. Ayant donc extirpé de cette façon le polype avec ses racines, on doit croire qu'il ne reproduira plus; & Fabricius assure qu'il n'est jamais revenu à ceux à qui il a fait cette opération. J'avouerai cependant qu'il faut que ce Praticien l'ait peu souvent réitérée, ou qu'il ait été plus heureux que les autres, puisqu'on voit quelques-uns de ces maux reparoître après leur éradication; ce qui ne nous empêchera pas de convenir que cette méthode étant la moins sujette à récidive, doit être préférée aux autres.

Si après que le polype est arraché, le malade se sent encore quelque chose dans le nez qui l'embarrasse, & qu'en y regardant on y apperçoive quelque petit morceau qui soit attaché au fond du nez, il faudra avec ces especes de pinces H. faites en forme de ciseaux, qui ne coupent que par le bout, enlever ce résidu autant qu'on le peut, parce qu'il serviroit de germe pour en produire d'autres. Ensuite de l'opération on fait respirer & tirer par le nez du vin tiéde, qui lave bien toutes ces cavités remplies d'humidités sanieuses que le polype y retenoit; il n'est pas besoin d'attirer ainsi le vin & de le faire tomber dans la gorge pour s'assurer que le passage est ouvert, car les malades s'en ap-





mieux tenir le corps polypeux. Il y a quelque tems que M. Morand a emporté avec ses deux doigts deux polypes fort gros. Il mit un doigt dans la narine, & un autre dans la bouche par derriere la cloison, & en portant ces deux doigts de côté & d'autre, il détacha les polypes, que les malades cracherent à différentes reprises. Cette méthode eut un bon succès; un de ces malades s'est trouvé guéri parfaitement.

O o iv

perçoivent aussi-tôt par la preuve courte & certaine de leur propre sentiment, & ils jugent de la liberté que l'air a d'entrer & de sortir, par la facilité avec laquelle ils respirent la bouche fermée; ce qu'ils ne pouvoient pas faire auparavant. C'est de toutes les opérations de Chirurgie celle dont on ressent plus promptement l'utilité, & qui fait le plus de plaisir au malade; parce que dans le moment qu'il est délivré d'une incommodité si insupportable, toutes ses fonctions vitales qui en étoient suspendues ou troublées reprennent leur train ordinaire, & s'exécutent sans être retardées par aucun obstacle.

*Moyen d'arrêter l'hémorragie.*

Si le sang ne coule que médiocrement, il le faut laisser sortir pour soulager la partie; mais s'il y avoit hémorragie, on l'arrêteroit, en poussant dans le nez avec la seringue I. quelque liqueur astringente, ou bien en remplissant la narine d'une tente de charpie P. assez longue, & trempée dans une eau stiptique. On pansera la partie avec des onguents qui aient de la corrosion, car il faut tâcher d'en consumer toutes les racines; ce qu'on ne peut faire qu'avec des mondificatifs forts, auxquels on ajoûte des poudres caustiques plus ou moins fortes selon la nécessité. J'en ai vu panser un avec une poudre qui venoit de Montpellier, & qu'on disoit infaillible pour empêcher la renaissance de cette chair; néanmoins six mois après elle revint, comme elle avoit déja fait deux autres fois, quoiqu'elle eût été arrachée par un des plus experts Chirurgiens de Paris. On se sert d'une petite cannulle O.

*Usages des poudres & des eaux.*

qu'on emplit de poudres rongeantes, & qui a son fond un peu large pour les contenir. Ces poudres doivent être fines comme du tabac d'Espagne, afin que par la respiration elles soient attirées en haut, & se répandent dans toute la partie interne du nez. Sur la fin de la cure on seringue des eaux vulnéraires & dessicatives pour tarir les humidités qui ne sont que trop abondantes en ces endroits.

Enfin on fait de son mieux pour obtenir une santé constante.

Le polype est une des maladies qui demandent le plus de précautions sur le régime universel. Il ne suffit pas d'avoir avant l'opération préparé le malade par saignées, purgations & diétes convenables, ni même d'avoir parfaitement exécuté cette opération ; d'avoir pendant la cure contenu le malade dans les bornes que l'Art prescrit, & de l'avoir bien guéri ; il faut encore après la guérison le traiter de la même maniere que si l'on étoit sûr qu'il dût renaître un autre polype. Pour cet effet on appliquera un cautere au bras ou au derriere de la tête, on purgera fréquemment, & on fera user de tisanne sudorifiques, composées avec l'esquine, la salsepareille & le gayac.

I L vient dans le nez un ulcere sordide, qu'on nomme *ozœne*, mot dérivé du verbe Grec *ozein*, qui veut dire sentir mauvais. Ceux qui ont de ces ulceres sont puants ; on ne peut leur parler de près, sans être frappé d'une odeur très-désagréable, qui fait qu'on ne les peut souffrir en compagnie : on les appelle des punais ; & on tient que ce défaut est une raison pour se démarier.

Cette maladie tire son origine des humeurs âcres & corrosives qui tombent sur cette partie, qui l'ulcerent & la corrodent. Ceux qui ont le nez écrasé y sont sujets, parce qu'ayant le dos du nez enfoncé en dedans, au lieu de l'avoir élevé au dehors, il se forme au passage des narines un rétrécissement, lequel empêche l'écoulement des humeurs excrémentitielles qui doivent sortir par le nez. Quand ces humeurs ont beaucoup d'âcreté, elles ulcerent l'endroit qui les arrête, & quand elles en ont peu, elles abbreuvent les membranes, qui en deviennent plus épaissent, & par-là resserrent de plus en plus ce même passage ; d'où il arrive que ces gens-là ayant de la peine à recevoir l'air par le nez, ne font que reniffler.



Pour guérir ces ulceres, il faut aider à la nature, parce qu'ils ne fe guériffent point d'eux-mêmes; il s'y fait des croûtes, qui tombent de tems en tems, & ils font entretenus, tant par la conformation vicieufe de la partie, que par des mucofités qui doivent paffer fans ceffe par ces égoûts. On examinera avec foin s'il n'y a point une caufe vérolique qui fomente ces maux, parce qu'en un tel cas il faudroit aller au grand reméde; mais fi on ne foupçonne point un tel virus, on fera en même-tems les remédes & généraux, & particuliers, qui doivent être defficatifs, pour abforber les humidités d'où la maladie provient : l'ufage de la tifanne fudorifique, des poudres de cloportes, & du mercure y eft fouverain, & on portera fur l'ulcere des remédes qui le puiffent mondifier, deffécher & incarner. On fera refpirer par l'entremife de cette petite cannulle O. les poudres de fabine, d'écorce de grenade, de racines d'iris, d'alun calciné, & de couperofe; & enfin on mettra en pratique cette petite opération tant recommandée par nos Anciens, & que je vais vous faire voir.



On prend une cannulle de fer ou d'argent, emmanchée pour être tenue plus ferme, & de groffeur proportionnée à la narine, affez longue pour aller jufqu'à l'ulcere, & même par-delà : elle n'eft point percée par l'extrémité qui entre dans le nez, & elle a une petite platine à fon entrée : elle eft ici marquée K. On introduit cette cannulle dans le nez, en la tenant de la main gauche, & enfuite on prend de la droite un petit cautere actuel I. dont le bout eft fait en noyau d'olive; on le pouffe dans la cannulle, où on le laiffe tout le tems qu'il faut pour échauffer, jufqu'à ce que le patient ne la puiffe plus fupporter par la trop grande chaleur. Alors on retire le cautere, & peu après on y en rapporte un autre M. pour continuer à échauffer la cannulle, & par conséquent l'ulcere qu'on prétend deſſécher par ce moyen, en conſumant les humiditéz dont il eſt abbreuvée; c'eſt pourquoi l'on a deux cauteres, afin qu'on puiſſe chauffer l'un pendant qu'on ſe ſert de l'autre : il faut recommencer le lendemain la même choſe, & la renouveller tous les jours durant un tems conſidérable, qu'il appartient au Chirurgien de déterminer ſelon que l'opiniâtreté de la maladie l'obligera de continuer à ſe ſervir de ce remede.

L E nez peut recevoir toutes ſortes de plaies; mais celles qui requierent une opération plus prompte, c'eſt quand par un coup d'eſtramaçon donné ſur le dos du nez, il eſt preſque ſéparé du viſage, & tombé ſur la bouche : il faut auſſi-tôt le remettre en ſa place, & faire un point d'aiguille à ſa partie ſupérieure & dans ſon milieu. Ce point d'aiguille s'accomplit avec une aiguille courbe N. enfilée d'un fil ciré; on commence à coudre de dehors en dedans par la partie inférieure de la plaie, laquelle on appuie avec le bout d'une cannulle courbée, afin que l'aiguille paſſe plus vîte; l'on continue d'en faire autant à la partie ſupérieure de dedans en dehors, & on lie les deux bouts du fil ſur une petite compreſſe à la partie la plus haute du nez. Je crois qu'il eſt inutile de faire encore deux points, un à chacune des aîles du nez, car le bandage naſal y ſupplée; d'autant plus qu'on ne doit faire au viſage que le moindre nombre de points que la néceſſité requiert, afin d'éviter la difformité des cicatrices qu'ils y laiſſent. On met ſur la plaie ce ſ̃umaceau Q. couvert du baume du Pérou ou de celui d'Arcœus, puis l'emplâtre D. & la compreſſe S. pardeſſus, enſuite la bande T. qui eſt à quatre chefs, qu'on attache au bonnet, &

Du panse-
ment de la
plaie & du
bandage
qu'on y pra-
tique.

dont on fait le bandage nasal. Il faut remarquer que l'emplâtre, la compresse & la bande doivent être percés pour la liberté de l'entrée & de la sortie de l'air. Ce bandage sera appliqué avec dextérité, prenant garde de ne point tirer un des chefs plus que l'autre, pour éviter de rendre le

Histoire sur
ce sujet.

nez tortu, n'y ayant plus de remede quand il se seroit une fois cicatrisé dans une mauvaise situation.

La femme d'un Notaire de Paris, jalouse de la femme d'un Boucher du Fauxbourg Saint Germain, qu'elle s'imaginoit être la maîtresse de son mari, alla un matin trouver la Bouchere dans son étau, & après lui avoir fait les reproches que ses soupçons lui inspiroient, elle prit un des couteaux de la boucherie, & lui en donna un coup sur le nez, elle le lui abbatit presqu'entiérement; il

Conséquen-
ce à tirer
pour la pra-
tique.

pendoit en bas, ne tenant plus qu'à une des aîles, & un peu à la colonne du nez, l'autre aîle étant toute coupée; on le lui recousit à l'instant, il reprit, & il n'y resta que très-peu de difformité. Je rapporte cet exemple afin d'enhardir le Chirurgien d'en user de même en pareille occasion.

Les Juges inventerent un nouveau supplice pour punir la femme du Notaire; ils la condamnerent à avoir une fleur de lys au front appliquée par un fer ardent, ce qui ne fut pas exécuté, parce que le Roi ayant trouvé ce jugement trop cruel, lui donna sa grace. Le Parlement de Paris se croyoit autorisé par celui de Toulouse, lequel avoit condamné à la mort une Femme de chambre pour avoir aidé à sa maîtresse à couper le nez à la femme d'un Peintre par un motif de jalousie qu'avoit conçu la maîtresse contre cette femme. La Dame, qui étoit femme d'un Conseiller, fut sauv

Il ne faut pas croire qu'on puisse faire reprendre un nez quand il est totalement coupé. On nous dit cependant que des voleurs ayant la nuit atta-

qué des paſſans, un de ces brigans reçut ſur le nez
un coup qui l'abbatit entiérement, & qu'étant
allé pour ſe faire panſer, le Chirurgien demanda
le nez pour le recoudre; que ſes camarades ſorti-
rent auſſi-tôt, & allerent couper le nez à un malheureux qu'ils rencontrerent en chemin; & qu'ayant
apporté ce nez au Chirurgien, il en fit la ſuture,
par le moyen de laquelle cette partie fut entée, &
prit ſur ce qui reſtoit du nez du voleur, comme
auroit fait une greffe à un arbre. On raconte auſſi
qu'un Chirurgien fit une inciſion au bras d'un homme qui venoit d'avoir le nez coupé, qui lui mit
l'endroit ſaigneux du nez dans l'inciſion, que par
un bandage il le tint quelque tems dans cet état;
& que le nez s'étant collé avec la chair du bras,
l'Opérateur en coupa autant qu'il en falloit pour
figurer un nez; & que par cette opération il lui
en ſubſtitua un à la place de celui qu'il avoit perdu.
Je crois ces hiſtoires apocryphes, & je les prends
plutôt pour des contes faits à plaiſir, que pour des
faits véritables (a).

(a) On lit dans différens Auteurs pluſieurs expériences qui prouvent qu'un nez entiérement ſéparé du corps
peut y être réuni; cela paroît néanmoins difficile à croire.
Mais il ſemble naturel qu'un nez dont on vient de couper
le bout, s'uniſſe au bras auquel on aura fait une inciſion, &
qu'on puiſſe, en coupant du bras ce qui eſt néceſſaire,
réparer en quelque façon la difformité du nez. Taliacot a
fait un Traité pour juſtifier cette pratique, dont il eſt le
reſtaurateur; & Fabricius Hildanus rapporte un exemple
du ſuccès de cette opération.

## FIG. XXXVIII. POUR LES SAIGNÉES DE LA TESTE.

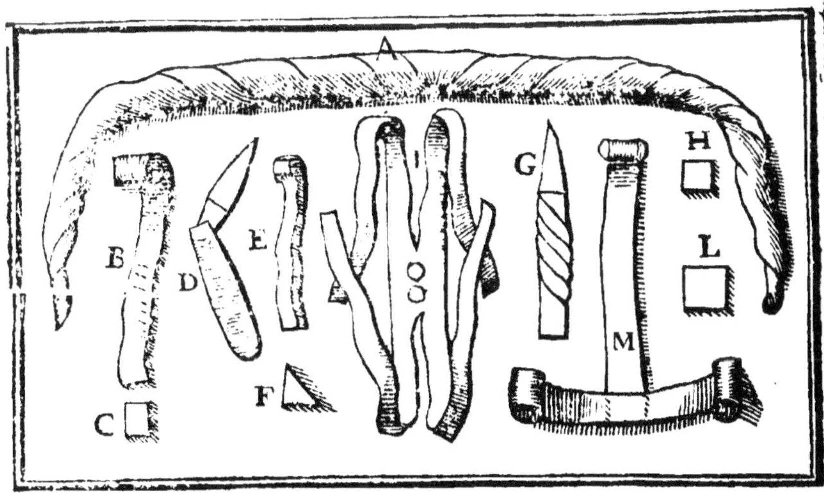


Des faignées qui fe pratiquent à la face.

QUoiqu'on doive avoir grand foin de conferver la face plus qu'aucune autre partie, on
eſt cependant obligé de la foumettre à la lancette
du Chirurgien ; les différentes maladies qui l'af-
fligent fouvent, demandent qu'on y faſſe beaucoup de faignées : on y ouvre des veines & des ar
teres. Des premieres il y en a quatre, qui font la
préparate, l'angulaire, la veine du nez, & les ranules ; & des arteres il y en a deux, fçavoir, celle
de la temple, & celle de l'oreille.

Defcription de la prépa-rate.

CEtte veine que vous voyez dans la partie
moyenne du front, s'appelle la préparate ;
elle defcend en droite ligne depuis la future fagittale jufqu'au milieu du fourcil, & elle reçoit le
fang qui a arrofé la partie antérieure de la tête,
pour le porter dans les jugulaires externes, d'où il
paſſe dans les fouclavieres, & de là dans la veine
cave defcendante, pour être verfé dans le cœur ;
c'eſt cette groſſe veine qu'on voit fi enflée à ceux
qui fe mettent en colere, & qui paroît plus aux

gens obſtinés qu'aux autres. Quand le Médecin en a ordonné la ſaignée, c'eſt au Chirurgien à l'exécuter ; & pour s'acquitter de ſon miniſtere, il faut qu'il faſſe un bandage au col avec un mouchoir roulé comme un boudin A. & pareil à celui que nous avons montré dans la ſaignée de la jugulaire, obſervant de ne point trop preſſer le paſſage de l'air : on doit avoir préparé une bande B. & une compreſſe C. l'une & l'autre auſſi grande que pour la ſaignée du bras ; la lancette D. dont on ſe ſervira, ne doit pas être différente de celle qu'on emploie aux autres ſaignées. La veine étant ſuffiſamment enflée, on l'ouvrira promptement, afin de ne pas tenir trop long-tems la gorge ſerrée. On ne doit point faire cette ouverture en plongeant, de crainte que la pointe de la lancette ne pique le péricrâne, qui eſt directement ſous la veine, mais il faudra ouvrir ce vaiſſeau un peu de biais, & lorſque la pointe de la lancette y ſera entrée, on fera une élévation de cet inſtrument pour couper tant ſoit peu plus de la peau que de la veine. L'ouverture faite, il faut relâcher un peu la ligature du col pour faciliter la reſpiration au malade ; mais il ne faut pas la deſſerrer beaucoup, car le ſang ne viendroit plus. Quand on en a tiré la quantité ſuffiſante, on ôte tout-à fait la ligature du col, & incontinent le ſang ceſſe de ſortir, parce qu'il trouve ſa route ouverte pour aller au cœur. On met la compreſſe ſur l'ouverture, & la bande pardeſſus ; on tourne cette bande autour de la tête comme on feroit un bandeau : on peut la défaire dès le lendemain, car c'eſt de toutes les ſaignées la plus aiſée à guérir.

Ce qu'on doit obſerver pour ouvrir ce vaiſſeau.

LA ſaignée de la veine angulaire n'eſt guere plus difficile. On appelle ainſi ce vaiſſeau, parce qu'il eſt placé dans le grand angle de l'œil ; c'eſt cette veine qu'on voit entre le coin de l'œil & le

Deſcription de la veine angulaire.

nez, elle reçoit le sang qui a été porté au corps de l'œil & à toutes ses parties voisines ; c'est pourquoi on en ordonne la saignée aux maladies, & surtout aux inflammations des yeux , pour vuider par la partie la plus prochaine le sang dont toutes ses venules sont engorgées. On prépare une bande E. d'une aune & demie de long, pour faire autour de la tête plusieurs circonvolutions plus étroites que pour les autres saignées, afin de ne point embarrasser l'œil : la compresse F. doit être triangulaire pour s'accommoder à la figure de la partie, & fort épaisse pour remplir toute la cavité de cet angle. On met le malade à son séant, & on lui fait la même ligature qu'à la saignée du front. On dit au malade de fermer les yeux ; & d'abord qu'on voit paroître la veine , on l'ouvre avec la pointe de la lancette, sans crainte qu'elle s'échappe, parce qu'elle n'est point vacillante. On aura la prudence de ne toucher ni au périoste , ni au cartilage angulaire de l'œil , qui n'en est pas éloigné. La veine étant ouverte, on fait baisser la tête du malade, afin que le sang tombe dans une poelette , & ne coule point le long du visage, comme il feroit si on laissoit le malade dans une situation droite ; car il ne faut pas prétendre qu'il puisse rejaillir de cette veine & sortir en arcade. La saignée finie , & la ligature ôtée, on essuie le visage, qui est toujours barbouillé de sang, & on pose la compresse sur l'ouverture. On met le premier chef de la bande sous l'oreille du même côté, & montant pardessus la joue, elle va engager la compresse ; puis passant de biais sur le front, elle revient par derriere la tête repasser sous la même oreille, & continuer autant de tour que la bande le peut permettre : on l'arrête avec une épingle à l'endroit où elle finit, & on la laisse un jour ou deux selon que le malade le desire, ou qu'il craint que le sang ne ressorte.

Appareil pour percer ce vaisseau.

Maniere d'opérer.

Du pansement.

II

IL y a entre les deux cartilages qui forment le petit globe du nez, une veine qui ne paroît point au dehors, & que le Chirurgien est obligé d'ouvrir dans quelques maladies : c'est une saignée très-peu usitée ; car outre qu'il n'y a guéres de Médecins qui l'ordonnent, c'est que la veine étant très-petite, elle fournit peu de sang, & par conséquent elle n'est pas d'un grand secours pour le malade. On fait faire quelquefois dans les Ecoles de Saint Côme cette saignée aux aspirans, dans leur chef-d'œuvre ; & voici comment ils s'en doivent tirer. On serrera le col au malade, autant qu'il est nécessaire, pour faire enfler les veines de la tête & on prendra une lancette G. armée, ou entortillée d'un petit linge, depuis le milieu de son manche, jusqu'à la moitié de la lame, tant pour marquer la longueur dont on doit l'enfoncer, que pour la tenir avec plus de fermeté, & serrant le nez avec le pouce & le doigt indice de la main gauche, dont le reste couvre les deux yeux du malade, afin qu'il ne soit point effrayé à la vûe de la lancette, on plongera longitudinalement de la main droite cet instrument entre les deux cartilages, la pointe montant en haut, & l'on enfoncera, jusqu'à ce qu'on voye le sang sortir à côté de la lancette, ou jusqu'à l'endroit enveloppé du linge ; car on ne doit point passer outre, quand même la veine ne seroit pas ouverte, ce qui arrive très-souvent, parce que n'étant pas visible, c'est une saignée qu'on fait au hazard. Si on a été assez heureux pour attaquer ce vaisseau, le malade se penchera en devant, afin que le sang qui coule tantôt en filet, tantôt goutte à goutte, comme quand on saigne du nez, soit reçu dans une poëlette ; le col n'est par plutôt desserré, que le sang cesse de sortir ; on y met toutefois une petite compresse H. & une petite bande I. percée au droit des narines ; elle est à quatre chefs, qu'on

P p

attache avec quatre épingles au bonnet de nuit. Avant que le Chirurgien entreprenne cette saignée, il doit dire au malade & aux affiftans, qu'étant obligé de piquer à tatôns, il ne répond point de réuffir, & qu'ainfi on ne foit pas étonné fi on ne voit point fortir de fang.

Situation des veines ranules.

LA quatrieme faignée qu'on fait à la face, c'eft celle des ranules ; ce font deux veines fituées fous la langue, à côté du filet, l'une à droite, l'autre à gauche. Ces veines, après avoir pompé le fang qui a arrofé & nourri toutes les parties qui compofent la bafe de la langue, le verfent dans les jugulaires. Cette faignée eft plus en pratique que les précédentes, parce qu'il y a plus d'occafion de la faire, & qu'on en tire plus d'utilités pour le foulagement des malades & particuliérement dans les fquinancies, qui font des maladies très-fréquentes. Il ne faut préparer ni bande, ni compreffe, parce qu'on ne s'en fert point, mais feulement une lancette qu'on enveloppe d'une bandelette, qui n'en

Moyen de les ouvrir.

laiffera que la pointe découverte ; on fait autour du col la ligature ufitée, dont on a parlé ci-deffus, afin que ces veines fe gonflent, & enfuite ayant fait ouvrir la bouche au malade, & élever la langue proche le palais, on découvre aifément ces deux veines, parce qu'elles font fuperficielles, & avec la lancette G. on en ouvre une, & on perce l'autre prefqu'en même-tems, avant que le malade ait rabaiffé la langue. Ayant penché la tête en avant, le fang lui coule de la bouche dans quelque vaiffeau, afin qu'on puiffe remarquer la quantité qu'on en aura tirée. On ouvre les deux ranules ; parce que n'étant pas bien groffes, une feule ne donneroit pas autant de fang qu'il en faut pour foulager le malade, quelquefois prêt d'étouffer par l'abondance de ce fang qui s'amaffe à la gorge. Quand vous aurez ôté la ligature du col, le fang ne coulera plus, &

après avoir fait relever la tête du malade, il faudra  qu'il se rince la bouche avec de l'oxycrat, & ensuite avec du vin tiéde, ce qui ne manque pas d'arrêter le sang. S'il en suintoit quelques gouttes, il n'y auroit qu'à baisser la langue, & la laisser un peu de tems en repos, sans lui faire faire aucun mouvement.

ON ne fait l'artériotomie qu'à la tête. Ce mot  est dérivé d'*arteria*, qui signifie *artere*, & de *temnin*, qui veut dire *couper*, parce que cette opération consiste dans une ouverture qu'on fait à l'artere, pour en tirer le sang qu'elle contient. La raison pourquoi on la fait à la tête, & non ailleurs, c'est que le crâne étant un corps dur, situé sous l'artere, on peut, en la comprimant avec une compresse appuyée d'une bande, en arrêter le sang avec facilité, à quoi on ne réussiroit pas aux autres parties du corps, où les chairs sont incapables de faire la même résistance que le crâne. On ouvre l'artere en deux  endroits, l'un à la temple, & l'autre plus bas, proche l'oreille, à peu de distance de cette éminence, qu'on appelle hircus, parce qu'il y vient des poils semblables à ceux d'un bouc. Ces sortes de saignées ne se font point à la légere, il faut qu'elles soient ordonnées par les Médecins, ou qu'on en trouve la nécessité si pressante, qu'on ne voie pas d'autre moyen pour sauver la vie, comme dans une apoplexie, les saignées faites ailleurs n'ayant point dégagé le malade. La ligature qui fait enfler les veines, empêcheroit ici le sang de se porter dans les arteres, c'est pourquoi il n'en faut point; on peut seulement mettre la tête du malade plus basse que le reste du corps, afin que le sang y soit plus aisément déterminé. On se sert de la lancette ordinaire aux saignées du bras. Le Chirurgien la met à sa bouche à demi-pliée, &  après avoir remarqué l'artere qui lui est connue par la pulsation qu'il sent sous son doigt, & l'endroit

P p ij

qu'il croit le plus convenable, il le marque avec
son ongle, il l'ouvre en faisant une ponction & une
élévation comme aux autres saignées, le sang ne
manque pas de rejaillir, & de sortir en arcade, en
sautillant continuellement. On fait ces saignées un
peu plus amples que celles des veines, si les forces
du malade le permettent. Quand on veut arrrêter

*Moyen d'arrêter le sang.* sang avec plus de sûreté, on met sur l'ouverture la
moitié d'une féve de marais, du côté qu'elle est
plate, une compresse L. par-dessus, & une bande
M. qu'on tourne autour de la tête, & qu'on serre
un peu plus qu'à l'ordinaire. Au défaut de la féve,
on met un liard dans le redoublement de la compresse, de maniere que le sang se trouvant applatie
entre deux corps durs, oblige le sang de suivre une
autre route; ce vaisseau se reprend & se guérit
comme une veine pourvu qu'on le laisse ainsi bandé pendant trois ou quatre jours, la bande est figurée en T. desorte que la branche qu'on passe par-
dessus la tête, empêche que les circulaires ne se

*Histoire sur ce sujet.* déplacent. Pour confirmer ce que j'ai dit ci-devant,
sçavoir, que cette opération étoit fort rare, c'est
qu'en l'année 1681, étant avec le Roi à Lisle en
Flandres, les Médecins de la Cour m'ordonnerent
d'ouvrir l'artere à un Officier de M. le Maréchal
d'Humieres; les Chirurgiens de la Ville me parurent fort étonnés de voir faire une pareille saignée,
& ils me dirent que loin de l'avoir vu pratiquer,
ils n'en avoient pas même entendu parler.

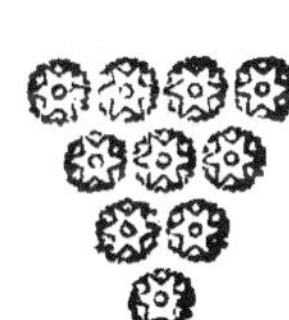

## Fig. XXXIX. POUR LE BEC DE LIEVRE.

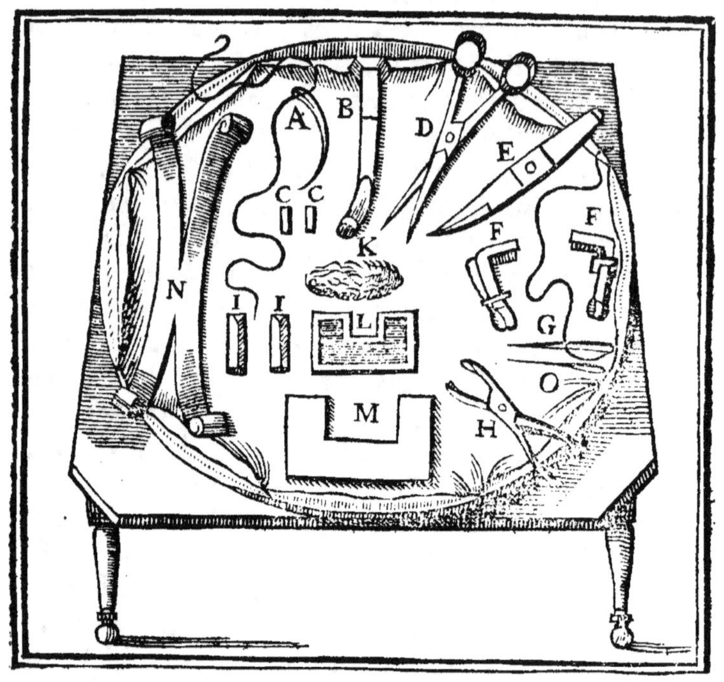

CEtte difformité où la lévre supérieure est fendue, a été appellée par les Grecs *Colovoma*,
dérivé de *holovein*, qui veut dire *tronquer, accourcir*,
& par les Latins *mutilatio*, en François *mutilation*;
ce mot convient également aux oreilles & aux narines, lorsqu'il y manque quelque chose; mais quand
le défaut est à la lévre seulement, on lui a donné le
nom de bec de liévre, par ressemblance aux liévres
qui ont la lévre fendue de cette façon.

    Les lévres peuvent être fendues de deux manie-
res, je veux dire par accident, comme par un coup,
par une chûte, ou par une plaie reçue en cette partie, ou naturellement lorsqu'on apporte une telle
difformité en venant au monde.

    Il se fait très-souvent des plaies aux lévres, parce
que les dents qui sont au-dessous étant des corps

De l'opéra-<br>tion du bec<br>de liévre.

Cause et<br>mal.

P p iij

durs & affermis dans leur place, en laissant entr'elles quelque enfoncement, ne peuvent gueres résister à l'effort d'un coup un peu rude, appliqué contre les lévres qui sont d'une consistance assez molle, sans les obliger de se fendre, comme si on les avoit coupées avec un couteau. Ces plaies ne se guérissent que par suture, à cause du mouvement que les lévres ne peuvent pas se dispenser de faire en parlant, ou en prenant de la nourriture, & il les faudra coudre au plutôt, parce que la plaie d'une partie aussi tendre s'augmenteroit de plus en plus par ce mouvement. Quand on fait la suture immédiatement après le coup reçu, on peut se passer de l'enfilée, ou de l'entortillée, qui incommode à raison des aiguilles qu'on laisse dans la plaie ; il suffira de pratiquer l'entrecoupée en la maniere suivante. On prendra l'aiguille coubre enfilée, marquée A. & avec le secours de la cannulle B. on la passera de dehors en dedans, puis de dedans en dehors, prenant assez de la chair pour affermir la suture, & la rendre stable ; on nouera les deux bouts du fil sur une de ces deux petites compresses CC. à côté de la plaie, & on fera deux ou trois points, selon la longueur de la plaie, coupant à chacun les fils au-delà des nœuds, & couvrant le tout d'un petit plumaceau chargé d'un baume agglutinant, avec une emplâtre & une compresse qu'on assurera par un bandage incarnatif.

*Comment on recoud la lèvre.*

Quand la mutilation est naturelle, l'enfant étant né la lévre fendue, comme celle d'un liévre, ou qu'elle aura été causée par une plaie faite à la campagne, où on aura négligé de réunir & de coudre les parties séparées, qui dans la suite se feront cicatrisées loin l'une de l'autre, le Chirurgien n'y pourra rémédier, qu'en se servant de la suture entortillée, parce qu'en pareil cas, y ayant toujours manqué de matiere, soit que la nature n'y ait pas pourvu, soit que la cicatrisation ait tellement endurci les bords de la plaie, qu'on ait été obligé d'en couper pour les rafraîchir, & leur donner moyen de pouffer & de fe recoller, fi on ne laiffoit pas les aiguilles, il feroit impoffible de tenir la plaie fujette, & fes bords fe récarteroient au moindre mouvement. Voici donc ce qu'il faut pratiquer, foit avant, foit durant, foit après l'opération.

Avant l'opération, on examinera la conftitution du bec de liévre ; car fi les deux bords étoient tellement éloignés l'un de l'autre, qu'on crût ne pouvoir pas les rapprocher, il n'y faudroit point faire d'opération : on aura encore égard à l'âge de l'enfant, pour ne la point mettre en ufage qu'il n'ait cinq ou fix ans ; car un enfant à la mammelle, ou qui crie fort fouvent, n'eft point en état de fubir cette opération qui demande du repos ; il faut qu'il foit dans un âge où il puiffe réfléchir, & être fenfible au malheur d'avoir cette incommodité, & que la connoiffant, il en fouhaite la guérifon, & fe réfolve à tout endurer pour y parvenir. Quand même le Chirurgien voudroit l'entreprendre avant ce tems-là, il n'y pourroit pas réuffir, vu que les lévres de l'enfant ne font pas affez épaiffes ni affez folides pour foutenir les aiguilles qui font néceffaires dans cette occafion. Mais fi l'âge du fujet & l'efpece de la mutilation permettent la réunion des parties féparées, il faudra difpofer l'appareil tel que vous le voyez fur la planche XXXIX. & enfuite fituer le malade dans une chaife tournée au jour, penchée en arriere, deforte néanmoins que le fang ne lui tombe pas dans la bouche : on lui appuyera bien la tête, & il y aura par derriere un ferviteur, qui appliquant fes deux mains fur les deux joues du bleffé, fera avancer les deux bords de la plaie, l'un vers l'autre, pour en faciliter la future.

De la cure de ce mal, quand il vient ne nature, ou qu'il a vieilli.

Durant l'opération, la premiere chofe que le Chirurgien doit faire, c'eft de voir fi la lévre n'eft point adhérente à la gencive ; car fi elle y tenoit

Obfervation d'ufage.

par quelque endroit, il faudroit d'abord l'en séparer avec le bistouri E. prenant garde de n'anticiper, ni sur la gencive, parce qu'on découvriroit l'os de la mâchoire, ni sur la lévre, parce qu'en la rendant ainsi plus mince, la réunion s'en feroit plus diffi- cilement. Après qu'on aura pris cette précaution, on pincera avec ces deux pincettes F F. les deux bords de la plaie du bec de liévre, de maniere que ce qu'on voudra retrancher de ces bords passe au-delà des pincettes, qu'on serrera en poussant à cha- cune leur anneau vers l'extrémité supérieure (*a*), puis on coupera avec les ciseaux D. ou bien avec le bistouri E. selon qu'on le trouvera plus com- mode, ces mêmes bords, pour en faire une plaie récente, rafraîchissant l'ancienne jusques dans son fond ; car s'il restoit de la vieille cicatrice, la réu- nion ne s'en pourroit pas faire. Les pincettes étant ôtées, on laissera un peu saigner la plaie, puis l'ayant essuyée, on prendra une de ces aiguilles droites & rondes GG. dont on traversera les lévres de la plaie soutenues par la cannule courbe B. (*b*). A la seconde aiguille qu'on passe, est attaché un fil qu'on tourne autour des deux aiguilles, & qu'on fait croiser de l'une à l'autre, formant dans le mi-

(*a*) Les pincettes sont absolument inutiles pour cette opérations ; elles meurtrissent & contondent les lévres en les serrant, c'est pourquoi l'on ne s'en sert plus. Le Chi- rurgien prend avec le pouce & le doigt indice, & coupe d'un seul coup, avec de bons ciseaux, les deux bords de la division l'un après l'autre, desorte que la plaie fasse un angle fort aigu. Si le bec de liévre est de naissance, il faut emporter un peu des fibres charnues du muscle orbi- culaire, pour procurer plus sûrement la réunion. L'artere qui entoure les lévres fournit du sang ; mais lorsqu'on a rapproché les bords de la division, l'hémorragie cesse aussi tôt pour l'ordinaire.

(*b*) Au lieu d'aiguille, on se sert d'une espece d'é- pingle, dont la tête est en forme d'olive, afin qu'on la puisse pousser plus aisément, & la pointe en forme de langue de serpent, afin qu'elle entre plus facilement, &

lieu une croix de Saint André , & applatiffant les bords de la plaie , par ce moyen on les approche l'un de l'autre. On paffe la premiere aiguille tout proche de l'extrémité inférieure de la plaie , afin de ne pas laiffer à cette même extrémité un bout de bec de liévre plus long que l'autre ; & la feconde aiguille fe placè entre la premiere & le nez. Le Application des aiguilles. fil bien entortillé & arrêté , on coupe les pointes des aiguilles , fi elle font trop longues , avec les tenailles incifives H. & on met deux petites com-preffes plattes I I. tant fous les têtes que fur les pointes des mêmes aiguilles , afin que la peau n'en foit point offenfée par le bandage qui doit appuyer & contenir le tout fermement dans cet état.

Après l'opération , il s'agit de panfer la plaie Du panfe-ment. d'une maniere qui réponde à l'intention du Chirur-gien. Si on a été obligé de défunir la lévre d'avec la gencive , on fourera un petit linge entre ces deux parties , afin qu'elles ne fe reprennent pas enfemble; on met fur la plaie le plumaceau K. couvert de baume blanc du Pérou , puis l'emplâtre L. coupée & échancrée pour s'accommoder à la partie , & par deffus la compreffe M. de même figure , & enfin le bandage N. à quatre chefs , & lorfqu'il eft pofé , on l'appelle la fronde , parce qu'il en a la figure ; on Comment on fait le ban-dage. applique fur la plaie le milieu de la bande , dont on prend les deux chefs fupérieurs , qui paffant direc-tement fur les oreilles , vont faire le circulaire au-tour de la tête , & prenant enfuite les deux infé-rieurs , on en fait reployer le milieu fous la lévre , pour les conduire en montant par-deffus la temple & les attacher au bonnet. Ayant mis la malade dans

qu'elle faffe une ouverture plus large. Cette épingle eft d'or , d'argent , ou d'acier. Quand elle eft d'or , elle a deux avantages ; elle eft plus flexible , & n'eft point fujette à la rouille. Il eft inutile d'en couper la pointe lorfqu'elle eft entrée , la petite compreffe empêche que cette pointe ne pique la peau.

son lit, on lui fait garder un très-grand repos, & on lui donne ses bouillons & sa boisson avec un biberon, pour le dispenser de remuer les lévres que le moins qu'il est possible (a).

(a) On comprend encore sous le nom de bec de liévre de naissance, certaine difformité singuliere de la lévre supérieure, telle que celle de l'enfant dont il est fait mention dans le Mercure du mois d'Août 1734 *. La lévre supérieure étoit fendue & divisée depuis l'une des aîles du nez jusqu'à l'autre, l'os maxillaire, le palais & la cloison charnue étoient aussi partagés en deux ; un petit bouton de chair, qui paroissoit être une portion de la lévre, couvroit en partie une petit éminence formée par une portion de l'os maxillaire attachée à la cloison du nez, & par les deux dents incisives enchassées dans cette partie de l'os maxillaire.

* V. l'extrait d'un Mémoire que j'ai lu à la Séance publique de l'Académ. de Chirurgie.

Pour corriger ces especes de difformités, on coupe avec des tenailles incisives la partie de l'os maxillaire qui est dans l'intervalle de la division, en cas qu'elle forme une saillie : car si elle est à peu-près au niveau du reste des os maxillaires, on n'y touche pas. On donne deux coups de ciseaux au bouton de chair, l'un à droite & l'autre à gauche, pour en former un angle. On coupe les bors de la lévre divisée pour en faire une plaie, & on rapproche les deux parties. Le bouton dont on a fait un angle, remplit l'intervalle que les deux parties rapprochées laissent entr'elles du côté du nez, dont les aîles empêchent qu'elles ne se réunissent par en haut. On passe les aiguilles ou les épingles de l'un à l'autre côté de la lévre, en traversant le bouton de chair, on les entoure de fil comme à l'ordinaire. Le bandage qu'on applique ensuite, doit tendre à maintenir la lévre, & empêcher que les aiguilles qui ne résistent que dans deux points, ne déchirent les parties.

La suture entortillée dont on se sert pour corriger la difformité du bec de liévre, se pratique encore pour réunir la plaie qu'on fait à une des lévres, quand on en extirpe certaines tumeurs dures, squirreuses, & souvent carcinomateuses, qu'on appelle boutous chancreux.

Pour faire cette opération, on tire un peu la tumeur avec le pouce & le doigt index de la main gauche ; on coupe avec des ciseaux la lévre d'un côté de la tumeur, & ensuite de l'autre, de maniere que toute la tumeur

Le deuxiéme ou le troisiéme jour on releve l'appareil : si le fil étoit trop serré, on le relâcheroit un
peu, & s'il étoit trop lâche, on le resserreroit ; on
mettroit encore sur la plaie le même plumaceau
couvert de baume blanc, & on auroit soin de changer tous les jours le petit linge insinué entre la lévre
& la gencive : on continueroit le même pansement
jusqu'au neuviéme on au dixiéme jour de l'opération ; c'est le terme ordinaire pour ôter les aiguilles.
Alors on détortille doucement le fil, & on le tire
adroitement, appuyant les doigts sur les lévres de
la plaie, pour éviter le récartement : on ne met

Moyen de finir la cure.

soit emportée, & que la plaie forme un angle le plus
aigu qu'il est possible. On fait ensuite, comme on vient
de le dire, la suture entortillée, par le moyen de laquelle la plaie se réunit. Si l'on a fait l'opération à la lévre inférieure, il faut mettre entre les gencives & la plaie
une petite éponge, pour empêcher la salive de passer au
travers de la plaie, & d'y former une petite fistule. Lorsque la tumeur occupe presque toute l'étendue de la lévre, on est obligé de faire une très-grande déperdition
de substance. Il faut alors employer non-seulement la
suture entortillée, mais encore la suture agglutinative &
le bandage unissant, pour soutenir le grand effort que
les parties qui tendent toujours à s'écarter, font sur les
aiguilles.

On pratique encore la suture entortillée aux plaies
du canal salivaire. Quand la plaie est récente, il suffit
d'en rapprocher les bords, pour procurer la réunion du
canal divisé. Sans cette précaution, la liqueur dont le
cours est interrompu, s'épancheroit continuellement
sur la joue, & la plaie deviendroit fistuleuse. Il faudroit faire alors à l'intérieure de la joue, vis-à-vis de
la fistule, une ouverture, ou fistule artificielle, par où
la salive puisse prendre son cours dans la bouche : on
se sert pour cela d'un instrument tranchant, ou d'un cautere actuel, tel que celui qui est en usage pour l'opération de la fistule lacrymale. On coupe ensuite les callosi-
tés de la fistule extérieure, ou on les détruit avec un con-
somptif, pour faire une plaie nouvelle que l'on puisse
réunir par le moyen de la suture entortillée.

plus fur la plaie qu'une petite emplâtre de diacalciteos pour la déffecher, & on ufe de ce remede jufqu'à ce qu'elle foit entiérement cicatrifée. Pardeffus l'emplâtre on met le bandage incarnatif & uniffant, qui fert beaucoup fur la fin de la guérifon.

Thevenin nous propofe deux chofes qui regardent cette opération. La premier, c'eft que quand il y a une déperdition de fubftance qui éloigne trop les bords les uns des autres, on faffe deux incifions longitudinales à la peau en forme de croiffant aux deux côtés du bec de liévre, pour lui permettre de s'alonger davantage : mais cet expédient n'eft point convenable, puifque ces deux nouvelles plaies ne feroient qu'augmenter le nombre de cicatrices avec celle du milieu. Le fecond avis que cet Auteur nous donne qui tend à épargner aux perfonnes délicates & craintives la douleur de l'incifion, c'eft de garnir d'une compreffe le deffous de la lévre, & de toucher la peau de l'entre deux de la plaie avec un pinceau mouillé dans l'huile d'Antimoine ou dans du cautere fondu qui ulcere & emporte cette peau qu'on ôtera, & l'efcarre étant tombé, on paffera les aiguilles & on entortillera le fil comme nous avons dit. Ce moyen fe peut pratiquer ; mais l'incifion eft plus fûre & plus prompte.

La femme d'un Officier du Roi étant accouchée à Verfailles dans notre grand Commun, m'envoya chercher auffitôt pour voir fon enfant qui étoit né avec un bec de liévre. Je m'informai d'elle fi elle avoit vû avec application quelque liévre pendant fa groffeffe, & elle me dit que dans le commencement on lui en avoit fait préfent d'un qu'on pendit à fa fenêtre, & qu'elle eût durant quelque-tems la vû attachée fur ce liévre. Je lui confeillai de mettre cet enfant en nourrice, parce

qu'il n'étoit pas dans un âge à soutenir l'opération,
qu'il falloit attendre qu'il eût quatre ou cinq ans,
& qu'alors on lui feroit ce qui seroit nécessaire ;
mais il mourut à trois ans. Je la pratiquai à un
autre enfant de Versailles que j'avois fait attendre
jusqu'à cet âge ; je l'en guéris, & il ne lui est demeuré qu'une légere cicatrice très-peu difforme.

## FIG. XL. POUR LES GENCIVES ET LES DENTS.

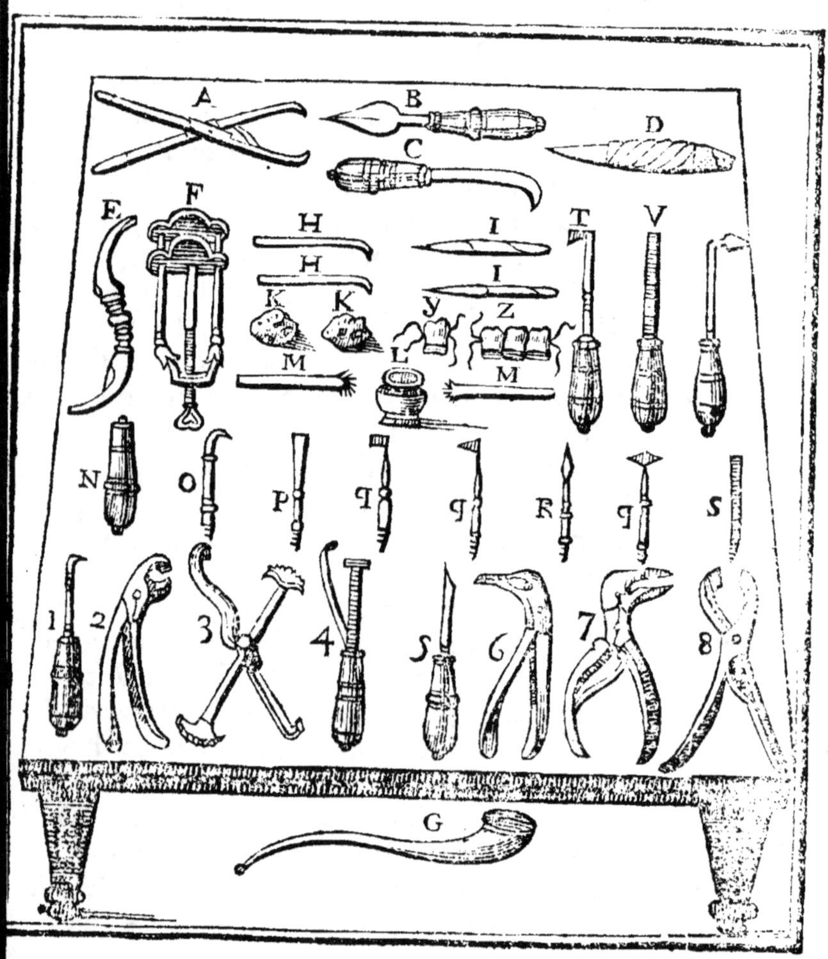

**D**Eux maladies qui arrivent aux Gencives ont besoin de l'opération mutuelle pour être guéries ; la premiere de ces incommodités s'appelle *époulis*, & l'autre *paroulis*.

*Epoulis* est un mot grec dérivé de *epi*, qui veut dire dehors, & de *ouli*, qui signifie gencive, parce que c'est une excroissance de chair qui sort de la gencive, & qui procede d'une excoriation ou ulcere survenue en cette partie ; ces chairs sont ou molles & blanchâtres, tenant de la nature du polype ; ou bien elles sont dures & rougeâtres ; participant de la nature du squirre ou du cancer : les premieres résultent d'un sang pituiteux & phelgmatique & sont sans douleur, les autres qui sont engendrées d'un sang noir & mélancolique sont toujours douloureuses.



L'opération est absolument nécessaire pour emporter ces excroissances, car on ne peut pas se servir de caustique dans la bouche, ni les consumer avec des onguens, ni les brûler avec le cautere actuel. Il faudra donc prendre d'une main cette chair avec une pincette A. pour la tenir ferme, pendant que de l'autre main avec un scalpel B. on la coupera le plus près de la gencive que faire se pourra, sans néanmoins découvrir l'os de la mâchoire. Cet instrument C. tranchant & courbe est très-commode pour couper ces chairs. Il y a des Auteurs qui conseillent d'approcher de l'endroit où on vient de couper l'excroissance, un bouton de feu dont l'ardeur soit capable



de dessecher les racines de ce mal ; mais il suffit de rincer la bouche avec du vin tiéde, & de tenir sur la plaie un petit linge trempé dans du vin miellé. Si les racines commençoient à repousser de la chair, on les toucheroit avec le vitriol, ou la pierre infernale, autant de fois qu'on le jugeroit à propos, & ensuite on travailleroit à cicatriser la plaie.

*Paroulis* vient de *para* proche , & d'*ouli* gencive. Du Paroulis.
Cette maladie eſt une inflammation des gencives ,
laquelle tend ſouvent à la ſuppuration, elle eſt preſque toujours cauſée par une dent gâtée , qui par les
irritations douloureuſes qu'elle fait détermine l'humeur à fluer ſur cette partie où les liqueurs ramaſ-
ſées ſe cuiſent aiſément & abſcedent tant par la chaleur humide de la bouche , que par la rareté & la
délicateſſe des fibres de la gencive. Ces fluxions Remedes.
enflent la joue & les levres , & font beaucoup de
douleur avant que d'abſcéder : on favoriſe cette
coction en faiſant tenir dans la bouche du lait tiéde , & en mettant ſur la gencive la motié d'une fi-
gue graſſe rôtie ſur des charbons. Auſſitôt qu'avec le
doit on y ſentira de la fluctuation , il faudra ouvrir de crainte que la matiere par ſon ſéjour n'altere
l'os de la mâchoire.

On prend une lancette à ſaigner D. qu'on entor- Manuel de
tille d'une bandelette afin de la tenir plus ferme l'opération.
dans le manche , & le Chirurgien l'ayant miſe à ſa
bouche , il écarte avec les deux mains les lévres pour
reconnoître l'endroit de la tumeur , ſituée très-ſouvent proche les dents molaires entre la gencive &
le dedans de la joue ; puis il prend de ſa main droite
la lancette , qu'il plonge dans le milieu de la petite
éminence qui fait la matiere contenue qu'on voit
ſortir en retirant cet inſtrument : on preſſe un peu
la tumeur pour la faire vuider , & on donne de vin
tiéde au malade pour rincer ſa bouche , ce qu'il continue de faire de tems en tems pendant deux ou
trois jours.

Quand ces petits abſcès viennent aux gencives Cure de ces
ſupérieures, ils ſe guériſſent mieux, puiſque la plaie maux ſituées à
qu'on y fait donne lieu à la matiere morbifique de la gencive ſu-
ſe vuider par ſon propre poids ; & à meſure qu'il périeure.
s'en forme de nouvelle , enſorte qu'elle ne peut y
cauſer aucun déſorde. Mais quand ils ſont aux
gencives inferieures, la ſanie y reſte-comme dans un

sac, & par son séjour elle peut corrompre l'os de la mâchoir d'en bas, comme je l'ai vû arriver plusieurs fois, ce qu'on évitera en ouvrant l'abscès de bonne heure, le pressant souvent dans la suite, poussant le pus de bas en haut pour le faire sortir par l'ouverture, & mettant par dehors sur le vuide de l'abscès une compresse & un bandage qui resserant cet endroit enpêche la matiere de s'y accumuler. Que si malgré toutes ces précautions l'os se trouvoit découvert & alteré, en auroit de la peine à en procurer l'exfoliation autrement que par le beuton de feu, dont il ne faut pourtant se servir qu'après que les autres moyens ont échoués contre cet os qui passe pour un des plus durs de tout le corps.

De ce qui se pratique aux dents.

LEs dents seules font aujourd'hui toute l'occupation de beaucoup de personnes qu'on appelle des Opérateurs pour les dents. Il faut convenir que ces MM. qui n'ont pour objet de leur travail que ces seules parties, peuvent exceller dans cet art plûtôt que le Chirurgien dont la science est d'une étendue infinie; il ne faut pas toutefois qu'il néglige cette partie de la Chirurgie, sur laquelle il doit sçavoir qu'on met en usage sept sortes d'opérations.

Sept opérations sur les dents.

La premiere est d'ouvrir ou d'écarter les dents quand elles font trop serrées : la deuxiéme, de les nettoyer quand elles font sales; la troisiéme, d'empêcher qu'elles ne se gâtent; la quatriéme, de boucher les trous qui s'y font faits; la cinquiéme, de les limer quand elles font trop longues & inégales; la sixiéme, de les arracher quand elles font gâtées; & la septiéme d'en substituer d'arcificielles à la place des naturelles.

Du resserrement des dents.

QUelquefois les dents se serrent tellement les unes contre les autres, qu'il est impossible de les ouvrir pour prendre de la nourriture. Cet accident

dent peut succéder, soit à une plaie, soit à un abscès des parotides dont on aura laissé former la cicatrice, sans avoir ajusté un petit baillon entre les dents supérieures & les inférieures, pour les tenir suffisamment éloignées les unes des autres : l'obstination d'un enfant mélancolique qui ne voudra pas ouvrir la bouche, & la convulsion des muscles qui servent à abbaisser & à relever la mâchoire inférieure, pourront encore être les causes de ce déreglement, auquel le Chirurgien s'efforcera de remédier, en fourrant entre les dents l'élévatoire E. avec lequel il tâchera de séparer les supérieures des inférieures, pour mettre dans l'espace que l'élévation aura fait entr'elles, cet autre instrument F. qui étant une fois placé, forcera les deux mâchoires à s'ouvrir, & à s'écarter l'une de l'autre, quand on viendra à tourner la vis engagée le long du milieu de cette machine : il faudra tourner doucement, de peur de faire trop de violence à ces parties. Les dents étant ouvertes, on donne des alimens au malade, & en ôtant d'entre les dents cette espece de dilatatoire, on introduit à sa place un baillon qu'on y laisse, afin qu'elles ne se remettent pas dans l'état où elles étoient avant l'opération. S'il étoit impossible de desserrer les dents, il en faudroit casser quelqu'une au malade, pour y faire entrer le bout de ce cornet G. par l'interposition duquel on donneroit de la nourriture, & on empêche ainsi que le malade ne périsse par la faim, ou bien on tâcheroit de faire entrer du bouillon par les narines ; d'autres conseillent de donner des lavemens nutritifs. En 1702, des blessés que nous eûmes à la canonade de Nimégue, & qui furent portés à Cléves, il y en eu sept ou huit à qui, par des mouvemens convulsifs, les dents se resserrerent tellement, que nous ne pûmes les ouvrir à quelques-uns, & ceux-là moururent ; il y en eut deux ou trois à qui on mit un baillon entre les dents

Q q

après les avoir ouvertes, & ces derniers guérirent.

L A seconde opération des dents consiste dans leurs propreté ; il est si ordinaire de se les netoyer soi-même, qu'il semble que cela ne mérite pas une application particuliere du Chirurgien ; il est vrai que tout le monde est dans l'usage de se les écurer après le repas avec un cure-dent HH. ou une plume II. & même la propreté engage à n'y pas manquer, parce qu'il reste entre les dents des parcelles de viandes qui s'y corromproient, & rendroient la bouche puante. On doit encore se laver la bouche tous les matins, & avec une de ces petites éponges KK. se frotter les dents, pour ôter un limon qui s'amasse dessus, & pour se les conserver dans leur blancheur naturelle ; mais quelque soin qu'on se donne, il ne laisse pas de se former proche les gencives de petites croûtes qui rendent les dents jaunes, & en dedans, il se produit des écailles si dures, qu'il faut employer de forts outils pour les détacher de la dent ; c'est pourquoi ceux qui sont curieux de leur bouche, ont recours de tems en tems à ceux qui sont dans la pratique journaliere de les nettoyer.

> Obligation de se nettoyer la bouche.

L'adresse n'est pas moins requise ici, que dans beaucoup d'autres opérations ; ceux qui ont la bouche délicates, & particuliérement les Dames, ne sçauroient souffrir qu'on y aille avec rudesse ; elles veulent des manieres douces, & de la propreté ; c'est pour cela que la main gauche avec laquelle on leur baisse la lévre inférieure, ou on leur leve la supérieure, doit être envolloppée d'un linge fin & blanc : si l'instrument dont on se sert est de fer, il faut aussi le couvrir d'un linge pour la propreté. Ensuite l'Opérateur ayant placé la personne, la face tournée au jour, & arrangé sur un siége, ce qui lui est nécessaire, il se met un peu à côté de cette personne assise, & ayant posé un genou en

> Maniere d'opérer ici.

terre pour travailler plus commodément, il parcourt toutes les dents les unes après les autres, & il emploie alternativement divers instrumens, selon le dessein qu'il a, évitant, autant qu'il peut, de faire saigner les gencives. Quand il croit avoir enlevé toutes les croûtes & toutes les écailles ; il se sert d'un opiate L. dont il frotte les gencives avec une de ces racines de guimauves MM. préparées & ébarbées par le bout, il faut incontinent laver la bouche plusieurs fois avec de l'eau, & alors l'ouvrage est fini. C'est la coutume de ces Messieurs, que de faire présent d'une racine & du petit pot d'opiate à ceux qui ont l'honneteté de les bien payer.

Les instrumens propres à nettoyer les dents, se renferment tous dans un étui, parce qu'ils sont petits ; & comme il y en a beaucoup, on les monte à vis sur un même manche N. à mesure qu'on a besoin de s'en servir ; il y en a de plusieurs figures, les uns sont faits comme un déchaussoir O. pour aller entre les dents, les autres comme un ciseau P. les autres comme des rugines q. q. q. le quatrieme ressemble à un burin R. & d'autres à une lime S. ils sont ordinairement d'acier, mais ceux dont on se sert pour le Roi & pour les Princes, sont d'or, & s'il y avoit encore un métal plus précieux, on l'employeroit à leur service, parce qu'ils récompensent magnifiquement.

Des instrumens qu'on y emploie.

LA troisieme opération des dents consistent dans leur conservation, & ce n'est pas une petite affaire que d'entreprendre de les conserver toujours saines, & d'y réussir. L'Opérateur qui seroit assez téméraire pour le promettre, auroit souvent de la peine à tenir sa parole. Il coule le long des filamens qui sont à la racine de la dent, une sérosité corrosive comme de l'eau-forte qui la mine peu à peu, & qui ne la quitte quelquefois point, qu'elle ne

Les dents se corrompent aisément.

l'ait fait tomber par morceaux. Si on pouvoit faire prendre une autre route à cette férofité, les dents fe conferveroient toute la vie. Tout ce qu'on peut faire, c'eft d'empêcher quand elles commencent à fe gâter, que la carie n'augmente, & ne faffe pas davantage de progrès. Si la carie eft apparente, on la ratiffe avec la rugine T. & fi elle eft entre deux dents, on y paffe la lime V. pour effacer la noirceur. Si le trou eft dans la tablette des dents, on la cautérife avec de l'huile de foufre ou de vitriol, dont on porte une petite goutte dans la dent gâtée, avec un de ces petits pinceaux dont on fe fert pour la mignature, & fi la carie augmentoit, on effayeroit de l'arrêter, en la cautérifant avec ce petit cautere actuel X. qu'on aura chauffé, & avec lequel on toucheroit toute la cavité de la dent; & enfin fi la dent fe gâte de plus en plus, & que la douleur devienne infupportable, il n'y a point d'autre remede que de l'arracher.

*Diverfes pratiques contre cette corruption.*

**L**A quatriéme opération qui fe pratique aux dents, c'eft de boucher les trous qui s'y font. Il arrive fréquemment que par un dépôt de férofités fur une dent, elle fe perce, & que le trou ceffe d'augmenter, après que la fluxion eft paffée. Quoique la plupart de ces trous ne foient point douloureux, ils font tous néanmoins très-incommodes, parce que toutes les fois qu'on mange, ils s'empliffent d'alimens qu'il faut ôter après qu'on a mangé, & il eft mal-aifé d'en venir à bout, quand ils font fitués dans des endroits où on ne peut atteindre avec les inftrumens ordinaires. Il y a des gens qui ne fçauroient boire frais, parce que fi quelque goutte de la boiffon venoit à entrer dans la cavité de la dent, elle leur cauferoit de la douleur, jufqu'à les faire crier; ceux-là fe trouvent privés du plaifir de boire à la glace. Il y en a d'autres à qui les dents cariées rendent la bouche mau-

*Ce qui fait les trous des dents.*

*Leur incommodité.*

vaise, & qui sont obligés de mâcher un peu
d'anis ou de canelle, pour corriger ce vice qui n'est
pas petit, puisqu'ils ne peuvent parler de près à
quelqu'un, qu'il n'en soit frappé. Pour remédier à
toutes ces incommodités, on cherchera le moyen de
boucher le trou de la dent; quelques-uns prétendent qu'il peut se remplir avec des feuilles d'or ou
d'argent; mais ces feuilles étant sujettes à se rompre, ne peuvent pas y rester long-tems : on doit
plutôt y employer un petit morceau d'or ou d'argent battu, auquel on aura donné la figure du trou
où il doit être niché. Il y en a qui préferent le
plomb, parce qu'étant plus maniable, on le fait
entrer, & on en remplit la cavité plus aisément
qu'avec aucun autre métal, n'altérant pas plus la
partie que feroit l'or même. D'autres, sans se donner tant de peine, bouchent ces ouvertures avec de
la cire, qui leur procure le même avantage, puisqu'elle empêche l'aliment & la boisson d'y entrer,
& de creuser plus avant.

Moyen de les boucher.

LA cinquieme opération qui concerne les dents,
c'est de les limer, ce qui se pratique en trois
occations différentes; sçavoir, pour les séparer
quand elles avancent les unes sur les autres, pour
les mettre de niveau quand il y en a qui sont trop
longues, pour les égaliser & les polir quand elles
ont des pointes, soit en dedans qui blessent la
langue, soit en dehors qui piquent les joues. On
se sert pour tout cela de la petite lime V. emmanchée, afin de la tenir avec plus de fermeté; elle
doit être douce, pour ne point ébranler la dent, &
quoiqu'on n'avance pas si vîte qu'avec une lime
rude, il vaut mieux cependant employer plus de
tems, il faut que l'Opérateur appuie avec un ou
deux de ses doigts, la dent sur laquelle il travaille,
de crainte qu'elle ne se casse, & n'éclate en la li-
mant. Quand il s'agit de séparer les dents de de-

Trois occa-
sions de limer
les dents.

Maniere de li
met une dent

vant, il obfervera de n'en pas limer une plus que l'autre, afin que les efpaces qu'il fait entr'elles foient tous égaux. Il eft inutile de limer une dent trop longue, quand celle qui lui eft oppofée manque, à moins qu'on ne veuille recommencer de tems en tems, parce qu'elle repouffera toujours, étant certain que les dents croiffent, pour réparer ce qui s'en afe en fe frottant les unes contre les autres par la maftication, ce que l'expérience fait voir en ceux à qui il eft tombé une dent; car celle contre laquelle elle devoit appuyer, devient plus longue, & entre dans l'efpace que la dent perdue a laiffé. Les dents molaires ont quelquefois des pointes, foit que leur fubftance refte encore faine & entiere, ou foit qu'elles viennent à fe gâter, ou qu'il s'en foit détaché quelque éclat. Lorfque ces avances piquent, ou la joue, ou la langue, il les faut limer pour ôter toutes les âpretés, & c'eft ce qu'on doit exécuter avec la douceur & le ménagement ordinaire à ceux qui font fort employés dans ces excercices (a).

De l'extraction des dent.

LA fixiéme opération que les dents demandent, confifte à les arracher; elle eft la plus ufitée, & on la voit pratiquer tous les jours. Il eft peu de perfonnes à qui on en arrache quelqu'une; il y a des gens fi impatiens, que dès la moindre douleur ils font fauter leurs dents; mais c'eft une méchante maxime, que de courir fitôt à l'Arracheur de dents. Il arrive plufieurs fois que la douleur ceffe en peu de tems, & qu'on auroit regret qu'il en eût coûté une dent pour une peine paffagere; il ne faut donc venir à cette opération que quand la dent eft tellement gâtée, qu'il n'y a plus moyen de la fauver,

(a) Non-feulement ces âprêtés & ces inégalités des dents piquent la langue & la joue; mais elle font encore quelquefois naître à ces parties des ulceres, qui fe guérrffent dès qu'on a limé les dents.

ou quand la douleur qu'elle excite à la gencive
eſt devenue continuelle & inſupportable : ceux qui
s'en font arracher autant de fois qu'ils y ſentent
de la douleur, ont bientôt démeublé leur bouche,
& il vient un tems qu'ils ont tout le loiſir de s'en
repentir.

Il y a néanmoins cinq ou ſix occaſions où on ne
peut pas ſe diſpenſer de la faire ; premiérement
aux enfans ; lorſque leurs premieres dents, qu'on
appelle dents de lait, ſe diſpoſent à tomber : auſſi-
tôt qu'elles branlent, il ne faut pas différer de les
arracher, ce qui ſe fait avec un brin de fil dont on
entoure la dent, & qu'on tire après l'avoir noué deſſous. Le public croit que plutôt on ôte cette premiere dent, plus celle qui lui ſuccede eſt droite :
cette opinion n'eſt pas trop bien fondée, mais il
ſera toujours bon de l'arracher puiſqu'elle doit
tomber ; car ſi le Chirurgien s'y oppoſoit, & que
la ſeconde dent ne vint pas belle & droite, la mere
lui en attribueroit la faute & ne lui pardonneroit
jamais, tant les femmes ſont prévenues en faveur
des erreurs vulgaires.

Secondement, quand elles vacilent beaucoup
d'elles-mêmes, ſans avoir été ébranlées par quelque
coup, ou par l'effort qu'on aura fait pour caſſer
quelque choſe de trop dur, vu qu'en ces derniers
cas il ne faudroit pas les tirer, mais au contraire,
on eſſayeroit de les raffermir dans leurs alvéoles
avec un vin aſtringent, dont on imbiberoit une petite éponge qu'on tiendroit ſur la gencive, &
qu'on renouvelleroit ſouvent, défendant ſur-tout
de mâcher de ce côté-là où le repos eſt néceſſaire
pour donner le tems à ces parties de s'affermir ;
mais quand la dent branle tellement, qu'il n'y a plus
d'eſpérance de la conſerver, & qu'elle incommode en mangeant, il faut l'ôter, & à cela on n'a
pas beſoin de l'incliner de côté & d'autre, il faut
ſeulement l'élever avec deux doigts, ſans le ſecours

Q q iv

d'aucun inſtrument, principalement aux vieilles gens qui les perdent ainſi toutes les unes après les autres.

*Cas où l'extraction eſt mal-aiſée.*

Troiſiémement, quand elle eſt gâtée juſqu'à un tel point, que la tablette eſt preſque toute rongée ; car ſi on différoit de l'arracher, & qu'on attendît qu'elle fût preſque conſumée, n'y ayant alors plus de priſe pour l'inſtrument, il ſeroit difficile de dégager ſes reſtes ; c'eſt pourquoi il ſera de la prudence de la faire déloger d'un endroit où ſa préſence ne peut qu'incommoder. Pour arracher les dents qui tiennent fortement dans leurs alvéoles, il faut des inſtrumens capables de ſeconder les efforts qu'on doit employer à ces extractions ; tels ſont les daviers & les pélicans que je vais vous montrer.

*La douleur eſt inévitable.*

Quatriémement, quand une dent a été caſſée, & qu'il n'en reſte plus que la racine, ou quand elle a été rongée, & qu'il n'y paroît plus qu'un chicot, c'eſt en de telles rencontres que l'Opérateur doit faire voir ſon habileté ; c'eſt ici ſur tout qu'il ſeroit ridicule de promettre de ne point faire de mal, car il ne peut jamais éviter de cauſer de la douleur, pour avoir un chicot enfoncé, & qui ne donne point de priſe. Mais la plûpart des ces ſortes d'Opérateurs s'embarraſſent peu de confirmer le proverbe : *Il ment comme un Arracheur de dents.* Le Chirurgien doit donc appliquer toute ſon induſtrie pour tirer le reſte de la dent, & il ſe ſervira d'un pouſſoir, ſi le chicot a encore une pointe qui ſurpaſſe la gencive, ou d'une tenaille à bec de corbeau, ou d'une autre que vous allez voir, faite comme un muſeau de chien.

*Dents qui ſe pouſſent en dehors.*

Cinquiémement, quand les dents s'avancent en dehors, il les faut extirper, car une dent qui ſort ainſi de ſon rang, incommode beaucoup celui à qui ce malheur arrive, & elle cauſe une difformité qui choque tous ceux qui le regardent. Si elle n'xccédoit pas notablement les autres dents, on pourroit limer ou couper avec des tenailles incisives ce qui se produiroit de trop ; mais si la tablette qui doit regarder le dedans de la bouche, étoit penchée en dehors, & que la dent sortît, il vaudroit mieux avoir une dent de manque, que d'en laisser voir une qui défigurât la personne, c'est pourquoi il faudra l'arracher avec l'instrument que l'Opérateur jugera le plus commode.

Sixiememenr, quand il vient quelque dent sur- numéraire, car on remarque assez souvent une dent qui pousse à l'une ou à l'autre mâchoire, soit en dehors, soit en dehors, & qui n'est ni du nombres des autres, ni placée comme elles. Il y a des personnes à qui il en naît plusieurs de surabondantes, & à d'autres il en pousse un double rang. Les diseurs de bonne avanture prognostiquent mille bonheurs à ceux à qui cela arrive ; pour moi je les estime malheureux, d'avoir souvent plus de dents qu'ils n'ont de bien à manger, d'être incommodés par ce trop grand nombre de dents, & d'être obligés de souffrir de cruelles douleurs, pour se priver en se les faisant arracher, de cette faveur naturelle dont on les félicitoit. Il vint à Monseigneur le Duc de Berry, à l'âge de huit ans, une surdent, dont il n'avoit pas besoin pour annoncer son bonheur ; car outre qu'il a tous les avantages de la naissance, étant fils du plus grand Roi de l'Univers, il a, dans sa propre personne, tout ce qu'il faut pour rendre un Prince accompli ; desorte que selon les Prophetes d'aujourd'hui, ce qui devoit prédire un heureux avenir dans un autre, fut pour lui un sujet de malheur, puisqu'il fallut la lui arracher, & par conséquent lui faire endurer le tourment qu'il n'étoit pas possible de lui épargner dans une pareille occasion (a).

(a) La carie & le gonflement des os de la mâchoire, les tumeurs, les petits abscès, les ulceres fistuleux qui

*Instrument nécessaire à cette extraction.* On emploie quantité d'instrumens dans cette espece d'opération, parce qu'il en faut de toutes les sortes pour s'en servir suivant les différentes dents qu'on veut arracher, voici ceux dont on ne peut se passer.

*Du Déchaussoir.* 1. Un déchaussoir nommé en Latin *dentiscalpium*, & en Grec *pericaractir*, qui vient de *peri*, autour, & de *charassein*, qui signifie scarifier, ou couper, parce que c'est un instrument avec lequel on sépare la gencive d'autour de la dent qu'on veut tirer & arracher.

*Usage du Davier.* 2. Un Davier, appellé en Latin *denticeps*, ou *denticulum*, c'est une maniere de tenaille, dont le bout qui embrasse la dent est recourbé & fendu en fourchette, pour la tenir avec plus de fermeté. Il peut servir aux dents de la mâchoire supérieure, aussi bien qu'à celles de l'inférieure, & c'est un intrument des plus ancien de la Chirurgie, duquel on s'est servi de tout tems.

*Du Pélican.* 3. Un Pélican, appellé par les Latins *policampus*, parce qu'il ressemble au bec d'un Pélican, & par les Grecs *odontagra*, dérivé de *odons* dent, & de *agrevein* arracher, parce qu'étant un instrument à plusieurs branches montées par le moyen d'une vis sur un même montant, il est propre à arracher les dents : les deux bouts du montant sont un peu circulaires, afin qu'ils appuient mieux sur la racine de la dent gâtée, & des deux branches, il y en a une droite, & l'autre coudée, ayant l'une & l'autre leur usage particulier dans les différentes circonstances.

*De l'élevatoire, nouvel instrument.* 4. Une espece d'élévatoire fait en levier, dont une extrémité est plate pour appuyer sur la gen-

surviennent aux environs, & les douleurs de tête, sont quelquefois occasionnés par quelque dent gâtée, ou par quelque racine de dent, qu'il suffit ordinairement d'arracher pour guérir ces maladies ; c'est pourquoi il ne faut pas employer des remedes avant d'avoir examiné les dents.

cive au bas de la dent, & l'autre eſt coudée comme une des branches du Pélican, pour accrocher la dent. Il y a un gros manche, ſur lequel les deux branches ſont montées. Quand une des dents d'en-bas eſt priſe par cet inſtrument, on n'a qu'à baiſſer le manche pour la tirer de ſa place, c'eſt le plus commode de tous ; il a été inventé depuis peu, & je n'ai encore vu perſonne s'en ſervir que M. Du-bois, qui avoit ſoin des dents du Roi.

5. Un pouſſoir que les Latins appelle *impul-ſorium*, c'eſt un inſtrument, dont le bout eſt fendu en pied de biche, il y a un manche pour être bien empoigné ; il ſert aux dents inciſives & canines qui n'ont qu'une racine pour les pouſſer hors de leur alvéole, & aux chicots quand il peut y avoir priſe. Utilité du pouſſoir.

6. Un tire-racine de dent décrit par Guillemeau, & appellé en Grec *riſagra*, & du commun *riſa-gran*, de deux mots qui ſignifient enſemble déraci-ner, c'eſt une eſpece de tenaille, dont les bouts ſont preſque pointus pour entrer dans l'alvéole & pin-cer le reſte d'une racine qui y eſt demeurée. Cet inſtrument eſt fort néceſſaire aux Arracheurs de dents. Propriété du riſagran.

7. Une tenaille appellée *bec de corbeau*, à cauſe de ſa figure, elle ſert pour extirper les chicots & en couper les extrémités quand elles ſont trop pointues. Uſage de deux tenailles

8. Une paire de tenailles inciſives avec leſquelles on coupe de la tablette ce qui pouſſe en dehors, & qui excede la grandeur ordinaire des dents.

Il ne ſuffit pas de connoître ces inſtrumens, il faut s'en ſervir à propos, & avec dextérité. On fait aſſeoir à terre, ſur un carreau ſeulement, celui à qui on veut arracher une dent. L'Opérateur ſe met derriere lui, & ayant engagé ſa tête entre ſes deux cuiſſes, il la lui fait un peu hauſſer ; la bouche du patient étant ouverte, il y remarque la dent gâtée, afin de ne pas prendre l'une pour l'autre, puis avec Situation du patient. Manuel de l'opération,

Ce qu'on pratique après l'opération.

le déchaussoir, il sépare la gencive de cette dent qu'il empoigne ensuite avec l'instrument qui lui aura semblé le plus convenable, auquel il fait faire la bascule pour extraire cette dent. Quand on ne l'a pas manquée, le malade en se penchant crache sa dent avec le sang qui sort de la gencive, & dont on laisse couler quelque cuillerée avant que de gargariser la bouche avec de l'oxycrat. On pince avec deux doigts la gencive d'où la dent est sortie, afin d'en rapprocher les parties écartées, & on continue d'user d'oxycrat ou de vin tiede pendant la journée (a).

Cette opération ne consiste que dans un effort qu'il faut que le poignet fasse pour emporter la dent : on redouble même cet effort quand la dent résiste, & on ne quitte point prise qu'elle ne soit arrachée ; c'est pour cela que les Chirurgiens qui sont dans la pratique de beaucoup saigner, & qui veulent toujours avoir la main ferme & legere, ne doivent jamais arracher de dents, de crainte que les efforts qu'il faut faire ne leur rendent la main tremblante : on laissera donc cet emploi aux Opérateurs qui en font un exercice journalier, & qui n'ont point d'autre métier pour gagner leur vie.

Si je conseille au Chirurgien d'abandonner cette opération, ce n'est pas seulement pour le préjudice que sa main en pourroit recevoir, c'est aussi qu'elle me paroît un peu tenir du Charlatan & du Bâteleur. En effet, la plûpart de ces arracheurs abusent de leur talent pour tromper le Public, faisant accroire qu'ils n'ont besoin que de leurs doigts,

(a) On ne peut arracher une dent sans ouvrir le vaisseau qui y porte le sang, ce qui cause quelquefois une hémorragie considérable. On remédie à cet accident par un petit tampon de charpie ou de coton trempé dans de l'eau de Rabel qu'il faut bien exprimer. On le met dans l'alvéole, & on l'assujettit pendant quelque tems avec le doigt pour comprimer le vaisseau. On peut se servir aussi de tampon de charpie assez gros pour faire une compression exacte sur le vaisseau, quand la bouche est fermée.

ou d'un bout d'épée pour emporter les dents les plus enracinées. Mais un Chirurgien ne doit point connoître ces tours de souplesse, & comme c'est la probité qui doit être la regle de toutes ses actions, il faut qu'il se distingue de ceux qui veulent en imposer aux autres.

LA septiéme & derniere opération qu'on fait aux dents, c'est d'en mettre d'artificielles à la place de celles qu'on a perdues. On allégue deux raisons pour autoriser cette pratique ; la premiere est tirée de l'ornement qu'elles procurent ; parce qu'il est vilain de voir une bouche mal garnie, dans laquelle il manque une ou plusieurs dents, & la seconde est établie sur la nécessité d'articuler la voix, puisque ceux qui ont des dents de manque ne peuvent pas si bien prononcer de certains mots, que quand toutes les dents y sont. Pour obvier à ces deux inconvéniens, on commande des dents d'yvoir, à peu-près de la grandeur de celles ausquelles on les substitue, on les perce pour y passer un ou deux fils d'or, avec lesquels on les attache aux dents voisines ; ce fil tourne autour de celles-ci, & retient les dents artificielles aussi fermes que si elles étoit naturellement placées. On en fait fabriquer autant qu'il en manque, deux, trois ou quatre, &c. qu'on fait tenir ensemble avec des fils d'or, & qu'on place, comme on a dit, entre les dents naturelles qui restent. On connoît de vielles femmes qui portent un ratelier tout entier de fausses dents, & qui n'oseroient presque ouvrir la bouche, de crainte qu'on ne s'apperçût de cette substitution. Ce qu'il y a de fâcheux, c'est que l'yvoire jaunit en peu de tems dans la bouche, d'où vient que Fabricius conseille de les faires de l'os du jarret d'un bœuf, & Guillemeau pour leur matiere, enseigne la composition d'une pâte, qui consiste à prendre de la cire blanche grenée, & à la faire fon-

*Pâte pour former des dents factices.*
dre avec un peu de gomme élemi, y ajoûtant des poudres de maftic, de corail blanc & de perles : il prétend qu'avec cette pâte on peut former des dents artificielles qui ne jauniront jamais, & qu'elle eft très-propre pour remplir les trous des dents creufes.

On agite deux queftions fur les dents ; la premiere eft de fçavoir, fi quand on arrache à un enfant les dents de lait, avant qu'elles fe difpofent à tomber, les fecondes en reviennent & plus belles & plus droites ; & l'autre, fi une dent remife dans fon alvéole, après en avoir été arrachée, peut s'y raffermir & prendre vie, comme fi on n'y avoit point touché.

C'eft une erreur de croire que les premieres dents puiffent donner une méchante figure aux fecondes, elles font les unes & les autres, dès la naiffance, formées en petit dans les alvéoles, où elles s'offifient ; les premieres forties, après avoir fervi *Expulfion des premieres dents.* cinq ou 6 ans, font pouffées dehors par les dernieres qui prennent leur place, & remarquez que celles-là n'ont quafi que la tablette, parce que les autres en fe groffiffant, n'ont pas donné le tems à ces premieres de fe perfectionner & de s'offifier dans leurs racines, de forte que les anciennes ne peuvent point corrompre la forme des fuivantes. *Obfervation oppofée à une erreur populaire.* J'en ai vû l'expérience dans une jeune fille, à qui fa mere avoit fait arracher toutes les dents plus d'un an avant qu'elles duffent tomber, perfuadée que celles qui fortiroient après feroient plus parfaites ; mais elle fut trompée dans fon attente, car elles vinrent un peu plus vilaines que les précédentes. Une perfonne de qualité dévote à l'excès, les fit ôter à fa fille par un motif tout oppofé. Cette enfant les avoit très belles, & de peur qu'un jour elle ne fe glorifiât de cet avantage, cette mere voulut qu'on les lui arrachât toutes, afin que celles qui pousseroient enfuite étant moins belles, ne fuffent point un obftacle à fon falut.

Je ne crois point qu'une dent qui a été totale- <sup></sup>
ment enlevée se puisse raffermir dans sa cavité, & reprendre vie comme auparavant. M. Verduc rapporte là-dessus qu'il a oui-dire que M. Carmeline,
fort habile Opérateur pour les dents, ayant arraché une dent qui n'étoit point gâtée, la remit fort
promptement dans son alvéole, où elle s'affermit
si bien, qu'il eut beaucoup de peine à l'arracher
l'année suivante, la même personne l'étant venue
retrouver, à cause que la douleur l'avoit reprise ;
mais cette histoire me paroît apocryphe, aussi-bien
qu'à M. Verduc, qui reconnoît lui-même que tous
les filets nerveux & les vaisseaux qui portent la vie,
& la nourriture à la dent, ayant été rompus, ell ne
peut pas reprendre racine, & se joindre au tronc,
quand elle en a été une fois séparée.

Fait singu-
lier.

## Fig. XLI. POUR LA LANGUE ET LA LUETTE.

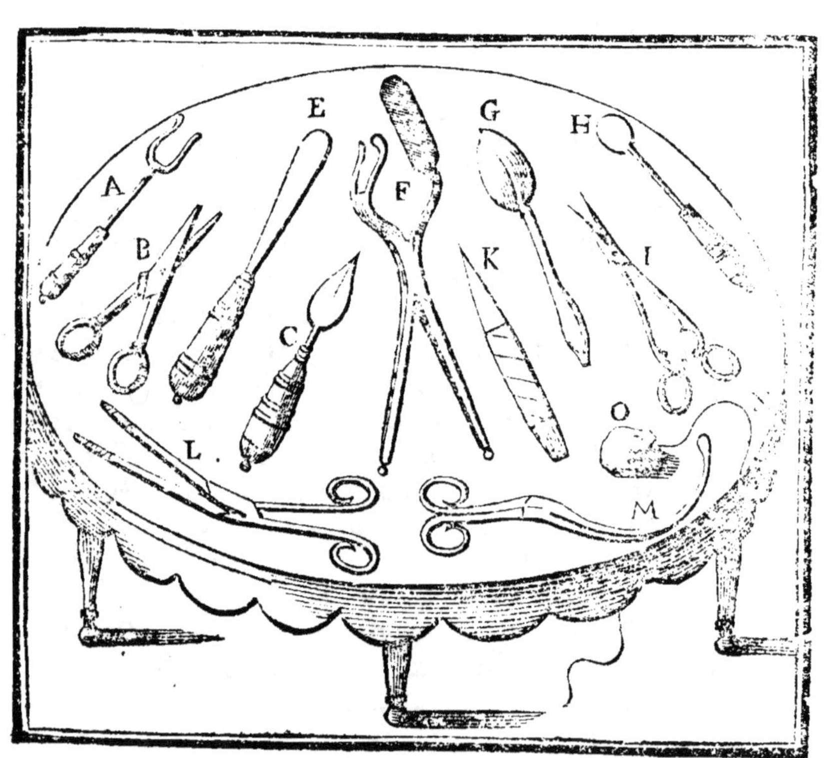

*Des opérations pratiquées à la langue, à la luette, aux amigdales & au gosier.*

LA langue demande des opérations particulieres, dont la premiere est l'incision du filet, laquelle est ordonnée en deux occasions ; l'une quand il y a un filet surnuméraire, & l'autre quand celui qui y est naturellement est ou trop gros, ou trop avancé vers la pointe de la langue.

Les enfans naissent souvent avec une membrane qui s'attache sous la langue au filet naturel, & qui empêche que la langue ne puisse sortir au-delà des lévres, ni exécuter ses mouvemens ordinaires, les Sages-femmes se veulent quelquefois ingérer de déchirer cette membrane avec leurs ongles, ce qui *Danger de déchirer le filet.* n'est pas toujours exempt d'inconvéniens, parce qu'elles ne peuvent point rompre ainsi cette pellicule qui est assez forte, sans faire beaucoup de douleurs, & sans attirer souvent sur la partie une fluxion, qui ôtant à l'enfant le moyen de tetter, le priveroit bientôt de la vie ; c'est pourquoi elles ne doivent entreprendre ni de la détruire, ni de la couper, cette opération n'étant point de leur ressort, mais de celui du Chirurgien, à qui il est très-facile de s'en bien acquitter, pourvu qu'il ne néglige aucunes des circonstances essentielles.

*Incommodité du filet.* Si le filet surnuméraire est petit, il pourra ne pas nuire ; mais quand il est grand, & qu'il va jusqu'au bout de la langue, l'enfant ne sçauroit lancer le tetton, il ne fait que chipoter, & tous ses efforts lui sont inutiles pour serrer le mammelon, parce que ce frein qui est sous la langue la retient, & ne lui permet pas de presser le bout de la mammelle contre le palais, pour en tirer le lait. Cet enfant périroit donc faute de tetter, si le Chirurgien ne venoit à son secours. Il faudra prendre de la main gauche la petite fourchette A. & de la droite des ciseaux B. puis ayant fait tourner l'enfant du côté du jour, on lui soulevera la langue, qu'on tient élevée avec la fourchette qui embrasse le filet, &

avec

avec les ciseaux, on coupe tout ce qui n'y doit pas  être naturellement ; on pourroit, au défaut de la fourchette, se servir de deux doigts qui auroient le même effet ; les cris de l'enfant sont utiles dans ce moment, car ils font que le filet se présente plus à découvert. Aussi-tôt que cette bride est coupée, on met dessus un peu de sel, & on y passe le doigt plusieurs fois, non pas comme quelques-uns disent, afin d'empêcher qu'il ne se reprenne, car les mouvemens continuels de la langue s'opposent à cette réunion, mais afin que s'il n'étoit pas coupé jusques dans son fond, le doigt déchirât le reste,  ce qui se fait fort aisément, & la nourrice donnant incontinent à tetter à son enfant, l'appaisera aussi-tôt.

La facilité avec laquelle on le voit tetter, fait juger que le filet est bien coupé, & prouve la nécessité de la Chirurgie, par ce besoin que l'homme a quelquefois de cet Art dès la naissance : il ne doit sortir que deux ou trois gouttelettes de sang ; car si la partie saignoit beaucoup, ce seroit une marque que la pointe des ciseaux auroit touché à l'une des deux veines qui sont sous la langue, & c'est ce qu'il faut éviter avec soin. Mais en cas que ce malheur fût arrivé, on y remédieroit en arrêtant le sang, soit par l'application de quelques médicamens, comme de poudres astringentes, soit en tenant le doigt sur l'ouverture pendant quelque tems, ou bien en la couvrant d'une petite compresse trempée dans l'eau styptique. Quand une  de ces veines est ouverte, & qu'on s'en apperçoit, on a peu de chose à craindre, parce qu'il est aisé de retenir le sang ; mais si on n'y remédioit point, le mal pourroit devenir plus important, comme nous l'avons vu arriver à Paris, il y a quinze ans, on environ : Voici le fait.

Un fameux Chirurgien de Paris coupa le filet à un enfant qui avoit été attendu avec impatience,

R r

& reçu avec joie comme un riche héritier ; mais cette consolation ne dura gueres aux parens, l'anfant n'ayant pas long-tems joui de la lumiere, parce que le Chirurgien ne croyant point avoir ouvert une des ranules, en lui coupant le filet, s'en alla aussi-tôt qu'il l'eût vu tetter avec facilité ; & la nourrice ayant remis l'enfant dans son berceau, après qu'elle l'eut suffisamment allaité, il continua de mouvoir ses levres, comme s'il tettoit encore, à quoi on ne fit pas d'attention, vu qu'il y a quantité d'enfans qui font ce mouvement par habitude, en dormant. C'étoit néanmoins le sang qui sortoit de la veine, qu'il avaloit à mesure qu'il le sentoit dans sa bouche : la sortie de ce sang étant encore excitée par le succement qu'il fit jusqu'à ce qu'il n'y eût plus de sang dans ses vaisseaux, & on ne s'en apperçut que par la pâleur & la foiblesse de l'enfant, qui mourut peu d'heures après : on l'ouvrit, & on trouva qu'il avoit avalé tout son sang, dont son estomac étoit rempli. Je ne cite cette observation que pour avertir les Chirurgiens de ne pas tomber dans une pareille inadvertence.

De l'incision du frein de la langue.

Si le frein ordinaire de la langue se trouvoit trop gros, il ne faudroit point hésiter de le couper. On voit souvent des enfans qui bégayent à l'âge de quatre ou cinq ans, parce que leur langue n'a pas la liberté de se remuer, pour articuler & prononcer distinctement ; on doit pour lors donner deux ou trois petits coups de la pointe des ciseaux B. en différens endroits, pour la débriber, & par ce moyen rendre à cet organe la liberté de se promener dans toute la bouche, on connoît que c'est le filet qui le retient, quand l'enfant ne peut pas avancer la langue au dehors de la bouche, & on n'a pas lieu de rien appréhender en coupant cette bride, pourvu qu'on évite de piquer les ranules.

IL survient sous la langue de petites tumeurs, La grenouil-<br>lette.
qu'on appelle grenouillettes (a), qui tiennent
un peu de la nature des loupes; elles sont ordinairement pleines d'une humeur glaireuse, &
quand elles ont une fois commencé à paroître,
elles grossissent en peu de tems, & quelques-
unes parviendroient à une grosseur dangereuse, si
on y apportoit du remede. L'humeur qui les com-
pose est presque toujours contenue dans un kiste;
c'est pour cela que plusieurs Auteurs nous conseillent de les disséquer, & de les ôter avec leurs
membranes. Mais comme cet avis n'est pas aisé
à réduire en pratique, à raison de la longueur du
tems qu'on employeroit à séparer cette tumeur,
pour l'emporter comme on feroit une loupe, &
à opérer dans un endroit aussi difficile & aussi sensible que la bouche, il est à propos de chercher
un moyen plus commode & plus sûr, qui sera de
faire une simple incision, par laquelle la matiere
contenue étant évacuée, le mal se guérira entiérement; car les médicamens propres à résoudre de
pareilles tumeurs, ne peuvent être employés dans
la bouche, d'autant plus que sous la langue il y a
deux vaissaux salivaires qui versent sans cesse de
la salive dans cette cavité, laquelle empêcheroit
que les remedes n'opérassent. On prendra donc
ce scalpel C. avec lequel, la bouche étant ouverte,
& la langue élevée, on fera une incision dans le

(a) Les tumeurs appellées grenouillettes sont de deux
especes. Les unes rondes, placées sous la langue, &
semblent n'être produites que par la dilatation du canal excrétoire de la glande sublinguale. Les autres sont
plus longues que rondes, placées à la partie latérale de
la langue, & formées par la dilatation du canal excrétoire de la glande maxillaire inférieure. La liqueur qui
remplit ces tumeurs, est la salive qui y séjourne & s'y
amasse peu à peu, à cause de son épaississement, ou de l'a-
tonie du canal.

R r ij

milieu de la tumeur, dont la matiere ne sera pas plutôt sortie, qu'on détergera le fond du sac avec le miel rosat, & un peu d'esprit de vitriol, trempant dans ce miel un petit linge attaché au bout d'un brin de ballet, avec quoi on frottera rudement le dedans du kiste, pour le faire exfolier & le consumer par ce traitement qui doit durer quelques jours; on lavevra souvent la bouche avec l'oxymel, & ensuite avec un vin austere, dans lequel il y aura peu d'alun. J'en ai vu qui revenoient, parce qu'on se contentoit d'y faire une simple ouverture avec la lancette, pour en vuider la matiere; la plaie se fermoit, & la tumeur se remplissoit; on la dissipoit de nouveau par l'évacuation de l'humeur, & elle ne manquoit point de se reproduire peu à peu, jusqu'à ce qu'on eût consumé le kiste, comme nous avons dit (a).

Instrument commode pour l'opération.

La langue empêchant de voir dans le fond de la bouche, on a inventé un instrument en forme de spatule très-large, & emmanché, marqué E. commode pour ôter cet obstacle, en abbaissant la langue, & la tenant sujette, jusqu'à ce qu'on ait

(a) Quoiqu'on ait dit que la matiere contenue dans ces tumeurs n'étoit autre chose que de la salive, on y trouve néanmoins quelquefois une petite pierre, & l'autres fois une matiere sablonneuse ou plâtreuse; mais cette pierre ou ces autres matieres ne viennent que de la liqueur salivale, de même que le tartre qui s'amasse autour des dents.

Les grenouillettes acquiert aussi quelquefois un volume très-considérable. M. Caumont en a depuis peu guéri une, dont le volume empêchoit le malade de parler, & de fermer la bouche. Il ouvrit, en ma présence, cette tumeur dans toute son étendue, & en tira au moins une deme-livre de matiere plâtreuse; il retrancha de chaque côté de l'ouverture les lambeaux, qui dans la suite auroient nui à la guérison. Il emporta du kiste autant qu'il pût, & fit tomber le reste par l'usage des consomptifs adoucis, & à peu-près tels que ceux que propose notre Auteur. Le malade est parfaitement guéri, & parle avec facilité.

examiné ce qu'on veut bien reconnoître. Si le malade n'ouvroit pas la bouche suffisamment pour découvrir ce qu'on cherche, voilà une autre machine F. appellée le miroir de la bouche, avec quoi on tient non-seulement la langue assujettie, mais aussi on fait ouvrir les dents autant qu'il est nécessaire, on ne doit pourtant se servir de ces instrumens, que quand on n'a pas de moyens plus simples; car si on pouvoit, avec le manche d'une cuiller, tenir la langue baissée, comme il se pratique tous les jours, il ne faudroit point faire parade de tels outils, dont l'aspect seul épouvante les malades.

Usage de la cuiller.

IL s'amasse sur la langue une crasse blanchâtre & limoneuse, qui la rend insensible aux saveurs; ceux qui se piquent de propreté, doivent la nettoyer chaque jour. Il y en a qui se la ratissent tous les matins avec un petit couteau; mais il est mieux de se servir d'une cuiller G. parce qu'elle emporte aussi bien que le couteau, la crasse qui embarrasse les papilles dont la langue est toute parsemée, & qu'elle ne peut pas les offenser, comme fait le couteau, dont le tranchant enleve toujours ou détruit quelques particules, en les raclant, ce qui ôte la délicatesse qu'elle devoit avoir dans la perception des qualités savoureuses des alimens (a)

Maladie de la luette.

LA luette est une petite éminence charnue & cartilagineuse, suspendue au fond du palais, sur la racine de la langue : les Latins l'ont appellée

Paré, livre 1e. ch. 8.

(a) Quand une personne s'est coupé la langue avec les dents, & que la partie coupée tient encore au reste, on en procure la réunion, en y faisant en dessus & en-dessous deux ou trois points de suture entre-coupée, dont on coupe les fils le plus court qu'il est possible, & en faisant de tems en tems laver la bouche du blessé avec une eau d'orge, dans laquelle on dissout du miel rosat.

R r iij

*uvula*, & les Grecs *gargareon & kionis*, par rapport à son usage & à sa figure de porte, de colonne, &c. que ces mots signifient. Elle a besoin du Chirurgien dans deux maladies auxquelles elle est sujette ; sçavoir, dans son relâchement pour être relevée, & dans sa corruption pour être coupée.

*De son relâchement.* Ceux qui ont la luette relâchée, sentent comme un morceau qui leur pend dans le fond de la bouche, & qu'ils croient être prêts d'avaler à tout moment ; ils ont recours au Chirurgien, en lui parlant le langage commun, qui est de dire qu'ils ont la luette démise, & de prier de la leur remettre promptement, s'imaginant qu'il s'y fait une luxation comme en plusieurs autres parties articulées : *Remede à ce mal.* c'est au Chirurgien à l'examiner avant que de rien entreprendre. Si elle est rouge, grosse & enflammée, il fera user de gargarismes doux & rafraîchissans, & si elle étoit blanche & allongée, il faudroit la relever avec une cuiller faite exprès H. dans laquelle on met un peu d'écorce de grenade, ou de poivre en poudre. Après avoir fait baisser la langue, on applique le bout de la luette dans la cuiller qu'on pousse en haut, & où on la tient quelque espace de tems. La poudre d'écorce de grenade resserre les fibres trop étendues, & le poivre, par sa chaleur, absorbe la pituite dont elle est abbreuvée ; mais il faut bien se garder de se servir de ce remede, quand elle est allongée par inflammation, comme on a fait quelquefois imprudemment, & sans avoir égard à la cause du mal qui demande un remede tout opposé, c'est pourquoi il ne faut pas s'étonner s'il est survenu une squinancie & une fluxion sur toutes les parties voisines.

*Opération pour une tumeur au bout de la luette.* .On voit en certaines indispositions au bout de la luette, une petite tumeur transparente & blanche comme une perle qui y seroit attachée ; elle est

caufée par de la pituite qui diſtille des parties ſupérieures, & qui coule juſqu'à la pointe de cette
éminence. Si une telle ſéroſité ne peut pas être
diſſipée & tarie par le poivre, & par les autres
remedes deſſicatifs, la langue étant baiſſée, on
prendra ces ciſeaux marqués I. dont les branches
ſont longues, pour aller juſqu'au fond de la bouche couper cette pointe pleine de pituite. La luette
étant dégorgée, on uſera de gargariſmes aſtringens, qui, en reſſerrant les fibres, la remettent
dans ſon premier état.

Dans les Pays froids, comme la Norvege, les
Habitans ſont ſujets à un catarre cauſé par une pituite, qui, durant l'hiver, leur diſtille ſur la luette, & la groſſit tellement, que les malades ſuffo-
queroient, ſi on ne les ſecouroit. Mais la maladie
eſt ſi preſſante, qu'ils n'attendent point des médicamens le retour de leur ſanté ; c'eſt pourquoi ils
ont recours à l'opération, par laquelle ils coupent
cette partie le plus promptement qu'ils peuvent. CeRetranche-<br>ment de la<br>luette.
mal eſt ſi fréquent, qu'ils ont toujours des inſtru-
mens prêts pour faire cette opération ; le plus fameux de tous eſt de l'invention d'un Payſan de Thi-
ber en Norvege ; il retranche la luette en un moment, par le moyen d'un reſſort qu'on lâche auſſi-
tôt qu'on a placé cet inſtrument qui a eu l'approbation de tous les Chirurgiens de ſon tems ; & Jean
Sculter, Medecin & Chirurgien de la République
d'Ulmes, nous en a donné la deſcription dans ſon
Livre intitulé l'*Arcenal de Chirurgie*.

Cette opération ne ſe fait ici que rarement ; tantInconvéniens<br>de cette opé-<br>ration.
parce qu'on n'eſt pas expoſé aux mêmes catarres,
que parce qu'on eſt prévenu que la luette ſert pour
modifier l'air qui entre dans les poumons, & que
ceux à qui on l'a retranchée deviennent aſthmati-
ques & pouſſifs, quoique Sculter nous aſſure qu'il
n'en arrive aucune incommodité. Mais quand on
eſt obligé de la faire, ces ciſeaux I. ſuffiſent après

R r iv

qu'on a abbaissé la langue avec l'instrument L. il y en a même qui ne veulent pas qu'on se serve de pincette pour la tenir, disant qu'il faudroit avoir trois mains, ou se servir de celle d'un serviteur, ce qui seroit fort embarrassant. Je m'étonne que des Auteurs aient proposé ici la ligature, & d'autres le cautere actuel : quand il seroit possible de lier la luette, les bouts du fil qui pendroient dans le gosier, jusqu'à ce que la ligature l'eût coupée, seroient très-incommodes ; & si on vouloit porter le fer ardent jusqu'au fond de la bouche, quelque cannulle qu'ou y eût mise pour le conduire, le malade & les assistans en seroient effrayés, & il seroit mal aisé de borner à la seule partie affligée, l'escarre qui en proviendroit : on se contentera donc de l'incision qui n'a aucun mauvais effet, parce que les veines y étant petites, il n'en sort que peu de sang, & qu'avec des gargarismes astringens & détersifs, on guérit en très-peu de tems.

*La ligature & le cautere actuel n'y peuvent être appliqués.*

*Tuméfaction des amygdales.*

AUx deux côtés de la luette, il y a deux grosses glandes conglobées, que les uns appellent tonsiles, & les autres amygdales, parce qu'elles ressemblent à des amandes pelées ; il se fait souvent un dépôt d'humeurs sur ces glandes qui en sont gonflées de telle sorte, qu'on a beaucoup de difficulté à avaler (a). On n'épargne point la saignée dans ces maladies pour prévenir l'obstruction qui arriveroit aux vaisseaux sanguins, si ces glandes se tuméfioient excessivement. Quand elles sont abbreuvées de sang, elles ne manquent pas de venir à suppuration, d'autant que la chaleur de la

*Skinckius, observat. 1. lib. 3.*

(a) Il y a sur la surface externe des amygdales une infinité de petits trous, par où s'écoule l'humeur que les glandes séparent. Quand les amygdales sont gonflées, ces trous s'élargissent, & paroissent quelquefois blancs, ce qui pourroit les faire prendre pour des ulceres.

bouche les mûrit promptement. Auſſi-tôt qu'on
y ſent de la fluctuation, il ne faut point différer de
les ouvrir avec la lancette K. qu'on aura entortillée d'une petite bande, comme vous la voyez, &
dont la pointe ſe dirige ſur la tumeur, où on fera
une ouverture de la grandeur de deux ſaignées (a).
A l'inſtant que la matiere en eſt ſortie, le malade
eſt ſoulagé ; mais la tumeur eſt quelquefois remplie d'une eſpece de ſang brûlé qui ſe fait jour lui-
même, & qui laiſſe une eſcarre conſidérable qu'on
doit faire tomber. On met en uſage les gargariſmes déterſifs avec orge, aigremoine, ronces, roſes
rouges, & grande conſoude bouillies dans le vin
blanc. Le miel roſat, mêlé avec quelques gouttes
d'eſprit de vitriol, nettoie parfaitement ces parties.
On trempe dans cette mixtion un linge attaché au
bout d'un petit brin de balet, & on en frotte un
peu rudement l'eſcarre, qui ne tient pas long-tems
contre ce remede.

Quelques-uns de nos Anciens propoſent de ſéparer & d'arracher ces glandes, il en font l'opération très-aiſée, & nous aſſurent qu'elles n'in-
commoderont plus dans la ſuite : je vous renvoie
aux moyens qu'ils nous donnent pour la faire, &
que je trouve très-cruels, & je voudrois une autre
caution du ſuccès que leur parole ; car la fonction
de ces glandes étant de ſéparer & de filtrer les ſé-
réroſités qui ſervent à humecter la langue, le la-
rynx & l'œſophage, ces parties ſe trouveroient pri-
vées de cette roſée qui leur eſt d'un grand ſecours
pour tempérer l'air qui entre dans les poumons, &

(a) Ambroiſe Paré a imaginé, & M. Petit a perfection-
né, pour faire ces ſortes d'ouvertures, l'inſtrument
appellé aujourd'hui *pharingotome*, par le moyen duquel
on porte une lancette dans le fond de la bouche, ſans aucun riſque, & ſans que les malades, qui pour l'ordinaire
craignent beaucoup les inſtrumens tranchans, s'en apperçoivent. On en trouve une deſcription exacte dans le
Traité des inſtrumens par M. de Garengeot.

Opération
pour ce mal.

Des déterſifs.

Extirpation
des amygda-
les.

Liv. VIII.
Ch. X.

faire gliſſer l'aliment qui tombe dans l'eſtomac.

Moyens de débarraſſer le goſier.

IL peut s'arrêter des corps étrangers dans le go-ſier, comme de petits os, des arrêtes, des ai-guilles ou des épingles ; la premiere choſe qu'on fait pour débarraſſer ce tuyau, c'eſt de porter le doigt dans le fond de la bouche, & de tâcher de les tirer, en cas qu'on puiſſe y atteindre. S'ils étoient deſcendus trop avant, on prendroit un morceau de mie de pain qu'on avaleroit à demi-mâché ; ſouvent cette bouchée les entraîne avec elle dans l'eſtomac ; & en cas que ces corps ne puſſent pas deſcendre, & qu'ils piquaſſent l'œſophage, il faudroit exciter le vomiſſement comme le moyen le plus ſûr pour faire ſortir tout ce qui eſt arrêté dans ce paſſage. Mais ſi on n'en pouvoit encore venir à bout de cette maniere, un baiſſeroit la langue avec une cuiller G. ou le *ſpeculum oris* F. pour eſſayer de découvrir la cauſe de cet embarras de la gorge. Si on peut l'ap-percevoir, il faut ſe ſervir de l'un de ces deux inſtru-mens L. & M. qui ſont très-commodes & faits à deſ-ſein de pincer & de tirer au dehors tout ce qui eſt arrêté dans le goſier. Il y en a un L. dont les bran-ches ſont droites, l'autre M. les ayant en forme de croiſſant, afin de choiſir l'un des deux, ſelon l'en-

Uſage du porreau, de l'éponge, & de la bougie.

droit où ſera placé le corps étranger. Mais s'il étoit tellement avancé dans l'œſophage, qu'on ne pût ni le ſentir ni le voir, on prendroit un porreau pelé & frotté d'huile qu'on feroit entrer dans le goſier, & qu'on pouſſeroit juſqu'au-delà du lieu où on ſentiroit ce corps. Il y en a qui attachent au bout d'un fil N. un petit morceau d'éponge O. de la groſſeur d'une noiſette, & qui l'ayant imbibé d'huile, le font avaler, pour le retirer par le moyen du fil après qu'il a paſſé l'endroit où le corps eſt arrêté. Ils prétendent que l'éponge doit l'amener avec elle. Il y a des Praticiens qui condamnent l'uſage du porreau, diſant qu'il ſe peut caſſer en ſe ployant pour s'accommoder à la figure du goſier. Ils n'approuvent pas non plus l'éponge, parce qu'outre qu'il eſt preſqu'impoſſible de la faire avaler, elle eſt en danger de demeurer dans l'œſophage quand le fil vient à ſe déchirer ; ils approuvent plutôt une groſſe bougie, parce qu'elle ſe plie comme on veut, & qu'on eſt ſûr de la pouvoir retirer : le Chirurgien ſe ſervira de ce qui conviendra le mieux, & quelque habile qu'il ſoit, il eſt ſouvent fort embarraſſé (a).

(a) On peut ajouter à tous les moyens décrits par l'Auteur, l'inſtrument de Fabricius Hildanus, & celui de M. Petit. Le premier Z. eſt une cannulle d'argent courbée, groſſe comme une plume de cygne, longue d'un pied, ou environ trouée dans toute ſa longueur, & garnie à ſon extrémité d'une petite éponge. L'autre, &c. eſt auſſi une cannulle, mais flexible, faite d'un fil d'argent tortillé en ſpirale, garnie à ſon extrémité d'une petite éponge. Pour ſe ſervir de ce dernier inſtrument, on met dans la cannulle un brin de baleine proportionnée à ſa longueur & à ſon diamétre, & que l'on tient par une des extrémités qui eſt plus groſſe que le reſte, & lui ſert de manche.

FIG. XLII. POUR LES OREILLES ET PARTIES VOISINES.

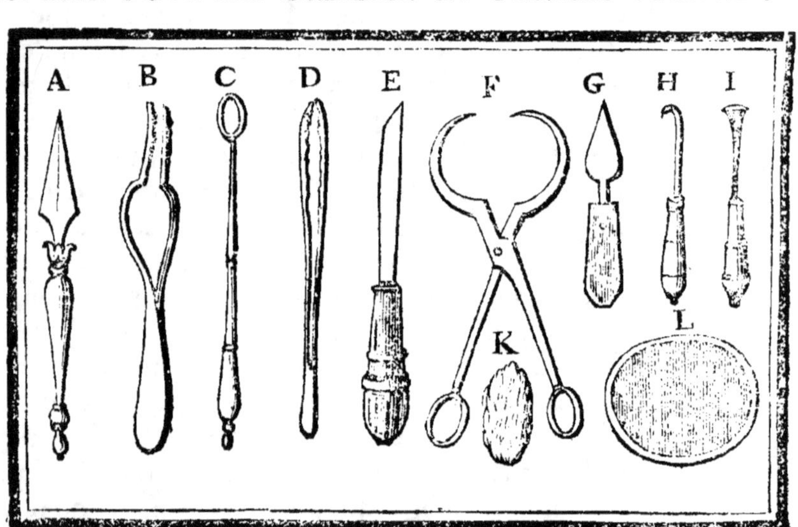

*Des opérations pour les oreilles parotides, le goëtre, & les écrouelles.*

QUoique les oreilles soient les parties les moins sujettes aux opérations, il y a néanmoins deux occasions où elles ne peuvent pas s'en passer, l'une est quand elles sont bouchées naturellement, & l'autre, quand il y est entré quelque matiere étrangere.

*Obstruction des oreilles, & le moyen d'y remédier.*

IL y a des enfans qui viennent au monde avec les oreilles bouchées ; si on n'y remédioit pas, ils seroient non-seulement sourds, mais encore muets, parce que n'entendant point ce qu'on dit, ils ne pourroient pas apprendre à parler. La cause de cette surdité est ordinairement une petite membrane qui bouche l'oreille, & qui est placée, ou extérieurement, ou dans le fond du conduit proche le tambour. Quand elle est extérieure, il est facile de la couper avec cet instrumet A. l'ouverture étant faite, on y fourre une petite cannulle de plomb, ou seulement un petit tampon, jusqu'à ce que la cicatrice soit achevée. Mais quand la membrane est épaisse, & qu'elle tient au tambour, il est très-difficile d'y apporter remede. Si on entreprend de la percer, on court risque de percer aussi le tambour, & si on veut se servir de caustique pour la consumer, on est dans la même peine d'éviter la cautérisation du tambour, vu la difficulté qu'il y a de porter les remedes précisément jusqu'au droit du mal, à cause que le conduit est très-étroit ; tout ce qu'on peut faire, est d'y insinuer des médicamens mitigés qui ne corrodent pas, mais qui puissent émincer cette membrane en l'usant & l'atténuant peu à peu.

*Plusieurs manieres de retirer les corpuscules engagés dans l'oreille.*

ON a recours à la Chirurgie, quand il est entré quelque chose dans l'oreille. Si c'est un moucheron ou un insecte, & qu'on ne le puisse voir, on le tire avec cette pincette B. s'il étoit

trop enfoncé, il faudroit avec ce cure-oreille C.
l'aller chercher en tournant l'inſtrument dans le
fond de l'oreille, comme quand on veut ôter la
craſſe qui s'y amaſſe. Si c'étoit un petit caillou,
un noyau de ceriſe, &c. qu'on y auroit engagé en
badinant, ou qui s'y feroit gliſſé par quelque accident, on commenceroit par répandre quelques
gouttes d'huile d'amandes douces dans l'oreille,
puis on coucheroit le malade ſur le même côté, &
on lui branleroit un peu la tête, pour faire ſortir ce
qui ſeroit entré ; & s'il ne ſortoit pas ainſi, on le
tiroit par force avec des pincettes D. ou bien
avec le cure-oreille qu'on coule à côté du noyau,
pour l'embraſſer dans la cavité du cure-oreille, &
le conduire ainſi au dehors : ſi ces moyens ne réuſ-
ſiſſoient pas, on ſe ſerviroit avantageuſement d'un
petit tire-bouchon d'Angleterre, qu'on feroit entrer
dans le noyau comme dans un bouchon, & qu'on
rameneroit avec un noyau. Pluſieurs ſe ſervent
d'un tire-fond, comme ſi on vouloit tirer une bale
aux plaies d'arquebuſades ; & enfin d'autres propoſent de faire derriere l'oreille une inciſion en croiſſant, pour découvrir les corps étrangers, & les amener par l'ouverture ; mais il ne faut employer ce
dernier moyen, que quand il eſt impoſſible de faire
autrement, parce que c'eſt une plaie qu'on eſt obligé de coudre enſuite, & qui n'eſt pas facile à guérir à cauſe du cartilage de l'oreille qu'on ne peut
ſe diſpenſer de couper (a).

Les femmes & les filles ſe font percer les oreilles, pour y mettre des boucles de perles & de
diamans, afin d'en paroître plus belles, & briller
davantage ; cette petite opération ne mérite pas

(a) Lorſqu'on n'a pas ſoin de nettoyer l'humeur céru-
mineuſe qui ſort des glandes de la conque, elle s'amaſſe,
s'épaiſſit, & cauſe quelquefois la ſurdité, qui ceſſe dès
qu'on ôte cette tumeur avec une curette.

l'attention du Chirurgien , & il la faut laiſſer aux Coëffeuſes qui la pratiquent ſouvent.

Hiſtoire d'u-
ne amputa-
tion d'oreille.

M. le Chevalier de Nantouillet nous a fait une
hiſtoire qu'on croira ſi on veut ; il nous dit qu'étant
Eſclave en Turquie, il vint à ſon Patron une groſſe
fluxion ſur une oreille, & que voulant ſe rendre
néceſſaire auprès du Turc , il lui conſeilla de ſe la
faire couper, ce qui fut exécuté, & il guérit. Dans
la ſuite ce Patron le croyant habile Chirurgien,
le traita mieux qu'il ne faiſoit avant cette opération : juſqu'à préſent, il n'y a que les Bourreaux
qui l'on pratiquée en France , & nous guériſſons
tous les jours toutes les fluxions, & les autres maladies qui viennent aux oreilles , ſans en faire
l'amputation.

Des paroti-
des , & leur
remede.

Les parotides ſont des glandes conglomerées ,
placées vers les oreilles, entre l'angle poſté-
rieur de la mâchoire & l'apophiſe maſtoïde , leur
uſage eſt de ſéparer la ſalive, & de l'envoyer dans
la bouche : quand il y a un obſtruction dans les
tuyaux de ces glandes, il s'y fait un amas d'humeurs qui les goufle , & qui y cauſe une douleur
très-grande. Les enfans ſont fort ſujets à cette
maladies , qu'on appelle *les oreillons* ; on les guérit en les frottant avec de l'huile de lys bien chaude , & en les couvrant de la laine qu'on aura coupée à un mouton : l'huile délaye & adoucit l'humeur qui abbreuve les glandes, & la chaleur de
la laine en fait la réſolution. Ces maux viennent
toutefois aſſez ſouvent à ſuppuration , comme il
eſt arrivé cet Eté à preſque toutes celles des De-
moiſelles de Saint-Cyr , à qui les parotides ſe ſont
enflées ; car ces tumeurs ſe ſont terminées par un
petit abſcès qu'on a été obligé d'ouvrir, n'y faiſant pourtant que de petites ouvertures au plus bas
lieu , pour donner ſeulement iſſue à la matiere ,

comme on doit l'obferver à l'égard de tous les enfans, & particuliérement des filles, pour éviter la difformité d'une grande cicatrice.

Il y a beaucoup de différence entre les tumeurs qui viennent aux parotides des enfans, & les gonflemens de ces même parties dans les perſonnes avancées en âge. Celle des premiers font faites d'une humeur douce, & de facile digeſtion ; elles fe meuriſſent en peu de tems, & fe guériſſent auſſi-tôt que la matiere en eſt fortie, mais aux adultes, l'humeur qui tuméfie eſt plus féroce, elle excite de plus grandes douleurs, & elle fait une efcarre comme l'antrax, c'eſt pourquoi il faut ouvrir fuffifamment, pour procurer la chûte de l'efcarre, & les cauſtiques y font néceſſaires pour confumer les duretés de ces glandes : on doit enfuite mondifier la plaie, l'incarner, & difpoſer à une cicatrice la moins difforme qu'il eſt poſſible.

Traitement de ces maux dans les adultes.

**L**E goëtre eſt une groſſe tumeur qui fe produit au-devant du col ; elle eſt molle, pendante, & mobile. Les Savoyárds font prefque tous attaqués de cette maladie, auſſi-bien que les Habitans des montagnes qui font obligés de boire des eaux de neiges fondues, & de fources froides ; mais ces fortes de malades ne fe plaignant d'aucune douleur, ne courent point aux remedes, ils voyent ces tumeurs commencer, croîte, & devenir exceſſivement goſſes, fans chagrin, & fans s'inquietter des fuites qu'elles peuvent avoir. Ils appellent cette indifpofition *gozza*, mot Italien, qui veut dire *groſſe gorge* ; il y en a qui ont donné le nom de bronchocele par fimilitude, comme qui diroit hernies des bronches : les Grecs l'appellent auſſi *bronkokili*, de *bronkos*, qui fignifie l'âpre-artere, & de *kili* herne, parce que la tumeur qui fe fait à ces parties, eſt femblable à celle que font les hernies ;

Du goëtre.

mais ce nom lui eſt appliqué improprement, car les hernies ſont faites de parties déplacées, & le goëtre réſulte d'une chair mollaſſe & pituiteuſe renfermée dans un kiſte (a).

*Cure de cette incommodité.* Si on ne s'étonne pas en Savoye de voir naître cette maladie, il n'en eſt pas de même ici ; les femmes ſur-tout ne peuvent cacher leur inquiétude, dès qu'elles s'apperçoivent de la moindre enflure à la gorge, & leur chagrin augmente à muſure que la tumeur groſſit, non pas par la douleur qu'elle leur fait, car elle eſt communément indolente ; mais parce que cela dérange l'économie de leur gorge, qui fait un de leurs principaux ornemens, il faudra, dans les commencemens, tâcher de fondre cette groſſeur avec l'onguent diabotanum, excellent pour cet effet, pourvu qu'on le porte long-tems, & qu'on le renouvelle tous les huit jours. Mais ſi la tumeur ne laiſſoit pas de croître, & qu'on fût dans l'appréhenſion qu'elle ne devînt prodigieuſe, on en viendroit prudemment à l'extirpation.

*Comment on l'extirpe.* Le malade ſe peut aiſément réſoudre à ſouffrir cette opération, car elle n'eſt pas ſi douloureuſe qu'on pourroit ſe l'imaginer. Le plus fort de la douleur eſt quand on a fait l'inciſion à la peau le long de la tumeur avec le couteau E. & c'eſt par-là

(a) Le goëtre, comme l'Auteur le remarque, n'eſt pas une hernie, parce qu'il n'eſt pas formé de parties déplacées ; mais il ſurvient quelquefois à la gorge une véritable hernie, qu'on peut appeller proprement bronchocele, ou hernie de la trachée-artere, car elle eſt formée par le déplacement d'une partie de la membrane intérieure de ce conduit. Cette membrane, en ſe dilatant, paſſe entre les anneaux cartilagineux de la trachée-artere, & forme à la partie antérieure du col une tumeur mallaſſe, ſans douleur, de même couleur que la peau, & qui s'étend quand on retient ſon haleine. Cette eſpece de maladie dont M. Muys * dans ſes Obſervations, & Manget ** dans ſes Notes ſur Barbette font mention, eſt fort rare, & nuit beaucoup à la voix & à la reſpiration.

* *Déc. 11e. Obſerv. 7.*
** *Rem. ſur le Ch. X.*

qu'on

qu'on commence. Les lévres de cette plaie seront
ensuite écartées l'une à droite, l'autre à gauche,
pour avoir lieu d'empoigner cette tumeur avec la
tenette F. & de la dissequer dans toute sa circonférence, afin de l'extirper toute enveloppée de sa
membrane propre ; les vaisseaux qui l'arrosent sont
très-petits, & son peu de sensibilité témoigne assez
qu'elle ne reçoit aucun nerf considérable. Il n'est pas
besoin de recoudre cette playe, il suffit de la laver,
& d'en rapprocher les bords avec le bandage unissant qui commence derriere le col, & dont les deux
chefs viennent passer sur la plaie : si cette opération
est faite avec dextérité, il ne reste qu'une cicatrice
presqu'imperceptible, & on est délivré d'une tumeur qui auroit fatigué pendant toute la vie.

*Pansement de la plaie.*

LEs écrouelles sont appellées des Latins *scrophu-
læ*, & des Grecs *Kirades* de *Kiras*, qui signifie
un *pourceau*, à cause du rapport qu'il y a entre ces
tumeurs de glandes endurcies dans l'homme, & le
col de ces animaux rempli de telles glandes. Elles
sont engendrée d'une pituite épaisse, quelquefois
piquante & salée à celles qui sont douloureuses, les
enfans y sont plus sujets, parce qu'ils sont plus vora-
ces, & qu'ils mangent plus souvent, & ceux d'entre
eux qui vivent de légumes, de fruits & d'alimens
indigestes sont presque tous scrophuleux, parce que
le chile qui en est produit étant crud & difficile à
subtiliser s'embarrasse dans les porosités des glandes
où il fait ces tumeurs ; c'est la raison pour laquelle
nous voyons que de cent qui se présentent pour se
faire toucher par le Roi, il y en a plus des trois quart
qui sont enfans de Paysans, & à qui elles ne sont
venues que par une nourriture peu spiritueuse.

*Origine des écrouelles.*

On guérit les écrouelles par un bon régime de
vivre, & par les remedes tant généraux que particuliers ; l'usage de la panacée, du mercure doux,
& d'un opiate fondant, avec l'application de l'em

*Régime, médicamens & opérations qui y con-viennent.*

plâtre de *de vigo* sur la glande affectée, en guériffent tous les jours. Mais si l'humeur étoit rébelle, qu'elle eût de la falure & de l'âcreté,& qu'elle tendit à la fuppuration, il faudroit l'ouvrir après s'être fervi de tout ce qui auroit été capable d'amolir la dureté : on panfera avec des onguens qui mangent & qui font efcarre , parce qu'il ne faut pas fonger à procurer la cicatrice avant que la glande foit tout-à-fait confumée.

S'il n'y avoit qu'une ou deux glandes de tuméfiées, qu'elles fuffent extérieures & un peu mobiles, il faudroit plûtôt les emporter par l'incifion que par les cauftiques qui font une douleur continuelle, & demandent un tems confidérable. Si le malade eft affez réfolu , & qu'il ait affez de confiance en fon Chirurgien pour s'abandonner entiérement à fa conduite, il faudra le placer en un lieu fort éclairé , affis dans un fauteuil un peu panché à la renverfe, ayant la tête retenue par un ferviteur, & les mains par une autre ; puis avec le fcalpel G. on fera une incifion longitudinale fur la glande , feulement à la peau , au-delà de laquelle cette incifion ne doit point paffer , après quoi l'Opérateur prendra de la main gauche cette érigne pointue H. avec laquelle il accrochera la glande pour la féparer plus promptement en coupant avec fon fcalpel tous les filamens qui l'attachent aux parties voifines ; & pour fe faciliter ce détachement , il fera tenir par un garçon une lévre de la plaie avec l'érigne plate I. qui écartera la peau de deffus la glande , quand un des côtés aura été ainfi dégagé , il faudra appliquer l'érigne plate à l'autre côté pour le féparer de même que le premier , & de cette façon on enlevera toute la glande. La plaie étant bien effuyée on y mettra avec une plume un peu de baume du Perou ; puis on

Traitement de la plaie qu'on a faite. rapprochera l'un de l'autre les bords de la plaie, qu'on couvrira du plumaceau K. pardeffus lequel on impofera l'emplâtre L. pour contenir le tout avec

le bandage uniſſant que je vous ai fait voir au goëtre. On ne panſe pas cette plaie tous les jours, afin
de laiſſer recoller la peau avec les parties voiſines,
ce qui s'accomplit par le moyen du baume ſecondé
du repos qu'on donne à la partie bleſſée.

Le Roi touche cinq fois l'année ceux qui ont des
écrouelles. Ce ſont les jours qu'il fait ſes dévotions.
Il ſe préſente à chaque fois ſept ou huit cens malades
pour ſe faire toucher, & un grand nombre de ceux
qui ont été touchés par le Roi, aſſurent avoir été
guéris par cet attouchement : c'eſt pourquoi je conſeille à tous ceux qui ſont affligés de ces maux, de
tenter un moyen ſpirituel ſi doux pour obtenir
leur guériſon, avant que de ſe livrer entre les mains
des Chirurgiens, qui ne peuvent pas les exempter
de beaucoup de douleurs, & qui ſeront toujours
prêts de les ſoulager, en leur faiſant des opérations
telles que celles qui viennent de vous être expoſées.

*Guériſon de ces maux par la Foi.*

*Fin de la Septieme Démonſtration.*

# OPERATIONS
## DE
# CHIRURGIE.
### HUITIEME DÉMONSTRATION.

*De celles qui se pratiquent sur les Extrémités
extérieures.*

## DE LA SAIGNÉE.

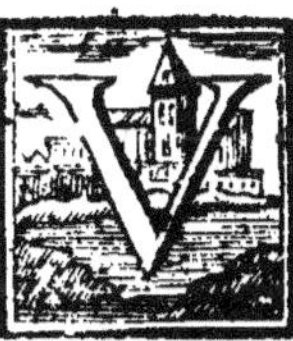

Ous sçavez, Messieurs, que le corps
se divise en deux, au tronc & aux
extrémités. Le tronc comprend la tête,
la poitrine, & le ventre. Vous avez
vû dans les sept Démonstrations pré-
cédentes toutes les opérations qu'on fait sur ces parties, il faut vous faire voir à présent celles que demandent les supérieures, & demain vous verrez
celles des inférieures.

L'extrémité supérieure est composée du bras, de
l'avant-bras & de la main ; ces parties demandent
chacune leurs opérations particulieres que nous allons vous expliquer toutes sans en rien omettre. Je
commence par la saignée.

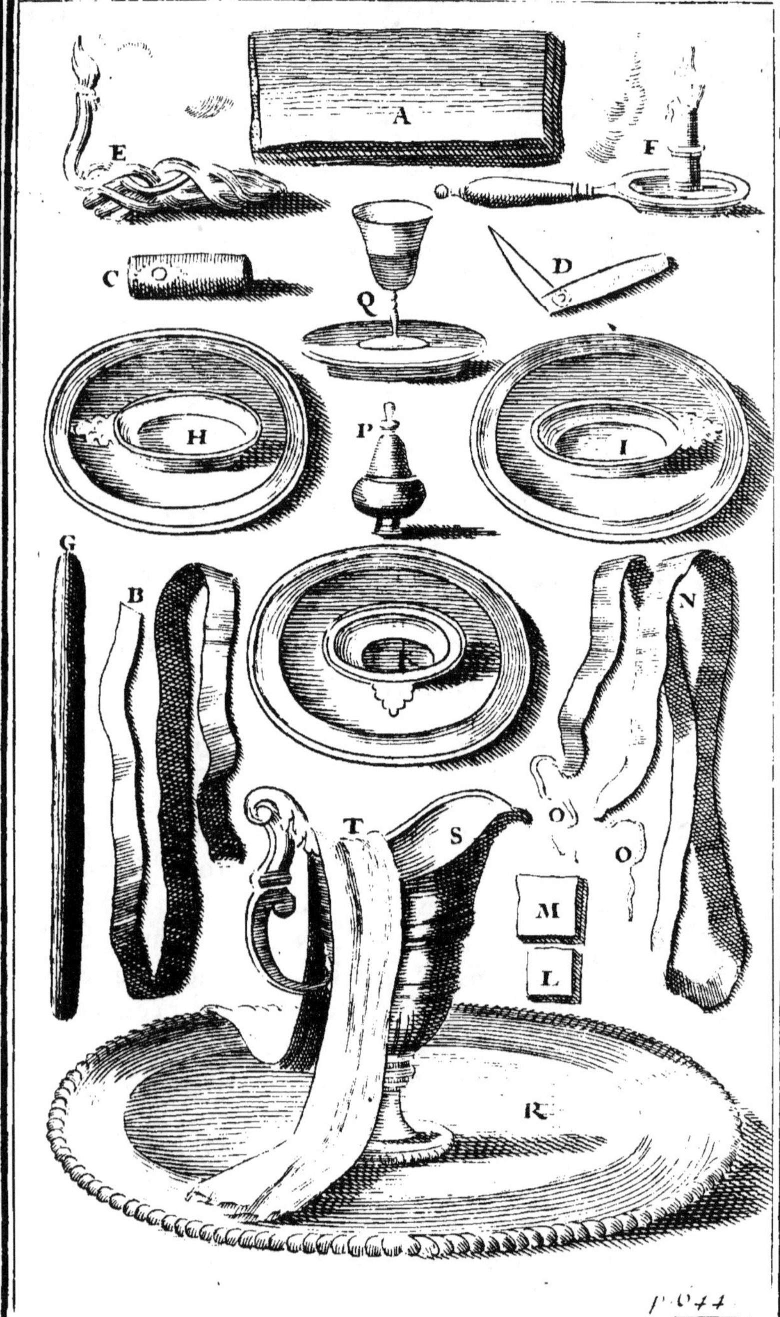

E
A
F
C
Q
D
H
P
I
G
B
K
N
T
S
O
M
L
R

LE plus grand remede qu'il y ait dans la Médecine, c'est sans contestation la saignée ; on ne peut lui donner trop d'éloge, parce que tous les bons effets qu'elle produit, parlent tellement en sa faveur, qu'il faut convenir qu'on n'a rien trouvé jusqu'à présent qui soit au-dessus de la saignée. Laissons à ceux qui ont pour leur partage l'éloquence, à en faire le panégyrique ; contentons-nous de faire voir notre adresse en faisant cette opération, qui sur de certains bras est la plus difficile de la Chirurgie.

Ce que j'avance surprendra ceux qui croient qu'il n'y a rien de si aisé que de faire une saignée. Je conviens avec eux, que c'est l'opération la plus facile quand on trouve de grosses veines à ouvrir, mais il faut qu'ils demeurent d'accord avec tous ceux qui sont dans la pratique de la saignée, qu'il y a des bras dont les veines sont si petites, qu'il est presque impossible de les sentir, & très-dangereux de se hasarder de les ouvrir. De l'aveu de tous les Chirurgiens, il n'y a point d'opérations, quelques grandes & difficiles qu'elles paroissent, qu'ils n'aimassent encore mieux faire, que d'entreprendre certaines saignées, où après avoir cherché long-tems, & avoir pris toutes les précautions nécessaires pour tirer du sang, la veine se glisse & s'échappe à la pointe de la lancette.

Le plus grand malheur n'est pas d'avoir fait une saignée blanche ; c'est ainsi qu'on appelle celles où on n'a point de sang ; mais c'est d'avoir ouvert une artere, ou piqué un tendon. On ne pardonne rien au Chirurgien, on n'examine point les difficultés insurmontables qui se trouvent dans beaucoup de bras, ni le péril où il s'expose lui-même en entreprenant de ces sortes de saignées : S'il ne réussit pas, il est blâmé, s'il manque une saignée, personne ne l'excuse ; qui que ce soit ne compâtit à sa peine, &

pour comble de malheur ceux qui devroient embraſſer ſa défenſe, en reſſentent ſouvent une joie ſecrette, & par un eſprit de jalouſie, ils ne ſont point fâchés de lui voir arriver cette mortification.

On ne m'approuvera peut-être pas de donner au jeune Chirurgien une idée auſſi affreuſe de la ſaignée, en lui repréſentant les malheurs qui l'accompagnent, je ne le fais pas pour l'en rebuter, mais ſeulement pour le déſabuſer de l'opinion commune ſur la facilité de la faire, pour empêcher que par trop de confiance, il n'aille entreprendre toutes celles qui ſe préſenteront, & pour le porter à s'inſtruire exactement ſur tout ce qui regarde cette opération, & la faire avec l'agrément, la délicateſſe & la légereté qu'elle demande, & à apporter toutes les précautions néceſſaires pour éviter les ſuites fâcheuſes des mauvaiſes ſaignées.

*Définition & division de la ſaignée.* On entend par le mot de ſaignée, généralement pris, une ſortie du ſang de quelque vaiſſeau que ce ſoit. Les Grecs ont nommé la ſaignée *angiotomie* qui eſt dérivé d'*angion*, qui veut dire *vaiſſeau*, & de *temnin*, qui ſignifie *couper*. Quand on tire du ſang de l'artere, ils l'appellent *artériotomie*, & lorſque c'eſt de la veine, ils lui ont donné le nom de *phlebotomie*, dérivé de *phéebs* qui ſignifie veine, & de *temnin*, couper. C'eſt de cette derniere que j'ai à vous parler.

La ſaignée eſt une ouverture qu'on fait à la veine avec une lancette, pour en tirer du ſang plus ou moins ſelon le ſujet & l'intention pour laquelle on la fait.

*Son antiquité* Cette opération eſt auſſi ancienne que la Médecine, elle ſe pratiquoit avant Hyppocrate, & nous voyons que ce grand homme en a très bien connu l'utilité, puiſquil la conſeille comme un ſouverain remede dans pluſieurs maladies, & que lui-même avoue l'avoir faite ſouvent avec un heureux ſuccès. De ſon tems les Médecins mettoient la main à l'œuvre. La Médecine & la Chirurgie étoient exercées par les mêmes personnes ; mais aujourd'hui on en a fait deux emplois distingués. Les Médecins ont pris toute la science théorique pour leur partage, & ils ont laissé aux Chirurgiens la pratique & l'opération de la main.

Du tems d'Hyppocrate les saignées n'étoient pas si fréquentes qu'à présent, & néanmoins on tiroit plus de sang qu'on ne fait aujourd'hui, car les Anciens les faisoient si grandes qu'ils mesuroient le sang par livres, & nous le comptons par poëlettes, ils lissoient couler le sang jusqu'à ce que le malade tombât en foiblesse, mais aussi ils ne saignoient leurs malades qu'une ou deux fois. Nous leur faisons à la vérité un plus grand nombre de saignées, mais douze des nôtres ne valent pas deux de ce tems-là, c'est ce qui justifie Hyppocrate d'avoir dit que si on saigne une femme grosse elle avorte, il entendoit parler des saignées de son tems, où on tiroit deux ou trois livres de sang, & non pas de celles de deux ou trois poëlettes qui assurent une grossesse & empêchent l'avortement au lieu de le procurer.



Si on vouloit marquer toutes les occasions dans lesquelles il faut saigner, il faudroit faire un catalogue de presque toutes les maladies, tant de celles qui sont du ressort de la Médecine, que de celles qui dépendent de la Chirurgie ; on n'en connoit gueres qui ne demandent cette opération. Ce qui me confirme dans cette opinion, c'est que je vois que la plûpart des Médecins l'ordonnent à tous leurs malades, ce qu'ils ne feroient pas s'ils ne la jugeoient nécessaire pour leur guérison, & comme ils n'appartient pas aux Chirurgiens de raisonner sur les maladies qui sont du ressort de la Médecine, demeurons dans les bornes qui nous sont prescrites, & ne parlons que des saignées qui conviennent aux maladies dont la Chirurgie prend connoissance.



On pourroit dire avec quelque raison, que dans les lieux où il n'y a point de Médecins, le Chirurgien doit connoître toutes les maladies qui requierent la saignée ; que même aux endroits où il y en a, il est des occasions pressantes où une saignée faite sans différer, peut sauver la vie, & que souvent pour faire une saignée conforme à l'intention du Médecin, il faut que le Chirurgien connoisse pourquoi il la fait ; mais ce seroit sortir de notre sujet & vouloir voler trop haut. Nous supposons qu'il doit y avoir des Médecins partout, & nous convenons qu'à leur défaut il est de très-habiles Chirurgiens qui peuvent faire l'un & l'autre, comme il est des Lieutenans qui un jour d'action menent leurs soldats au combat aussi bien & quelquefois mieux que le Capitaine.

*Celle où elle est nécessaire.* Les apostêmes, les plaies, les ulcures, les fractures, & les luxations, toutes les maladies de la dépendance du Chirurgien, & où il est toujours le premier appellé, ne se peuvent point guérir sans la saignée ; elle leur est tellement nécessaire que si on vouloit l'épargner, la cure deviendroit impossible, & on mettroit le malade en danger de périr ; c'est dequoi il faut vous convaincre en peu de mots.

*Pourquoi elle l'est dans les apostèmes.* Par le mot d'*apostême*, on entend toutes les tumeurs contre nature dont il y a quatre espèces principales, le phlegmon qui est fait de sang, l'érésipele qui vient de bile, l'œdème qui est produit de pituite, & le squirre qui est causé par la mélancolie ; toutes ces tumeurs viennent d'une plénitude d'humeurs qui tombent sur quelque partie, ainsi c'est une nécessité de désemplir les vaisseaux pour empêcher que la partie affligée ne soit accablée, & il n'y a rien qui puisse mieux remédier à cela que la saignée.

*Dans les plaies.* Dans toutes les plaies on ne peut se dispenser de saigner, & principalement dans celles de la tête & de la poitrine, lorsqu'il y a une venule ouverte ou dans le cerveau, ou dans quelques autres parties du corps, le sang en distilleroit continuellement, si on ne vuidoit pas les veines par quelqu'autre endroit, c'est ce qu'il faut faire par la saignée tant pour arrêter l'hémorragie, que pour empêcher la trop grande fluxion des humeurs sur la partie affligée.

Toutes les especes d'ulceres tant corrosifs que chancreux & fistuleux, veulent la saignée ; c'est une sérosité piquante & rongeante, qui se separant aisément du sang, pénetre jusqu'aux parties ulcérées, & les entretient dans le désordre. Pour les guérir il faut adoucir le sang, & avant que d'y pouvoir parvenir, il faut par la saignée ôter une partie de ce mauvais sang, sans quoi il seroit impossible de rendre à celui qui reste, sa douceur naturelle, & cette vertu balsamique qui doit contribuer à la guérison des ulceres. Dans les ulceres.

Les fractures de quelque nature qu'elles soient, aussi-tôt qu'elles sont réduites, ont besoin de la saignée pour empêcher le dépôt sur la partie maltraitée par la dilacération des fibres, des muscles, & des membranes ; il s'y fait toujours quelqu'épanchement de sang qui seroit plus grand si on ne l'arrêtoit pas par la saignée, c'est pourquoi étant d'un grand secours dans ces occasions il faut plutôt en faire deux qu'une, & ne la point épargner, puisqu'on en connoît l'utilité. Dans les fractures.

Toutes les luxations ne se peuvent pas réduire sans une forte extension qui ne se fait point sans douleur, & comme c'est le propre de la douleur de causer une fluxion sur la partie, elle ne manqueroit pas de s'y faire très-grande dans un sujet réplet, si la saignée n'intervenoit, qui en vuidant les vaisseaux empêche le sang de se jetter sur cette partie. Et dans les luxations.

Nous n'attendons pas que nos opérations soient faites pour saigner les malades, nous préludons toujours par une ou plusieurs saignées pour les préparer, sans préjudice de celles que nous trouvons Elle doit précéder les autres opérations.

à propos de faire après l'opération. On entend dire aux Lithotomistes qu'ils ne guériffent jamais mieux leurs malades que quand ils les ont fait beaucoup faigner ; les Oculiftes n'épargnent point la faignée à ceux qu'ils panfent ; tous les grands Chirurgiens ne les comptent point, ils en font autant que la néceffité le veut pour obtenir la guérifon des maladies, qui eft la fin qu'ils fe propofent : enfin la faignée peut être appellée l'épée de chevet de la Chirurgie, parce qu'elle lui fert pour furmonter & abattre à fes ennemis qui font tous les maux qui cherchent affaffiner l'homme, & qui en viendroient à bout fans le fecours qu'elle reçoit à toute heure de cet admirable remede.

Comparaison de la faignée & de la purgation.

On convient que la faignée & la purgation font les plus grands remedes de tous, l'une vuide le fang, & l'autre les humeurs qui peuvent nuire à l'homme ; mais comme on eft maître de la faignée en arrêtant le fang quand le malade ne peut pas la fupporter ou qu'il tombe en foibleffe, & que d'une purgation avalée, on ne peut pas en arrêter le cours quelque défordre qu'elle puiffe faire, on a donné avec juftice la préférence à la faignée, qui tient le premier rang, & dont on ne fçauroit trop vanter l'excellence pour les bons effets que nous en voyons tous les jours.

De la fréquente faignée. Objection pour & contre.

Ceux qui font naturellement cenfeurs & critiques, & qui veulent trouver des taches dans le Soleil, ne peuvent pas fe difpenfer de convenir qu'elle eft le meilleur remede de tous ; mais ils s'attachent à condamner la trop fréquente faignée, prétendant que c'eft un abus de faigner dans toutes fortes de maladies, & que c'eft égorger un malade que de le faigner dix-huit & vingt fois dans une même maladie. On répond à la premiere propofition, que toutes les maladies ayant leur premiere caufe dans le fang, parce qu'il eft compofé du mélange d'une infinité de liqueurs qui circulent fans

cesse partout le corps, & qui sont très-sujettes à
se corrompre, soit par les levains étrangers qu'elles
retiennent des alimens, soit par le défaut de la
respiration ou de quelqu'autre fonction naturelle, on ne peut les réduire qu'en allant à la source, & en vuidant de ce sang & de ces liqueurs qui
font la maladie qu'on veut guérir. La réponse à
la seconde proposition, est qu'on saigne plus ou
moins selon la nature de la maladie & les forces
du malade. Si sans avoir égard à ces deux circonstances, on saignoit également tous les malades,
ce seroit abuser de ce remede en le faisant sans
connoissance de cause : Mais il n'y a point de nombre marqué ni pour chaque maladie, ni pour chaque malade. Telle maladie se laissera dompter par
deux saignées, telle autre résistera à une douzaine,
& si on a quelquefois fait jusqu'à dix-huit ou vingt
saignées, c'est à des personnes tellement sangui-
nes qu'il en falloit autant pour réduire la maladie, & qui étoient moins foibles après ce grand
nombre, que d'autres n'auroient été après trois ou
quatre.

Il s'éleve de tems en tems des antagonistes de la
saignée, qui pour paroître singulier, déclament
contr'elle. Il vint à la Cour, il y a vingt-cinq ans,
un certain M *** qui avoit acquis beaucoup de
réputation à Paris, c'étoit un homme sec & mélancolique, qui parloit peu & qui se disoit de qualité.
Ses partisans le disoient extrêmement riche, ils
publioient qu'il ne faisoit la Médecine que pour ne
pas enterrer les merveilleux secrets que ses études
& ses veilles lui avoient fait découvrir. Madame de
Montespan le fit venir pour voir Monsieur le Duc
du Maine qui étoit malade, il eut même une con-
versation avec le Roi ; mais comme son mérite
n'étoit fondé que sur l'opposition qu'il faisoit paroître contre la saignée, son regne fut de peu de
durée, il s'en retourna à Paris, où depuis ce jour,

sa réputation alla tellement en diminuant, que deux ans après on ne parloit plus de lui.

C'est au véritable Chirurgien à aller toujours son chemin, il faut qu'il laisse crier ceux qui déclament contre la saignée : ils ont beau s'échauffer, on a toujours saigné & on saignera toujours, parce qu'il n'y a rien dans la nature qui puisse approcher de ce remede. Le Chirurgien éclairé doit en user avec prudence, il faut qu'il saigne plus souvent les sanguins que ceux qui sont d'un autre tempérament, il doit moins saigner les vieillards que les autres, moins ceux qui font un travail journalier que ceux qui sont dans une oisiveté continuelle, moins les gens mariés que ceux qui vivent dans la continence, moins en Eté & en Hyver que dans la Printems & l'Automne, & très-peu les personnes qui d'ailleurs ont souffert une grande hémorragie, soit par les hémorrhoïdes, soit par quelque plaie, soit par les ordinaires ; enfin il ne doit tirer que deux poëlettes de sang aux uns, quoiqu'aux autres il soit obligé d'en tirer trois ou quatre, parce qu'il n'y a point de regles générales sur la saignée non-plus que sur toutes les autres opération de la Chirurgie.

Il est facile de répondre à ceux qui s'étonnent de ce qu'on saigne plus en France, & particuliérement à Paris, qu'en aucun autre lieu de l'Univers c'est parce qu'on y fait plus de sang, le climat étant plus temperé, l'air plus épais, & la nourriture meilleure. La grande dissipation qu'on fait dans les Pays chauds, s'oppose à la saignée, & le besoin qu'on a de conserver sa chaleur naturelle dans les Pays froids la défend ; c'est pourquoi elle ne convient ni à l'une, ni à l'autre de ces deux extrémités ; mais ici où la nourriture se tourne toute en sang, & où nous voyons que presque toutes les maladie ne viennent que par plénitude, nous nous trouvons dans la nécessité de vuider ce sang fi nous voulons les guérir ; c'eſt l'expérience qui nous conduit là-deſſus, & nous ne pouvons pas nous égarer quand nous la prenons pour notre guide. J'ajouterai qu'on fait ſi bonne chere à Paris, & qu'on y a inventé tant de nouveaux ragouts pour exciter l'appétit, qu'il ne faut pas être ſurpris, ſi on y fait plus de ſang qu'ailleurs.

On ſaigne en pluſieurs parties du corps, à la tête, au col, aux bras & aux pieds ; je vous ai fait voir toutes les ſaignées qu'on peut faire à la tête & au col, aujourd'hui je vais vous montrer celles qu'on fait ſur les bras, & demain vous verrez celles qui ſe pratiquent ſur les pieds.



Vous ſçavez que ce lui qui entreprend de ſe faire Chirurgien, doit avoir des talens particuliers pour bien exercer une Profeſſion de l'importance de la Chirurgie, mais celui qui prétend exceller dans l'art de ſaigner doit avoir les qualités qu'on requiert ordinairement dans cette Profeſſion. Il faut qu'il ſoit bien fait pour ne point déplaire au malade, qu'il ait de l'eſprit pour perſuader ce qu'il dit, qu'il ait la vûe nette & perçante pour diſtinguer les moindres objets, deſorte qu'il n'ait point de foibleſſe dans les yeux, ou qu'il ne ſoit point obligé de regarder de près ; qu'il n'ait point auſſi la main trop groſſe, parce qu'elle ſeroit peſante, qu'il ait les doigts longs & grêles, & que la peau en ſoit blanche & fine, parce que le tact en eſt plus délicat ; il ne faut point qu'il ſoit ſujet à boire, de crainte qu'étant appellé la tête pleine de vin, il fût obligé de faire une de ces ſaignées difficiles : il ne doit point pareillement arracher les dents, coigner des clouds, hacher du bois, jouer à la paume, au mail & à la boule, parce que tous ces exercices peuvent lui ébranler la main ; enfin il doit avoir une attention ſérieuſe pour la conſervation de ſa main, s'il veut bien ſaigner & long tems.

Choix des inftrumens.

Il ne fuffit pas d'avoir l'œil bon & la main fer-me, il faut encore avoir de bons inftrumens pour faigner fans douleur. Le choix des bonnes lancet-tes ne contribue pas peu à faire une bonne faignée ; pour peu qu'elle foit émouffée, ou que le taillant en foit rude, il faut l'envoyer au Coutelier ; on ne doit point ménager fur cet article : Le Chirurgien auroit la main des plus légeres, avec une méchan-te lancette il fera de la douleur. Il doit en avoir des Couteliers qui font le plus en réputation à quelque prix que ce foit : Il y a plus de quinze ans que je ne me fers que des lancettes du nommé Corfin, Coutelier à Lyon, dont je me trouve fi bien que je ne pourrois pas me fervir d'aucune autre. Je fuis auffi dans l'obligation de les envoyer repaffer par lui-même, de crainte qu'un autre Coutelier, par jaloufie, ne les détrempa. Un Chirurgien doit obferver de ne jamais mettre fes inftrumens qu'en-tre les mains de ceux qui les ont faits, parce qu'ils ont interêt de les conferver dans leur premiere bonté.

Le Chirurgien Phlébotomifte doué des qualités que je vous ai marqués, & muni de bonnes lancettes, doit en avoir de différentes longueurs & de différentes largeurs pour s'en fervir felon les différentes veines qu'il faut ouvrir : Quoique cette opération foit faite en peu de tems & qu'elle paroif-fe des plus petites de la Chirurgie, elle n'en mé-rite pas moins d'être confidérée dans les trois tems ; c'eft pourquoi s'il la veut bien faire il examinera ce qu'il y a à obferver devant, durant, & après la fai-gnée.

Cas où il faut différer la fai-gnée.

Si c'eft une faignée ordonnée par un Médecin, il n'y a rien à examiner, il faut qu'il fe mette en état de la faire au plûtôt, mais fi elle eft de l'or-donnance du malade, il faut s'informer des raifons qui l'obligent à fe faire faigner, & voir s'il eft en état d'être faigné ; car s'il fortoit d'un grand repas ou qu'il y eût très-long-tems qu'il n'eût pris de nourriture, s'il étoit dans le frisson, ou dans la chaleur d'un accès de fiévre, ou qu'il fût encore dans la sueur à la fin de l'accès, s'il venoit d'agir à ses affaires, s'il étoit en colere, s'il avoit froid, ou s'il avoit fait quelqu'autre excès ; ce seroit toutes raisons pour différer la saignée. Mais s'il n'y a rien qui la doive empêcher, il faut que le Chirurgien prépare tout ce qui lui est nécessaire.

Le Chirurgien doit commencer par faire allumer de la bougie ou de la chandelle : il y en a qui préferent la chandelle à la bougie & qui disent pour raison, que s'il tomboit de la cire sur le bras elle feroit plus de douleur que le suif. il y a trente-six ans que je fais des saignées à la Cour ; je me suis toujours servi de bougie, & jamais cet accident ne m'est arrivé. Un bout de bougie est plus commode qu'une bougie entiere, qu'on ne peut, à cause de sa longueur, placer où on veut : il faut que la bougie ait la méche raisonnablement grosse pour rendre plus de lumiere, la grosse bougie de cave convient mieux qu'aucune autre, parce qu'on la plie comme on souhaite.

On prépare une bande qui doit être de toile ni trop neuve, ni trop usée. Elle doit être de la largeur d'un pouce, & longue d'une aune & demie, j'approuve fort qu'il y ait un petit bout de ruban de fil cousu aux deux extrémités, comme j'en ai vû dans des Couvens de Religieuses en Flandres, en y faisant des saignées ; cela est commode pour faire le nœud qui n'est pas si gros que quand il est fait avec la bande.

On fait deux compresses d'un pouce en quarré, de linge plié en dix ou douze doubles, pour être assez épaisse pour comprimer la veine ; on ne fait deux en cas que le sang vint à s'échapper, pour en avoir une seconde toute prête. La bande ne doit avoir ni lisieres, ni ourlets ; celles du ruban de fil sont très-incommodes elles ne compriment pas assez, & les lisieres font de la douleur aux bras délicats.

*Des poëlettes.* On met trois poëlettes sur trois assiettes différentes : quand on les met toutes trois dans un même plat, elles ne peuvent pas être de niveau, & par conséquent on ne peut pas bien les emplir. On en prépare trois lors même qu'on a dessein de n'en tirer que deux, parce que le sang vient quelquefois si bien qu'on trouve à propos d'aller jusqu'à la troisiéme. Les poëlettes ont chacune une petite oreille pour les tenir en cas de nécessité ; elles doivent tenir trois onces afin de sçavoir au juste la quantité du sang qu'on a tiré. M. Duchesne, premier Médecin de Monseigneur le Duc de Bourgogne, ne veut point qu'on saigne que dans des poëlettes, parce qu'il ne veut point qu'on tire ni plus ni moins de sang que ce qu'il en a ordonné. Dans les saignées où on peut choisir son tems pour se la faire il conseille celle du soir : Je n'ai vû que lui qui la préferât à celle du matin. Les Chi-

*Tems plus propre à la saignée.* rurgiens trouvent que le soir on est refroidi, que les veines ne s'enflent pas si bien, & que le sang à de la peine à rejallir.

*Préparatifs.* On fait apporter de l'eau dont on remplit un verre, on fait préparer du vinaigre ou de l'eau de la Reine d'Hongrie, en cas que le malade appréhende de tomber en foiblesse. On fait approcher le malade sur le bord du lit qui est du côté du bras qu'on doit saigner, on met un carreau ou un oreiller derriere lui, pour le tenir appuyé à son séant, & on fait garnir le lit d'un drap ou d'une couverture pour recevoir le sang lorsqu'il jallit après l'ouverture de la veine ; & s'il craint que le jour ne l'incommode, il fait fermer les rideaux du lit. Il fait tenir la bougie par une personne qui ait la

main

main sûre, & qui ne craigne pas de voir faigner ; Précaution à obferver.
car si cette perfonne alloit tourner la tête dans le
tems de la piquure, ce mouvement en feroit faire
un autre à fon bras, qui éloignant la lumiere,
pourroit faire manquer la faignée ; c'eft pourquoi,
dans les faignées de conféquence, le Chirurgien
doit amener avec lui un garçon fur lequel il puiffe
compter, tant pour tenir la bougie avec fermeté,
que pour appuyer le bras du malade, afin qu'il ne
puiffe pas le retirer dans le moment de la piquure.

Quand on faigne le Roi, ou quelqu'un de la Circonftances pour faigner un Prince.
Famille Royale, c'eft le premier Médecin qui
tient la bougie ; il fe fait un honneur de rendre ce
fervice, aufli-bien que l'Apothicaire de tenir les
poëlettes. S'il y avoit quelqu'un dans la chambre,
que le Chirurgien ne crût pas de fes amis, il pourroit le faire fortir, parce qu'il ne faut point qu'il
ait pour fpectateur des gens qui pourroient l'inquietter & le chagriner par leur préfence : autrefois ils ufoient de ce privilege, & un jour que M.
Felix le pere alloit faigner le Roi, il dit à l'Huiffier
de faire fortir un des Chirurgien de quartier qui
n'étoit pas de fes amis, mais aujourd'hui cela ne fe
pratique plus. Toutes les fois que j'ai faigné Madame la Dauphine, ou quelqu'un des Princes, la
chambre étoit pleine de monde, & même Monfei-
gneur & les Princes fe mettoient fous le rideau du
lit, fans que cela m'embarraffât.

Il faut encore que le Chirurgien regarde s'il Difpofition extérieure du Chirurgien.
n'y a rien fure lui qui puiffe l'incommoder ; s'il a
des manches trop longues, il faut qu'il les retrouffe ;
fi fa perruque l'embarraffe, il la noue avec un ruban, enfin il fait enforte qu'il n'y ait rien qui
puiffe l'empêcher de bien exécuter la faignée,
mais il ne faut pas aufli qu'il faffe comme un des
Chirurgiens des plus employés qui foient à préfent à Paris, lequel fait fermer fenêtres & portes,
qui défend que perfonne ne marche ni ne parle

T t

dans la chambre , qui fait des préparatifs auſſi grands , & qui prend autant de précautions pour une ſaignée , que s'il alloit couper un bras ou une jambe. Il eſt bon de prendre les meſures néceſſaires pour réuſſir ; mais les meſures outrées ſont inutiles , & même dangereuſes , parce que jettant la crainte dans le cœur du malade , elles empêchent que le ſang ne ſorte avec la même liberté qu'il auroit fait.

Il y a des malades , & particuliérement des femmes , qui , la première fois qu'un Chirurgien les ſaignent , débutent par exagérer les difficultés qu'il y a de les ſaigner ; mais , ſoit qu'effectivement elles ſoient difficiles , ou ſoit qu'un Chirurgien les ſaignant , le leur ait dit pour ſe faire valoir , ce diſcours eſt imprudent , puiſqu'il peut cauſer de la crainte à un Chirurgien timide ; c'eſt au malade à donner ſon bras , ſans s'embarraſſer des difficultés , & c'eſt au Chirurgien à les ſurmonter , ſans faire attention ſur tous les raiſonnemens que le malade peut lui faire.

*Inconſidéra- tion de quel- ques malades.*

Enfin , le point eſſentiel pour acquérir de la réputation dans la ſaignée , c'eſt de n'être point ſi ſuſceptible de crainte. Il faut qu'en allant pour faire une ſaignée , quelque difficile qu'on croye la trouver , on s'y préſente dans la confiance de la bien faire ; il faut que le Chirurgien faſſe ſon raiſonnement en lui-même , & qu'il ſe diſe , ſi d'autres l'ont ſaigné , pourquoi ne le ſaignerois-je pas auſſi ? Et qu'il ſoit perſuadé qu'il y a des bras très-difficiles , mais qu'il n'y en a point d'impoſſibles à ſaigner. La bonne opinion de ſoi-même eſt pardonnable ſur le fait de la ſaignée , il faut même qu'il en ait un peu pour y exceller , & quoiqu'on veuille impoſer comme une loi au Chirurgien de tenir un milieu entre la confiance & la crainte , ſans ſe laiſſer entraîner plus d'un côté que de l'autre , il faut néanmoins , pour devenir bon ſaigneur ,

*Confiance né ceſſaire à un Chirurgien.*

qu'il péche plutôt par trop de témérité, que par trop de timidité.

Il faut encore que le Chirurgien soit ambidextre, Il doit être ambidextre. c'eſt-à-dire, qu'il ſaigne également de la main gauche comme de la droite ; car il faut qu'il faſſe les ſaignées des bras droits, de la main droite, & celles des bras gauches, de la main gauche ; il faut qu'il s'y accoutume dès auſſi-tôt qu'il commence à apprendre à ſaigner. Ceux qui n'ont pas la même adreſſe de la main gauche que de la droite, évitent les ſaignés des bras gauches ; ils ſont à plaindre, puiſqu'ils ne peuvent pas ſe diſpenſer d'en faire, y ayant plus d'occaſions de ſaigner du bras gauche que du droit ; car outre que les maladies qui demandent la ſaignée, viennent également aux deux côtés, il eſt des ſaignées de précaution où on préſente le bras gauche, pour avoir le droit libre pour écrire ou faire ſes affaires, & il y a des perſonnes, qui dans l'appréhenſion qu'on ne leur pique une artere ou un tendon, ne veulent être ſaignées que du côté gauche, diſant pour leur raiſon, que s'il leur arrivoit le malheur d'être eſtropiés, ils auroient du moins la conſolation de ne l'être que du bras gauche.

Toutes ces précautions priſes avant la ſaignée, il faut que le Chirurgien prenne le bras du malade pour en venir à l'exécution, & quoiqu'elle ne conſiſte que dans une piquure, il eſt des circonſtances eſſentielles & néceſſaires qu'il ne faut pas négliger pour la bien faire : nous allons les examiner les unes après les autres, en vous faiſant voir comment il faut faire cette opération.

La premiere choſe qu'il faut faire ayant pris le bras, c'eſt de le découvrir juſqu'à quatre doigts au-deſſus du coude. Si la manche de la camiſole ou de la chemiſe le ſerroit trop, il faudroit la faire découdre, parce que ce ſeroit une contre-ligature, qui ne permettant pas au ſang de faire ſon chemin, em-

T t ij

pêcheroit le succès de la saignée. Les femmes ont aujourd'hui des engageantes très-incommodes, & pour peu qu'elles serrassent le bras, le Chirurgien doit les faire ôter. Il met ensuite une serviette A. qu'il attache dessous le bras avec une épingle, & qu'il releve sur l'épaule & la poitroine de la personne qu'il va saigner, afin qu'elle ne soit pas gâtée par le sang qui doit sortir : c'est une circonstance qu'il ne faut pas oublier aux Dames de la premiere qualité dans les saignées de grossesse ou de précaution, car elles se parent ces jours-là pour recevoir leurs visites, & même avant la saignée ; & si par hazard quelques gouttes de sang alloient salir & déranger leur parure, elles ne le pardonneroient point au Chirurgien.

Le bras découvert, & la serviette mise, le Chirurgien prend une ligature de drap B. pour le bander ; elle doit être rouge, pour n'être point gâtée par le sang, longue de trois quartiers ou plus, afin qu'elle convienne à toutes sortes de bras, & large d'un pouce, pour comprimer sans douleur, car une plus étroite scieroit le bras, & une plus large ne feroit pas une compression suffisante ; elle doit être d'un drap ni trop fin ni trop gros, l'un ou l'autre auroient leurs inconvéniens. Avant que de poser la ligature, il faut observer deux choses; l'une, que le bras soit étendu, & dans la même situation qu'il doit être quand on le pique, & l'autre, que la main soit ouverte & étendue, & que la paume en soit appuyée sur la poitrine du Chirurgien, afin que les muscles de l'avant bras n'étant point gonflés, ne fassent point changer de situation aux veines. On prend la ligature presque par le milieu, on pose ce milieu deux travers de doigts au-dessus du pli du bras, le chef de la ligature qui prend au dedans du bras, doit être un peu plus long que l'autre, parce que ce chef doit servir à faire un nœud coulant; on fait croiser les deux chefs der-

riere le bras ; après avoir fait un ou deux tours fur
le premier, on noue la ligature à la partie externe
du bras, & on la noue d'un fimple nœud coulant,
dont l'anfe eft en haut, & dont les deux chefs pendent en bas derriere le bras. On ne ferre la ligature
pour cette premiere fois, qu'autant qu'il le faut
pour comprimer la veine, & en arrêter le fang dans
l'avant-bras, fans ferrer l'artere qui doit fournir
aux veines du bras un fang qui les faffe enfler ; &
afin même que ce fang fe communique mieux, on
fait remettre le bras dans le lit, & on l'enveloppe,
s'il le faut d'une ferviette bien chaude.

Pendant ce tems de repos, le Chirurgien prend Autres pré-
dans fon lancetier la lancette C. qu'il juge conve- parations.
nable pour la veine qu'il va ouvrir, car il y en a
de plus larges & de plus étroites pour s'en fervir
felon le befoin : il y en a auffi dont les pointes font
très-fines pour les peaux délicates, & d'autres
qu'on appelle des pointes à grain d'orge pour ceux
qui ont la peau dure & feche. La lancette choifie,
il l'ouvre, non pas en triangle aigu, mais un peu
mouffe & allongée, comme celle ci D. & il la
met à fa bouche, la pointe tournée à gauche, quand
il doit faigner au bras droit, & tournée à droite,
quand il doit faigner au bras gauche, ce qu'il ob-
ferve pour prendre la lancette plus commodément.
Enfuite il reprend le bras qu'il fait étendre, &
appuyer contre fa poitrine comme auparavant ; il
fait ferrer la main au malade, le pouce entre les
doigts, afin que les mufcles fe gonflant par cette
action, pouffent davantage les veines en dehors.
Pour moi, je lui donne mon étui à lancette auffi-
tôt que j'en ai tiré celle dont je veux me fervir, je
le lui fais tenir, au lieu de faire ferrer le pouce dans
la main, ce qui produit le même effet : il faudroit
lui donner pour le tourner dans la main après l'ouverture faite, c'eft un tems de gagné, ce qui
fait que le malade le tourne auffi-tôt que le fang

T t iij

vient, sans être obligé de le demander.

Celui qui est chargé de la lumiere, doit être placé au côté gauche du Chirurgien, proche le chevet du lit, si la saignée se fait au bras droit; il doit la tenir de la main gauche, & une assiette sur laquelle il y a une poëlette, de la main droite qu'il tient sous le bras du malade, pour en recevoir le sang aussi-tôt qu'il sortira. C'est au Chirurgien à placer la lumiere; en voilà de deux sortes, une grosse bougie tortillée E. & une autre dans un bougeoir qui sont également bonnes; il choisira, & la placera ou en dedans, ou en dehors du bras, selon qu'il le jugera pour son point de vue, après il examinera les veines, pour se déterminer sur celle qu'il trouvera la meilleure pour faire la saignée.



Il y a quatre veines saignables au bras; la premiere est la céphalique, ainsi appellée, parce qu'étant la plus haute, elle est la plus proche de la tête; la seconde s'appelle la médiane, à cause qu'elle est placée dans le milieu du bras; la troisieme la basilique, parce qu'elle occupe la base du bras; & la quatrieme la cubitale, parce qu'elle est la plus voisine du coude. De ces quatre veines, sont la médiane & la basilique, où on saigne ordinairement, parce qu'elles sont plus grosses & plus commodes, tant pour les ouvrir, que pour en faire sortir le sang, elles sont aussi les plus dangereuses. La basilique est souvent tellement proche de l'artere, qu'il faut craindre de l'ouvrir conjointement avec la veine, & la médiane étant placée sur le tendon du biceps, demande toute l'adresse du Chirurgien pour l'éviter, car l'artere & le tendon sont deux écueils contre lesquels les malheureux Chirurgiens vont échouer.



La situation de la veine céphalique ne permet pas au sang d'en sortir en arcade, comme des autres veines; il faudroit pour cela qu'il fît un jet, comme celui d'une fontaine, ce qu'il a de la peine à faire de cette veine, qui est placée au plus haut lieu du bras. Pour ouvrir la cubitale, il faut faire tourner le bras au malade d'une maniere qui lui est incommode, aussi-bien qu'au Chirurgien, & de plus, la peau étant plus épaisse dans cet endroit, que dans le pli du bras, on est obligé de faire plus de douleur; c'est ce qui fait que ce sont les veines, qu'on ouvre le plus rarement, quoiqu'elles soient sans danger, & qu'on ne coure point de risque de piquer le tendon ou l'artere, parce qu'il n'y en a point. Je conseillerai pourtant au jeune Chirurgien, pour peu qu'il appréhende l'un ou l'autre en saignant, ou la médiane, ou la basilique, de recourir à l'une ou à l'autre de ces deux veines, plutôt que de rien hazarder; il vaut mieux qu'il fasse une saignée qui n'ait pas tout l'agrément & toute l'approbation des spectateurs, que de se mettre au hazard d'estropier le malade pour le reste de ses jours.

Tous les bras n'ont pas quatre veines où on puisse saigner; il y en a qui n'en ont que trois, d'autres deux, & on est quelquefois trop heureux d'en trouver une dans de certains bras: ils en ont tous le même nombre; mais quand elles sont si enfoncées, qu'on ne peut ni les voir, ni les sentir, c'est la même chose pour le Chirurgien, que s'il n'y en avoit point. Il faut donc qu'il s'accommode de la structure du bras, qu'il se contente des veines qu'il y trouve, & qu'il fasse de son mieux pour en sortir à son honneur; & quand j'ai dit qu'il falloit qu'il s'adressât, ou a une céphalique, ou à une cubitale, j'ai entendu parler de ces bras où il y avoit de quoi choisir.

*Exception de quelques bras.*

Il ne suffit pas d'avoir fait le choix de la veine, il faut encore se déterminer sur l'endroit où on veut l'ouvrir; ce doit être toujours sur celui où elle paroît le mieux, & au-dessous des cicatrices des saignées précédentes. Si on vouloit faire l'ouverture au-dessus, le sang n'en sortiroit pas si bien,

*Élection de l'endroit qu'on doit ouvrir.*

T t iv

parce que ces cicatrices ayant retréci la veine, il ne peut pas sortir avec la même liberté qu'il fait au deſſous où la veine a plus de diamétre. C'eſt pourquoi un Chirurgien qui veut ménager un bras qu'il a coutume de ſaigner, commence par ouvrir la veine le plus haut qu'il peut, puis deſcendant toujours en bas, il place ſes ouvertures proche les unes des autres, & ainſi il fait de bonnes ſaignées, & ſe conſerve un terrein qu'il retrouve en tems & lieu.



Quand le Chirurgien eſt déterminé ſur l'endroit qu'il veut piquer, il faut qu'il le marque avec ſon ongle, non pas d'un ſeul coup d'ongle, mais de deux, l'un au-deſſus de la veine, l'autre au deſſous, & diſtant l'un de l'autre autant qu'il juge que la veine a de groſſeur, afin d'en faire l'ouverture d'une marque à l'autre; il doit après cela reſſerrer ſa ligature, pour tenir la peau du bras plus ferme, & il importe peu pour lors qu'elle comprime l'artere, la veine étant ſuffiſamment gonflée, il fait enſuite une friction avec ſa main droite ſur l'avant-bras de bas en haut, pour faire monter le ſang contenu dans la veine, vers l'endroit où il veut l'ouvrir, & en même tems empoignant le bras avec ſa main gauche, il en met le pouce ſur la veine, pour empêcher le ſang de retourner ſur la main, & enfin, avant que de prendre la lancette qu'il tient à la bouche, il touche l'endroit marquée avec ſon doigt indice, pour voir ſi par les mouvemens qu'il vient de faire, la veine n'a point changé de ſituation.



S'il trouve la veine dans le même état, c'eſt alors que ſans détourner ſa vue de deſſus l'endroit qu'il a marqué, il prend ſa lancette qu'il tient avec deux doigts; ſçavoir le pouce & l'indice par le milieu du fer, afin de la tenir avec plus de fermeté; il poſe enſuite ſur le bras le bout des autres doigts, pour empêcher que ſa main ne vacille dans le tems qu'il doit faire la ponction ; sa main étant assurée, il approche la lancette du lieu qu'il va ouvrir, & la posant sur la marque inférieure, qui est le dessous de la veine, il l'enfonce jusqu'à ce qu'il croye, ou qu'il soit sûr d'être dans la veine, & en la retirant, il fait une élévation, c'est-à-dire, il coupe de la peau autant qu'il le juge nécessaire pour faire une bonne saignée, le sang suit la lancette ; car en la retirant, il jaillit plus ou moins loin, selon que la veine est grosse, & selon la chaleur & la vivacité du sang.

L'ouverture de la veine se peut faire de trois façons, ou en long, ou en travers, ou de biais ; c'est la derniere qu'on doit préférer aux autres, tant parce qu'elle est plus commode pour l'Opérateur, qu'à cause qu'elle est la meilleure pour le malade, faisant l'ouverture de la veine plus grande, ce qui facilite la sortie du sang. Pour bien ouvrir la veine, il n'y a que les deux doigts qui tiennent la lancette qui doivent agir ; ils sont pliés quand ils portent la lancette jusques sur la veine, & la main étant alors appuyée par les autres doigts qui sont soutenus sur le bras du malade, la lancette entre par le seul allongement du pouce & de l'indice, & se retire de même. Si le Chirurgien se servoit de toute la main pour faire une aussi légere ouverture, ce seroit avec raison qu'on diroit de ce Chirurgien, qu'il auroit la main pesante.

Trois façons d'ouvrir la veine.

L'ouverture a deux tems, celui de la ponction, & celui de l'élévation ; le premier est le tems qu'il faut pour faire le chemin de dehors en dedans, & le second est le tems qu'il faut pour faire celui de dedans en dehors : quand la lancette entre, elle coupe avec les deux tranchans ; mais quand elle sort, elle ne coupe qu'avec le tranchant supérieur, qu'on retire en l'élevant un peu. Il y en a qui ajoutent un tems d'incision qu'ils mettent entre les deux autres, mais c'est multiplier les êtres sans né-

L'ouverture se fait en deux tems.

ceffité, la ponction & l'incifion ne fe pouvant faire fans incifion (a).

(a) On fera ici, en faveur des jeunes Chirurgiens, quelques remarques fort importantes fur la faignée.

La faignée du bras eft une opération dont les fuites peuvent être fort dangereufes. Elle demande par conféquent beaucoup d'attention de la part du Chirurgien. Or, ce qu'il doit principalement éviter en la faifant, c'eft de piquer l'artere, le tendon ou l'aponevrofe du mufcle biceps. Il faut donc qu'il foit bien inftruit de la fituation de ces parties, par rapport aux vaiffeaux qu'il doit ouvrir.

L'Anatomie fait connoître parfaitement la fituation du tendon & de l'aponévrofe du mufcle biceps ; mais elle ne peut apprendre exactement celle des arteres par rapport aux veines, parce que cette fituation n'eft pas tout-à-fait la même dans différens fujets. Il y en a où l'artere eft fort enfoncée, & d'autres où elle ne l'eft pas beaucoup. Il y en a où cette artere accompagne la veine bafilique dans un affez long trajet ; d'autres où ces vaiffeaux fe croifent feulement, & quelques-uns même où ils font dans tout leur trajet un peu éloignés l'un de l'autre. C'eft pourquoi lorfqu'on veut piquer la veine bafilique vers le pli du bras, il faut, avant de mettre la ligature, reconnoître par le tact la fituation de l'artere, afin de l'éviter. Cette précaution eft d'autant plus néceffaire, qu'il y a des fujets où il fe trouve une variation finguliere dans la fituation de ces vaiffeaux. M. Verdier a fait voir depuis peu à l'Académie de Chirurgie, un bras, dans lequel l'artere cubitale, qui pour l'ordinaire paffe fous les mufcles rond & radial interne, paffoit au contraire au-deffus, accompagnoit la veine bafilique, & n'étoit recouvert que de la peau & de la graiffe. Il a vu une autre variation auffi finguliere, où l'artere accompagnoit la veine céphalique.

Le vaiffeau qu'on doit ouvrir eft quelquefois pofé directement fur le tendon du mufcle biceps, qui fait dans certains fujets une faillie. Il faut alors faire mettre le bras de la perfonne que l'on faigne en pronation, & ce tendon, qui a fon attache derriere la petite apophyfe du radius, fe cache, pour ainfi dire, & s'enfonce.

Lorfqu'on a pofé la ligature, fi le vaiffeau n'eft pas bien apparent, on met le doit index, ou le pouce d'une main fur la veine, & on fait de l'autre main avec le

Auſſi-tôt que le ſang a rejailli, le Chirurgien replie ſa lancette, qu'il met ſur le bord de l'aſſiette de la premiere poëlette, pour la retrouver aiſément; lorſqu'on la met ſur le lit, elle peut tomber, & ſe gâter, ou bien on eſt embarraſſé de la chercher dans le drap qui couvroit le lit, que des ſerviteurs auront ôté & emporté. Si la lumiere eſt en dedans, il ne faut pas la retirer par deſſous le bras, de crainte de le brûler; il faut, au contraire, la porter en devant, dans le milieu du lit, afin qu'elle éclaire la ſortie du ſang. Il y a des malades qui la veulent tenir 

doigt du milieu & l'index, pluſieurs frictions le long de l'avant-bras, en commençant vers le poignet. Par ce moyen, on renvoye vers le pouce, ou le doigt index, la colonne du ſang qui eſt dans la veine, ce qui rend ce vaiſſeau plus ou moins ſenſible, & fait connoître s'il fournira une quantité ſuffiſante de ſang, s'il eſt enfoncé bien avant, le lieu où il l'eſt moins, eſt celui par conſéquent où il faut l'ouvrir.

Il ne faut jamais piquer, à moins que le vaiſſeau ne ſoit ſenſible au tact, quand même quelques cicatrices l'indiqueroient; car on ne pourroit piquer qu'au hazard, ce qui ſeroit imprudent. Il y a des vaiſſeaux qui ne ſe font pas ſentir auſſi-tôt que la ligature eſt faite, mais quelque tems aprè.

S'il y a du danger à ouvrir les vaiſſeaux au pli du bras, à cauſe de leur petiteſſe, jointe à la proximité de l'artere ou du tendon, il faut les ouvrir à l'avant-bras, au poignet, ou même à la main.

Lorſque les vaiſſeaux ſont ſi enfoncés, qu'on ne les ſent pas dans le pli du bras, ni même l'avant-bras, on fait mettre l'avant-bras dans l'eau chaude, qui en raréfiant le ſang, fait gonfler les veines.

Quand le Chirurgien a choiſi le vaiſſeau, il doit l'aſſujettir, ſoit en mettant le pouce deſſus, comme l'Auteur l'enſeigne, ſoit en embraſſant avec la main l'avant-bras par derriere, de ſorte que la peau ſoit un peu tendue: cette derniere méthode a quelque avantage ſur l'autre; elle les aſſujettit avec plus de fermeté. On peut dire même qu'elle eſt néceſſaire pour les vaiſſeaux roulans.

Il faut porter la lancette plus ou moins perpendiculairement ſur la peau, à proportion que le vaiſſeau eſt

eux-mêmes, c'eft à quoi le Chirurgien ne doit point s'oppofer, tant parce qu'il en voit mieux ce qu'il fait, qu'à caufe que cela occupe le malade, qu'il n'en tombe pas fitôt en foibleffe.

*Ce qui obli- ge à relâcher la ligature.*

Si le fang, après fon premier jet, ceffe d'aller en arcade, ce rallentiffement vient de ce que la ligature comprime trop l'artere ; il faut donc au plutôt relâcher cette ligature, & à l'inftant on voit le fang revenir comme auparavant. Ce feul article devoit ouvrir les yeux aux Anciens fur la circulation ; puifqu'il n'eft pas poffible que l'avant bras puiffe

*Preuve ma nifeite de la circulation du fang.*

contenir tout le fang qu'on tire, il faut donc que ce fang foit porté par quelque conduit : ce ne peut pas être par la veine dont on barre le chemin par le moyen de la ligature ; il faut donc que ce foit par

plus ou moins enfoncé. Cette regle eft d'une grande importance.

Si le vaiffeau eft très-enfoncé, il faut porter la pointe de la lancette prefqu'à plomb ; car fi on la portoit obliquement, elle pourroit paffer par-deffus. Si le vaiffeau eft fi enfoncé, qu'on ne le puiffe appervoir que par le tact, il faut ne point perdre de vue l'endroit fous lequel on l'a fenti ; on y porte la pointe de la lancette, on l'enfonce doucement jufqu'à ce qu'elle foit entrée dans le vaiffeau, ce qu'une légere réfiftance, pareille à celle que l'on fent lorfqu'on perce du canepin, & quelques gouttes de fang font connoître : alors on amplifie l'ouverture avec le tranchant de la lancette, en la retirant

Ce font ordinairement les perfonnes graffes qui ont les vaiffeaux très-enfoncés, & par conféquent il n'y a pas tant à craindre de piquer l'artere, le tendon ou l'aponevrofe, en ouvrant les vaiffeaux enfoncés, qui font prefque toujours entourés, de beaucoup de graiffe, qu'en ouvrant des vaiffeaux apparens.

Ces derniers font quelquefois collés fur le tendon, fur l'aponevrofe ou fur l'artere ; c'eft pourquoi il faut, pour les ouvrir, porter la pointe de la lancette prefqu'obliquement. Lorfqu'elle eft dans la cavité du vaiffeau, on éleve le poignet, afin d'augmenter l'ouverture avec fon tranchant. Si l'on portoit la lancette perpendiculairement, on rifqueroit d'atteindre l'une de ces parties, qu'il eft dangereux de piquer.

l'artere, n'y ayant que ces deux sortes de vaisseaux qui conduisent le sang par toute la machine.

Il faut que le Chirurgien fasse ensorte que le sang aille en arcade, cela seulement pour contenter le malade & les spectateurs ; car la saignée est toute aussi bonne en coulant le long du bras. J'ai saigné plus de vingt fois M. Daquin, premier Médecin du Roi, il ne vouloit jamais que le sang sortît en jaillissant, il vouloit qu'il allât le long du bras, & prétendoit que la saignée en étoit meilleure. Il faut néanmoins que le Chirurgien s'accommode aux sentimens publics, qu'il éleve, ou qu'il fasse baisser la peau, afin de mettre les ouvertures de la peau & de la veine vis-à-vis l'une de l'autre, & faire ainsi sortir le sang en fontaine ; il faut qu'il plie un peu le bras du malade, afin que la peau ne pressant pas trop l'ouverture, le sang sorte mieux, il faut encore qu'il soutienne le bras, qui se fatigueroit & s'appésantiroit, s'il n'étoit pas soulagé par la main du Chirurgien : il doit empêcher que le malade ne regarde son sang, s'il est du nombre de ces poltrons, à qui une goutte de sang fait peur : il lui donnera quelque chose de rond dans la main, qu'il lui faut faire tourner sans trop la serrer, il faut que ce soit par un mouvement réglé, qui puisse hâter le sang de se porter vers l'ouverture de la veine.

Il y a quelques Chirurgiens à Paris qui portent dans une poche faite exprès, un bâton G. de la longueur d'un pied & demi, garni de velours, & même brodé ; ils le donnent à tenir au malade aussitôt que la piquure est faite ; il prétendent que ce bâton n'est pas seulement pour le tourner dans la main, mais que le bout de ce bâton posant sur le lit, sert à appuyer le bras du malade. Je n'ai point pratiqué cette galanterie, je me suis contenté de donner mon étui, & même avant la saignée, comme je vous ai dit.

De ce qu'on donne au malade à tenir dans sa main.

On ne peut pas se passer de serviteurs en saignant, il en faut au moins deux ; l'un qui tienne la lumiere d'une main , & la poëlette de l'autre pendant qu'elle s'emplit , & l'autre qui apporte les poëlettes vuides , & les reporte sur la table quand elles sont pleines , qui donne la bande & la compresse dans le tems qu'on en a besoin , & qui puisse apporter tout ce qui seroit necessaire , en cas que le malade tombât en foiblesse.



La quantité du sang qu'on doit tirer , n'est point égale en toutes sortes de sujets : si c'est une saignée ordonnée par un Médecin , le Chirurgien a sa loi écrite , il faut qu'il n'en tire pas une dragme plus que ce qui lui est ordonné ; si c'est une saignée de précaution , il la proportionnera aux forces & au tempérament du sujet ; s'il la soutient bien il la fera plus grande ; s'il pâlit , & qu'il commence à se trouver mal , il la finira aussi-tôt. Enfin , il est une infinité de circonstances que je ne puis pas toutes rapporter ici. J'ai remarqué que quand j'ai saigné des maris en présence , de leurs femmes , les femmes ne vouloient point que je tirasse beaucoup de sang , & que quand j'ai saigné des femmes , les maris n'étoient point contens , que la saignée ne fût ample & copieuse : ils ont les uns & les autres leurs raisons , qui ne sont pas difficiles à deviner.



Lorsque la premiere poëlette H. est presque pleine , on fait apporter la seconde I. qu'on place sous cette premiere , afin qu'en la retirant , le sang tombe dans cette seconde ; on en use de même pour la troisiéme K. & pendant que cette derniere s'emplit , on fait apporter la bande & les compresses ; on a soin que celui qui porte les poëlettes de sang du lit sur la table , aille doucement , afin de ne le point répandre sur l'assiette , & qu'il les mette selon le rang qu'elles ont été tirées. Pour arrêter le sang , il faut délier la ligature , prenant garde qu'elle ne trempe dans la derniere poëlette , qu'on ne fait point emporter que la ligature ne soit ôtée , & qu'on ne se soit rendu maître du sang ; pour y parvenir , on pose deux doigts de la main gauche à côté de l'ouverture ; sçavoir , le doigt indice , & celui du milieu ; ensuite avec ces deux doigts , on fait faire à la peau un petit mouvement demi-circulaire , par le moyen duquel le sang s'arrête , sans qu'il en sorte une seule goutte. Alors on fait porter sur la table la derniere poëlette , pour la mettre au rang des autres.

Le Chirurgien prend ensuite une petite compresse L. de la main droite , & avant que de la poser , il peut ôter ses deux doigts qui tenoient l'ouverture sujette pour en laisser dégorger un peu de sang , puis les remettant , il arrête le sang une seconde fois , & aussi-tôt il pose la compresse sur l'ouverture , après quoi il en met une seconde M. plus large , & les tenant l'une & l'autre de la main gauche , il essuie avec le coin d'une serviette mouillée , le sang qui peut avoir gâté le bras , puis il pose sur les compresses une bande N. à six doigts d'un de ses bouts qu'il fait pendre derriere le bras ; il  tourne un circulaire au-dessus du coude , & repassant la bande sur la saignée , il fait un autre circulaire à l'avant-bras , ce qu'il continue en croisant toujours sur les compresses autant de fois que la bande le peut permettre. Il en noue les deux bouts O O. sur le derriere de l'avant-bras , & afin que les compresses ne puissent couler pendant la nuit , il les attache à la bande avec une épingle. Il recouvre le bras en abbaissant la manche de la camisole & de la chemise , & le faisant plier , il le remet dans le lit , enjoignant au malade de le tenir ainsi plié sur son estomac , de crainte que s'il le remuoit , le sang ne vint à s'échapper.

Si je conseille de mettre deux compresses , c'est  pour le mieux ; car il est certain qu'une petite compresse appuyés par-dessus une plus grande, comprime beaucoup mieux l'incision qu'une seule, ce qui fait qu'elle est plûtôt réunie. Je sçait que la pratique ordinaire est de ne s'en servir que d'une, & souvent j'en ai usé ainsi. Au reste, si on avoit essuyé le sang avec la compresse qu'on va poser sur la chair, il ne la faudroit pas appliquer du côté où seroit le sang, cela pourroit faire un durillon sur la plaie ; mais il la faudroit tourner de l'autre côté.

La pratique ancienne étoit de mouiller la compresse, & il y en a encore qui la suivent : en m'apprenant à saigner, on me la faisoit mouiller ; mais je me suis défait de cette méthode, je la pose séche, & je m'en trouve bien. J'ai cela de commun avec la plûpart des bons Phlébotomistes, qui aujourd'hui ne la trempent dans aucune liqueur ; une compresse mouillée en se desséchant, s'endurcit, & devient un corps dur, capable de meurtrir l'endroit où elle est appliquée. On ne la doit *Les cas où il faut mouiller les compresses.* mouiller que quand il y a un petit trombus, qui est une petite élévation autour de l'ouverture quand elle est petite, ou lorsqu'on croit qu'il y a un peu de sang épanché entre cuir & chair ; mais ces accidens n'arrivent point, quand on a fait une ouverture suffisante.

*Secours pour le malade qui tombe en foiblesse.* Après que la saignée est faite, & que bras est bandé, le Chirurgien n'est pas encore quitte de son opération : s'il arrive que le malade tombe en foiblesse, il faut qu'il le fasse revenir au plûtôt, en lui ôtant les oreillers de dessous la tête, & le couchant tout à plat, en lui jettant de l'eau au visage, en lui faisant sentir du vinaigre, de l'eau de la Reine d'Hongrie P. ou quelque chose de très-fort, en lui frappant dans les mains, & en ouvrant les rideaux du lit & les fenêtres, pour lui donner de l'air, & ainsi lui procurer la facilité de respirer avec liberté. Le malade étant revenu, on lui peut

donner

donner à boire un demi-verre , moitié eau & vin Q.
s'il avoit la fiévre , on lui donneroit de la tisane ;
puis ayant remis le bras dans une bonne situation ,
on le laisse en repos.

Tout ce qu'il y avoit à faire auprès du malade étant fini, le Chirurgien s'approche de la table pour voir le sang. Il y en a qui soufflent l'écume qui est dessus, ou qui l'ôtent avec une carte ou une plume , ils prétendent qu'en découvrant ainsi la superficie du sang , on en voit mieux la bonne ou mauvaise qualité. Pour moi, je ne me suis jamais donné la peine de l'ôter , parce que je crois que ce petit mouvement pouvant déranger les fibres superficielles du sang, il peut empêcher d'en connoître les qualités, & d'autant plus que l'écume ne couvrant point la totalité de la poëlette on peut juger par ce qui est découvert de la nature du sang. Les Médecins demandent presque toujours , en venant voir le malade, si la saignée a été bonne , & si le sang est bien venu : quand on a laissé l'écume dessus , c'est une preuve convainquante qu'il est sorti en arcade & avec vîtesse ; ce sont ainsi des questions & des conséquences épargnées, puisqu'ils n'ont qu'à jetter les yeux sur le sang , pour être informés de la maniere que la saignée s'est passée.



Il ne faut pas manquer de marquer les poëlettes , en mettant un petit morceau de papier sur la premiere , deux sur la seconde , & trois sur la troisiéme ; d'une aussi légere omission, on en feroit un crime au Chirurgien, quand on viendroit pour décider des qualités du sang , quoique l'embarras de sçavoir laquelle est la premiere ou la seconde poëlette , soit de petites conséquence. Il y a des poëlettes qui sont marquées par un, deux & trois ; mais il faut les apporter dans leurs rang , & comme il arrive souvent qu'un serviteur se peut tromper , & que la gravure qui est sur le bord de la poëlette peut être couverte de fang, c''eft le plus sûr de les marquer avec du papier.



Un des Domeftiques préfente au Chirurgien le baffin R. pour laver fa lancette, il verfe deffus de l'eau qui eft dans l'aiguiere S. & avec la ferviette T. il effuie fes mains & fa lancette. Il faut enfuite qu'il entretienne le malade, & qu'il lui prouve le befoin qu'il avoit de cette faignée : fi le fang eft forti avec vigueur & en abondance, il lui fait voir la néceffité qu'il y avoit d'en ôter, en lui difant que le trop qu'il en avoit pouvoit lui caufer quelque maladie dangereufe & mortelle. S'il eft tombé en défaillance, & qu'il ait eu de la peine à la foutenir, il lui affure que les faignées qui vont jufqu'au cœur font les meilleures : fi le fang eft vilain & corrompu, il lui dit que ce qu'on en a vuidé, donnera moyen par le fecours de la circulation à celui qui refte de fe purifier : s'il eft beau & vermeil, il s'en réjouira avec le malade, en lui difant que c'eft une preuve infaillible, que celui qui demeure dans fes veines eft de pareille nature, & qu'un pareil fang promet une fanté de longue durée. Enfin, de quelque maniere que la faignée ait tourné, il doit en tirer des conféquences avantageufes pour le malade.



On ne manque pas de faire quelques queftions. Si le malade demande, par exemple, s'il peut boire un verre d'eau immédiatement après la faignée, bien loin de s'y oppofer, il faut même le lui confeiller, parce que cela ne lui peut faire aucun mal, & au contraire, il peut produire un bien ; car cette eau paffant promptement dans les vaiffeaux pour remplacer le fang qui vient d'en être vuidé, elle ne peut qu'humecter & rafraîchir celui qui refte, qui eft  l'intention pourquoi on la donne. J'ai vu quelques Dames qui faifoient apporter dans leur chambre un feau plein d'eau de puits bien fraîche, & qui faifoient jetter leur fang dans cette eau auffi-tôt qu'il étoit forti ; elles prétendoient que par la vertu de la fympathie, le fang qui leur reftoit en étoit rafraîchi : je laiffe à juger fi elles avoient raifon ou non. Mais je ne combattois point leur opinion, perfuadé que fi cette eau ne produifoit point le bien qu'elles en attendoient, au moins elle ne pouvoit faire aucun mal.

Une queftion qui eft fouvent faite par les malades, c'eft de demander s'ils peuvent dormir après la faignée. Jufqu'à préfent je l'ai vu défendre ; mais je n'en ai pas pu pénétrer la raifon à moins que ce ne foit la crainte que le bras ne fe débande pendant le fommeil : s'il y en a quelqu'autre, elle eft au-deffus de mes connoiffances ; mais s'il n'y avoit que celle-là, elle ne doit pas priver le malade d'un doux repos que la faignée lui procure, c'eft pourquoi après avoir bu un verre d'eau, je ne m'oppofe point au fommeil qui vient fe préfenter après la faignée.

Le fang tiré ne doit point être expofé au grand air, ni au foleil, mais à l'ombre fur une table dans un endroit ni trop chaud ni trop froid, afin qu'en refroidiffant peu à peu la féparation des liqueurs qui le compofent, fe puiffe faire en prenant chacune leurs places, felon leur épaiffeur ou leur legereté. Le Chirurgien finit, en confeillant au malade de prendre un bouillon une heure après, étant la nourriture la plus convenable après la faignée, & enfuite ayant reçu le falaire de fes peines, qui eft très-médiocre aujourd'hui, il prend congé de la compagnie.

Si le lendemain le Chirurgien vient rendre vifite à la perfonne faignée, il faut qu'il aille d'abord examiner le fang, pour pouvoir répondre à toutes les queftions que le malade lui fera fur la bonne ou mauvaife qualité de fon fang. De quelque nature qu'il le trouve, il ne doit lui rien dire que de confolant, & quand même il auroit acquis un degré de pourriture qui feroit craindre quelque maladie fâcheufe, il ne doit point l'allarmer fur l'avenir, il doit feulement lui faire entrevoir qu'il ne faut rien négliger pour tâcher de corriger & purifier fon fang des mauvaifes difpofitions qui y font, qui pourroient par la fuite devenir férieufes, & caufer des défordres manifeftes & dangereux.



C'eft une erreur de croire que par une petite ouverture il n'y ait que le beau fang qui forte, le Public eft infatué de cette opinion, dont il eft impoffible de le défabufer. Il eft vrai que le fang forti par un petit filet paroît rouge & vermeil, parce qu'ayant été long-tems à emplir la poëlette, l'air a eu plus de loifir de le refroidir, & il s'eft coagulé avant que les féparations aient pu fe faire; mais il n'eft pas moins mauvais que celui qui eft refté, & une grande ou petite ouverture tire également le fang tel qu'il eft dans fes vaiffeaux, de même qu'un petit ou un gros foret tire du vin pareil à celui qui eft contenu dans le tonneau.



Si on reçoit le fang dans le creux des affiettes, il paroîtra très-beau, parce qu'étant d'un volume plus étendu, il eft plutôt refroidi, & par conféquent coagulé, avant que les particules lourdes & legeres fe foient féparées; ou pour parler à la mode, il eft plus frappé par l'air, qui y laiffant plus de nître, lui donne cette couleur vermeille qu'on y voit. Mais fi on le reçoit dans des poëlettes qui foient plus creufes & plus étroites, confervant fa chaleur plus long-tems, le groffier a le tems de tomber en bas, le moins épais d'occuper le milieu, & le plus féreux de nâger fur la fuperficie. La preuve en eft convainquante, lorfqu'une poëlette eft trop pleine, & qu'elle répand par-deffus, le fang qui eft fur l'affiette eft d'une très-belle couleur, & celui de la poëlette quelquefois fi vilain, qu'on croiroit que ce font deux fangs différens, quoique ce foit véritablement le même.

On ne permet pas trop aux Chirurgiens de raisonner sur les différentes qualités du sang, c'est pourquoi je n'en parlerai point ici, quoique ce soit eux qui les premiers en peuvent juger : dès que le sang après la piquure a rejailli sur le drap, les Chirurgiens par les taches qu'il y fait, connoissent s'il est bon ou mauvais ; & pendant la saignée en tombant dans la poëlette, il s'en éleve une vapeur qui frappant les narines du Chirurgien, lui fait juger de sa bonne ou mauvaise qualité ; mais laissant le reste à ceux qui en doivent juger souverainement, je demande seulement que rendant justice au Chirurgien, on ne l'accuse point quand on ne trouve pas le sang qu'il a tiré aussi mauvais qu'on croyoit qu'il dût l'être.

On connoît le sang par les taches qu'il fait & l'odeur qu'il rend.

La saignée qui est l'opération de la Chirurgie la plus commune, & celle qui paroît la plus simple, est néanmoins celle qui est accompagnée de plus d'accidens : il y en a qui peuvent arriver par la faute du Chirurgien, comme la piquure du nerf & du tendon, ou de l'artere ; mais il en est une infinité qui en sont des suites fâcheuses, quoiqu'on les ait bien faites, & dont on veut rendre le Chirurgien responsable. Celui qui saigne le plus, est le plus exposé à ces malheurs, parce qu'étant en réputation pour la saignée, les plus difficiles lui tombent en partage. De l'aveu de tous les Chirurgiens, c'est l'opération la plus périlleuse, & celle qui leur donne le plus de sujet de mortification, ils n'aspirent tous qu'à la quitter le plutôt qu'ils le peuvent, & dès qu'ils sont venus à Paris dans la haute pratique, ils abandonnent avec joie la saignée, & ils croient s'être tiré une grosse épine du pied.

Accidens de la saignée.

Le moindre de tous les accidens, c'est de manquer une saignée ; il y a souvent plus de prudence à retirer sa lancette sans avoir de sang, que de vouloir en labourant dans un bras avec la pointe de

De la saignée blanche.

la lancette en avoir à quelque prix que ce soit, &
il vaut mieux faire une saignée blanche, que de
se mettre dans le hazard de piquer une artere ou un
nerf dans des bras où la veine entourée de graisse
qui n'est pas capable de l'appuyer, s'échappe à la
pointe de la lancette. Si celui qui tient la lumiere
la change de place dans l'instant de la piquure, ou
si le malade craintif retire son bras dans ce moment,
ce sont des raisons pour faire manquer, & quoique
ce ne soit pas la faute du Chirurgien, on ne laisse pas de la lui imputer par l'injuste disposition où
on est de le rendre responsable de tous les évene-
mens (a).

D'où vient l'échimose. — S'il survient une échimose autour de la saignée,
ou si ce sang qui est épanché forme un petit abscès
qui suppure par l'ouverture de la saignée, c'est toujours la faute du malade qui s'est servi de son bras
trop tôt, & qui par l'action qu'il aura faite, aura
obligé le sang de s'échapper de la veine, qui n'ayant
pu sortir au dehors à cause du bandage se sera extravasé entre la peau & la veine (b); comme il arriva à une femme de chambre d'une Dame de la
premiere qualité, que j'avois saignée le matin, &

(a) On manque encore une saignée, parce que le vaisseau étant très-enfoncé, on ne porte pas la lancette assez
avant ou assez perpendiculairement, parce que le vaisseau
est roulant, & qu'il fuit, pour ainsi dire, la lancette;
parce qu'on pique à côté du vaisseau, ou au milieu de
beaucoup de cicatrices, qui assez souvent en retrécissent
le diametre. Dans ce cas, il faut examiner laquelle de ces
causes a fait manquer la saignée pour éviter un pareil inconvénient.

(b) L'échimose peut être encore une suite d'une petite tumeur appellée trombus, formée de sang épanché
sous la peau, soit parce qu'on a piqué la veine de part
en part, soit parce que l'ouverture de la peau ne se
trouve pas vis-à-vis de celle du vaisseau, soit enfin parce
que l'ouverture de la peau est plus petite que celle de la
veine.

qui une heure après alla peigner & habiller sa Maîtresse, ne voulant pas qu'elle sçût qu'elle avoit été
saignée. Elle m'envoya chercher, parce que son bras
lui faisoit beaucoup de douleur; & quoiqu'elle le
voulût cacher à sa Maîtresse; je le lui allai dire aussi-
tôt, afin qu'elle fût informée de la vérité. Elle la
gronda fort de s'être fait saigner à son insçu, & s'il
étoit vrai qu'elle en eût besoin, de ne s'être pas
tenue en repos.

Il y a dans l'avant-bras une aponevrose large qui
l'enveloppe, & qu'on a prise jusqu'à présent pour
la membrane commune des muscles. Quand on est
obligé de saigner une médiane avancée, on ne peut
gueres se dispenser de toucher cette aponevrose,
qui cause quelquefois un frémissement qu'on ressent jusqu'au bout des doigts; c'est pourquoi il
faut éviter ces sortes de saignées autant qu'on peut.
Mais si on n'avoit pas pu saigner ailleurs, & que
cette membrane eût été touchée, il y surviendroit
fluxion, douleur, dureté, & quelquefois un abscès; ce qui ne donne pas peu de mortification au
Chirurgien.

Mais quoique ces accidens ne soient pas causés
par la faute du Chirurgien, il faut néanmoins qu'il
travaille à y remédier, de crainte qu'ils n'aient de
la suite, & que ceux qui ne sont pas instruits comme la chose s'est passée ne l'aggravent & ne lui tombent à dos. Si c'est une simple échimose, en la
bassinant avec de l'eau-de-vie ou de l'esprit-de-vin,
on la guérit; s'il y a du sang qui veuille venir à
suppuration, on lui aide avec l'emplâtre divin & un
peu de basilicon, & quand le pus est sorti par la
saignée, on desseche avec l'emplâtre de ceruse brûlée. Si c'est une fluxion sur l'avant-bras causée par
l'attouchement de l'aponevrose, on saigne plusieurs
fois de l'autre bras pour détourner l'humeur qui
prend le chemin de cette partie; on fait de bonnes
embrocations avec les huiles rosat, de camomille,

de mélilot & de vers, & on se sert de cataplasmes
anodins & résolutifs (a).

Cure des dépôts.

Il se fait quelquefois un dépôt sur le bras saignée
quoique l'opération n'y ait point de part ; ce qui
arrive à des personnes cacochimes accablées d'humeurs qui sont prêtes à se jetter sur quelque partie.
Si on les saigne dans ce tems-là ces humeurs se déterminent à couler sur la partie qu'on a vuidée par
la saignée : le lendemain on trouve le bras gonflé
& douloureux, qui enfle à vû d'œil, & qui grossi-
roit extraordinairement, si on ne travailloit à détourner ce torrent par de grandes saignées faites à
l'autre bras, par des cordiaux pris intérieurement,
& par l'application des remedes capables d'arrêter
le cours de ces humeurs, de les résoudre & de défendre le bras contre celles dont il est abbreuvé. La
furie de ces humeurs est quelquefois si grande que
j'y ai vu la gangrene dès le deuxieme jour, & le
malade mourir le troisiéme. Un pareil malheur arriva à la femme d'un Officier de la Reine, qui
chagrine d'avoir perdu un fils unique, tomba malade ; je la devois saigner le lendemain, mais elle
changea de sentiment, elle aima mieux aller à une
maison de campagne qu'elle avoit proche de Versailles ; elle s'y fit saigner du pied, le dépôt se fit
si grand sur la jambe & la cuisse, que la gangrene y
survint, & elle mourut en trois jours. Depuis quelques mois, M. le Duc de Saint-Simon fut saigné
à Paris par un Chirurgien des plus employés ; il se

(a) C'est un bonheur pour le malade & pour le Chirurgien quand les accidens qui ne surviennent que trop
souvent à la piquure de l'aponevrose du muscle biceps
cedent aux remedes que l'Auteur propose ici. Mais lorsqu'ils y résistent, il faut examiner s'il n'y a point quelque
épanchement de liqueur, ce qu'on peut reconnoitre à la
fluctuation. En ce cas, il faut ouvrir la tumeur, pour
donner issue aux matieres, qui pour l'ordinaire se trouvent épanchées sous l'aponevrose, & causent des accidens très-facheux

fit sur son bras une fluxion causée par la disposition où il étoit, qui se termina par un abscès qu'on ouvrit, & dont il fut guéri en trois semaines sans en être estropié. On n'accusoit pas moins le Chirurgien que d'avoir piqué le tendon, ou le nerf; tout le monde lui faisoit son Procès; mais une guérison aussi prompte l'a justifié, en faisant voir que ni l'une ni l'autre de ces deux parties n'avoit été offensée, puisque quand elles le sont, il faut plusieurs mois pour les guérir.

Il peut arriver que le Chirurgien piquera malheureusement un tendon, ou un nerf; mais ces piquures ne sont pas mortelles (a): il faut qu'il y apporte le remede que la bonne Chirurgie lui ordonne, & pour l'en instruire, je crois ne pouvoir pas mieux faire que de rapporter ici l'histoire du Roi Charles IX à qui ce malheur arriva: La voici dans les termes qu'Ambroise Paré, son premier Chirurgien, & l'un de nos plus fameux Auteurs nous l'a laissé par écrit. « Le Roi ayant la fiévre, » Monsieur Chapelain son premier Médecin & » Monsieur Castellan, aussi Médecin de Sa Majesté » & premier Médecin de la Reine sa Mere, lui » ordonnerent la saignée. Pour la faire on appella » un Chirurgien qui avoit bruit de bien saigner; » lequel cuidant faire ouverture à la veine, piqua » le nerf, qui fit promptement écrier le Roi, disant avoir senti une très-grande douleur; par » quoi assez hautement je dis qu'on desserrât la li- » gature, autrement que le bras enfleroit bien



(a) Ces piquures ne sont pas mortelles, quelquefois même on n'en est pas estropié, lors même qu'on est obligé de couper le tendon. * On voit dans le Mercure de France, Juillet 1732, qu'une personne à qui M. Granier fut obligé de couper le tendon du muscle biceps à la fin du corps charnu de ce muscle, & assez près de son insertion au radius, a conservé le mouvement & la force de son bras.

» fort, ce qui advint subit avec une contraction
» du bras, de maniere qu'il ne le pouvoit fléchir
» & étendre librement, & y étoit la douleur ex-
» trême tant à l'endroit de la piquure que de tout
» le bras. Pour le premier & plus prompt remede
» j'appliquai une petite emplâtre de basilicon de
» peur que la plaie ne s'aglutinât, & par-dessus
» tout le bras des compresses imbues en oxycrat,
» avec une ligature expulsive, commençant au car-
» pe & finissant près l'épaule, pour faire renvoi
» du sang & esprits au centre du corps, de peur
» que les muscles ne reçussent trop grande fluxion,
» inflammation & autres accidens. Cela fait, nous
» nous retirâmes à part pour aviser & conclure
» quels médicamens on y devoit appliquer pour
» appaiser la douleur & obvier aux accidens qui
» viennent ordinairement aux piquures des nerfs.



Je mis sur le bureau qu'on devoit mettre dans la
piquure de l'huile de térébenthine assez chaude
avec un peu d'eau-de-vie rectifiée, & sur tout le
bras une emplâtre de diachalciteos dissout avec vinaigre & l'huile rosat, en continuant la susdite ligature expulsive. « Mes raisons étoient que la sus-
» dite huile & eau-de-vie ont puissance de péné-
» trer jusqu'au fond de la piquure & de sécher
» l'humidité qui sortoit de la substance du nerf,
» & par leur chaleur, tant actuelle que potentielle,
» calmer la douleur; & ladite emplâtre de dia-
» chalcitheos a pareillement vertu de résoudre l'hu-
» meur jà courue au bras, & empêche la descente
» d'autres humeurs. Quant à la ligature, elle sert à
» roborer & restaindre les muscles, exprimer
» & renvoyer aux parties supérieures l'humeur jà
» descendue, & empêcher nouvelle fluxion, ce
» que lesdits Médecins accorderent & conclurent
» tels remedes y être utiles & nécessaires. Par ainsi
» la douleur cessa, & pour davantage résoudre,
» étant l'humeur contenue en la partie, on usa puis

» après les remedes réfolutifs & defficatifs comme
» de cetui-ci. ℞. farine d'orge & d'orobe deux on-
» ces de chaque, fl. de camom. & de mélilot deux
» pincées de chaque, beure frais une once & demie,
» leffive de barbier fuffifamment pour un cataplaf-
» me. Le Roi demeura trois mois & plus fans pou-
» voir bien fléchir & étendre le bras, néanmoins,
» graces à Dieu, il fut parfaitement bien guéri,
» fans que l'action fût demeurée aucunement vi-
» tiée.

Si au lieu d'une veine le Chirurgien a ouvert une artere, ou qu'ils les ait ouvertes l'une & l'autre, ce qu'il connoîtra auffi-tôt par la fortie impétueufe du fang, il ne faut point qu'il perde le jugement, ni qu'il donne à connoître au malade qu'il eft embarraffé, parce qu'il n'eft pas impoffible d'y remédier fans même que le malade s'en apperçoive. Pour prouver ce que j'avance & en inftruire le jeune Chirurgien, je vais rapporter ce que j'ai vu faire à mon Maître d'apprentiffage en pareille occafion. Il alloit pour faigner un Penfionnaire au College d'Harcourt, & il me mena avec lui pour tenir la lumiere. Il ouvrit l'artere, dont le fang fe lança comme un trait d'arbalêtre de l'autre côté du lit; il faifoit une très-grande arcade, il fortoit en faurillant & il s'élevoit dans le plat une écume d'un vermeil oranger & en grande quantité. Ayant connu que c'étoit l'artere qui étoit ouverte, il ne s'étonna point, il dit au malade que fon fang étant auffi échauffé, il falloit en tirer beaucoup afin que cette faignée calmât cette grande chaleur, il demanda un fecond plat, & en tira jufqu'à ce qu'il vit que le malade commençoit à tomber en foibleffe. Il avoit mis pendant que le fang fortoit, une piece de monnoie dans la compreffe, & avoit demandé une feconde bande. A mefure que le malade s'affoibliffoit, l'arcade que faifoit le fang diminuoit & bailloit. Ayant ôté la ligature, & le malade étant évanoui, le sang cessa de sortir. Il prit ce moment pour appliquer la compresse & bander le bras qu'il serra plus qu'à l'ordinaire ; & mit deux bandes ; & ayant plié le bras sur l'estomac du malade, il l'attacha à sa camisolle de crainte qu'il ne l'étendît, il lui jetta de leau au visage, lui fit sentir du vinaigre & le fit revenir de son évanouissement. Il eut soin de faire jetter le sang avant que de s'en aller, & il recommanda bien au malade de ne point remuer son bras, lui disant que s'il se débandoit, son sang étoit si furieux qu'il seroit mort avant qu'on pût le secourir. Le soir feignant d'avoir été appellé pour un malade dans son voisinage, il l'alla voir & trouva que le malade avoit été assez obéissant pour avoir laissé son bras dans le même état qu'il l'avoit mis ; le lendemain il lui rendit encore visite, & quoique le malade se plaignît que son bras étoit trop serré, il lui persuada de n'y toucher que le troisieme jour, & encore après l'avoir débandé il y remit une nouvelle compresse & une autre bande pour plus grande sûreté. La cicatrice se fit comme celle d'une veine ; & le malade a cru qu'on ne lui avoit jamais fait une meilleure saignée (a).

(a) La tumeur lymphatique, la douleur, l'engourdissement, & la piquure du perioste, sont encore des accidens qui peuvent être des suites de la saignée.

La tumeur lymphatique qui survient dans le lieu de la piquure après la saignée, est formée par une lymphe épanchée d'un ou de plusieurs vaisseaux lymphatiques qu'on a ouvert en même tems que la veine.

Cette tumeur ne change point la couleur de la peau ; elle est sans douleur, & souvent reluisante ; elle ne se forme pas toutes les fois qu'en piquant la veine on ouvre des vaisseaux lymphatiques, parce que la cicatrice peut ne pas se faire si parfaitement, qu'elle ne laisse une petite fistule imperceptible par où la lymphe épanchée s'écoule. On reconnoît cette écoulement à la chemise qui en est mouillée.

Une compresse épaisse & trempée dans une eau spiri-

Je finis l'article de la faignée par l'hiftoire d'un nommé Damafcéne, qui vint à la Cour en l'année 1669. Elle vous fera voir que de tout tems il s'eft élevé des gens qui ont attaqué ce grand remede,

Hiftoires d'un Charlatan ennemi de la faignée.

tueufe qu'on applique fur la tumeur, & qu'on comprime un peu avec la bande, guérit pour l'ordinaire cette petite tumeur. Quand elle réfifte à ce remede, on y fait une petite ouverture pour donner iffue à la lymphe épanchée, & l'on fait enfuite fur l'endroit ouvert une légere compreffion. S'il n'y a point de tumeur mais feulement une petite ouverture par où la lymphe s'écoule, une compreffion faite deffus arrête l'écoulement, & en procure quelquefois la réunion. Lorfque ce moyen ne réuffit pas, on applique la pierre infernale, qui en cautérifant un peu le vaiffeau lymphatique, & détruifant les callofités, procure la confolidation entiere du vaiffeau. & de la petite ouverture devenue fiftuleufe. Une emplâtre de cérufe mife fur l'ouverture & la compreffion, après l'application de la pierre infernale, achevent la guérifon.

On fçait qu'il y a un petit cordon de nerfs appellé cutané intérieur, qui accompagne la veine bafilique, un autre appellé mufculotané, qui paffe derriere la veine médiane, & un autre rameau de nerf crural qui accompagne la veine faphene.

Il arrive quelquefois qu'en ouvrant une veine, on pique ou l'on coupe un de ces petits cordons de nerfs. Quand on le pique feulement, on excite une douleur vive qui s'étend tout le long de la partie où fe diftribue le nerf, & qui continue quelquefois à fe faire fentir pendant quelque tems, mais avec moins de violence. Quand on le coupe totalement, on excite d'abord, comme en le piquant, une douleur vive, à la quelle fuccede un engourdiffement le long de la partie où le nerf coupé fe diftribue.

Il eft difficile de prévoir cet accident, & s'il y a un moyen de l'éviter, c'eft d'ouvrir les veines fuivant leur longueur; mais cela n'eft pas toujours poffible.

Pour appaifer la douleur, on frotte toute la partie douloureufe avec un mélange d'huile d'amandes douces d'huile de vers & d'eau-de-vie.

On remédie à l'engourdiffement avec le baume de Fioraventi & l'huile de vers qu'on mêle emfemble, & dont on frotte la partie après avoir fait chauffer le mélange.

& que tous les efforts qu'on a fait pour le détruire
n'ont servi qu'à en faire connoître l'utilité & la nécessité Ce Damascéne étoit un homme bien fait,
de belle phisionomie, vêtu très-proprement en
Médecin ; avec ce grand extérieur il parloit bien,
& étoit très-hardi. Il débuta par condamner la
saignée, disant que c'étoit assassiner une personne
que de la saigner, parce que selon lui, on ôtoit
le sang qui étoit le trésor de la vie. Il publioit que
c'étoit la Lune qui gouvernoit nos corps, que c'étoit

En ouvrant la veine cubitale ou la veine radiale vers le
poignet, la veine saphene à la malléole interne ou sur le
pied, & l'artere ou la veine temporale, on peut piquer le
périoste, si l'on enfonce la lancette trop avant, ou si le malade fait quelque mouvement.

la douleur qui se fait sentir au-dessus & au-dessous de
l'endroit piqué, & la résistance considérable qu'on a senti
à la pointe de la lancette qui s'en trouve émoussés, font
connoître qu'on a touché le périoste.

Une douleur, une tension & une inflammation qui
s'étendent le long de l'os où se trouve le périoste piqué,
font quelquefois les suites & les signes de la lésion de
cette partie.

Quand ces accidens ne font pas considérables, quelques compresses trempées dans une cinquiéme partie
d'eau-de-vie, & dans quatre d'eau commune, suffisent
pour y remédier. Lorsque l'imflammation est dissipée, il
faut mettre une emplâtre de l'onguent de la mere, ou de
Nuremberg, sur la petite plaie de la saignée, pour en faire
suppurer les bords. Si ces accidens font violens, on applique sur la partie un cataplasme anondin, & sur la plaie
un peu de suppuratif, qui en l'entretenant ouverte, excite toujours un petit suintement, & même une petite
suppuration. Lorsque la douleur & l'inflammation font dis-
sipées, on met une emplâtre de l'onguent de la mere sur la
plaie, qu'on dessèche ensuite avec l'onguent de céruse ou
de pompholix, &c. Ces accidens ne se terminent pas
toujours si heureusement, ils obligent quelquefois a débrider le périoste enflammé, trop tendu & prêt à tomber
en pourriture, ce qui feroit un grand delabrement. L'incision faite pour débrider le périoste, découvre l'os,
qu'on doit panser ainsi que la plaie faite aux parties molles,
suivant les regles de l'Art.

elle qu'il falloit confulter fur toutes nos maladies ,
& qu'avec des opiates, des antidotes & des élixirs
qu'il donnoit dans de certains tems de la Lune , il
n'y avoit point de malade qu'il ne guérît. Il fit imprimer un petit Livre pour établir fa doctrine , il
alloit au dîner du Roi , où il vantoit les merveil-
les qu'il avoit faites ; il fuivoit la Reine à fa col-
lation dans le jardin du Boulaingrain , où il fe faifoit écouter comme s'il eut été un Oracle. Un Garçon Apothicaire de M. Stuart y étant un jour, prit
la parole, & dit à la Reine qu'il ne pouvoit pas fouffrir que ce Charlatan lui en impofât ; que c'étoit un
bâteleur & un ignorant, qu'il l'avoit vu monter
fur le théâtre à Rennes & à Nantes, & qu'il ne
connoiffoit aucune des plantes dont il parloit ; &
pour le prouver, il entra dans un petits bois qui
étoit proche ; il en cueillit fept ou huit qu'il apporta devant la Reine, & que Damafcéne ne put
nommer. Il ne laiffa pas que d'avoir beaucoup de
Sectateurs , parce qu'il y a bien des gens qui dou-
nent dans la nouveauté , & plus à la Cour qu'ailleurs ; mais la fuite n'ayant pas répondu à fes promeffes fur plufieurs malades qui fe mirent entre
fes mains, & le Roi ayant connu qu'il n'y avoit que
de l'arrogance & de l'effronterie dans tout fon procédé , donna ordre qu'on le chaffât de la Cour après
quatre mois de féjour qu'il y avoit fait. Deux Gardes de la Prevôté le prirent un matin, & le condui-
firent à une lieue de Saint-Germain, & là, en le
quittant, il lui dirent que le Roi lui défendoit
d'y revenir jamais fur peines des Galeres.

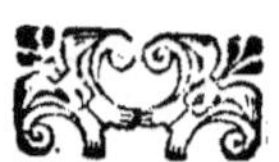

## Fig. XLIV. POUR L'ANEVRISME.

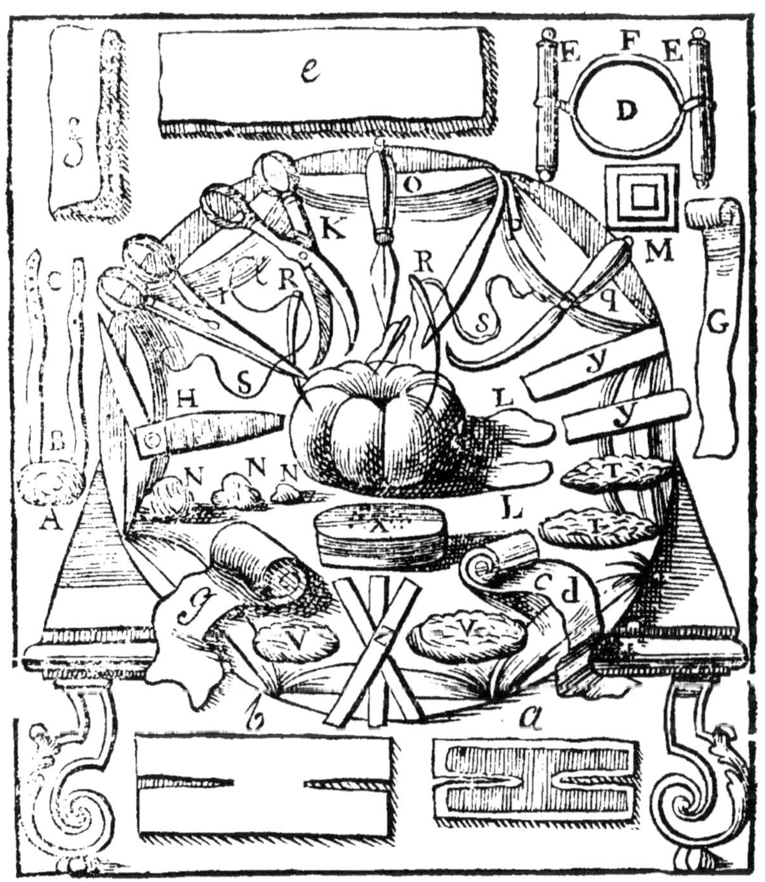



De l'Ope-
ration de
l'Anevris-
me.

CE mot d'Anevrifme ou d'Anefrifme, eft dérivé du mot grec *anefrinin*, qui veut dire étendre ou élargir, parce que c'eft une tumeur pulfa-
tive, molle & obéiffante au toucher, caufée par
l'élargiffement de l'artere, ou par l'épanchement
du fang arteriel hors de fon vaiffeau.

Deux efpe-
ces d'anevrif-
mes.

 Cette définition nous apprend, qu'il y a deux fortes d'anevrifmes; l'une qui eft faite par dilatation de l'artere, qui s'étendant & s'élargiffant peu à
peu, fait une poche qui s'emplit d'un fang artériel;

riel, l'autre par incision ou rupture de l'artere, dans laquelle le même sang sortant de son vaisseau s'épanche dans les parties voisines.

Celles qui se font par dilatation ont deux causes ou interne ou externe. La premiere, est quand une humeur corrosive a rongé en partie les membranes externes de l'artere, ensorte que les internes ne pouvant résister à l'impulsion du sang, elles sont obligés de s'étendre & d'obéir aux pulsations continuelles du sang artériel, & la seconde est quand la pointe de la lancette a effleuré extérieurement l'artere, ces mêmes pulsations n'en trouvant pas le canal si fort en cet endroit, elles contraignent les membranes internes de prêter ; & s'élargissant, elles font une tumeur qui sort & excéde le conduit de l'artere (a)



(a) L'anévrisme qui se fait par dilatation de l'artere vient de ce que les parois de ce vaisseau sont plus foibles dans l'endroit de la dilatation qu'ailleurs. Pour le comprendre il faut se rappeller l'impulsion continuelle du sang contre les parois du vaisseau, & le ressort du vaisseau qui tend continuellement à rapprocher les parois vers leur centre. S'il se trouve quelque portion du vaisseau plus foible que le reste, cette impulsion & ce ressort concourent également à la dilater. Car le sang agissant sur les parois doit obliger les endroits affoiblis de céder plus que les autres à son impétuosité, & quand les parois de l'artere se contractent, pour pousser le sang en le comprimant, les endroits affoiblis ayant moins de force pour comprimer la liqueur ne suivent pas le mouvement du reste du vaisseau, & par conséquent se distendent & se dilatent. S'il se trouvoit au-delà des endroits foibles quelque obstruction ou quelque compression qui formât obstacle au cours du sang, elle augmenteroit la violence de son action sur les parois de l'artere, & contribueroit par conséquent à la dilatation des endroits affoiblis.

L'affoiblissement de quelque endroit de l'artere peut avoir différentes causes, comme par exemple un dépôt voisin, un grand effort, un coup reçu à cet endroit par un instrument contondant, une piquure ou une incision faite à la gaîne ou capsule de l'artere ou même à quelques-unes de ses tuniques. Feu M. Arnaud disoit

X x

Caufe de l'anévrifme par incifion ou par rupture de ce vaiffeau.

Celles qui fe font par incifion ou par rupture ont toujours une caufe externe, comme une plaie faite par la pointe d'une épée ou d'une lancette, qui faifant ouverture au corps de l'artere ouvre une fortie au fang qui fe répand entre les chairs & la peau : la rupture peut être caufée par de grands efforts, ou par des cris pendant l'accouchement qui peuvent faire le même défordre que l'incifion de l'artere. (a)

que quand cet affoibliffement venoit d'une incifion faite à la gaine, les tuniques pouvoient fortir en partie par l'ouverture, & former une efpéce d'hernie, qu'il appelloit hernie de l'artere. L'expérience prouve que quand l'incifion a pénétré jufqu'aux tuniques extérieures du vaiffeau, les tuniques intérieures peuvent paffer au travers, & former une hernie à peu-près femblable à celle dont ont vient de parler. On faigna une perfonne, & l'on réitera quelques heures après la faignée par la même ouverture fans qu'on s'apperçut d'aucun accident. Il furvint néanmoins dans la fuite à l'endroit de la faignée une petite tumeur qui rentroit prefqu'entiérement lorfqu'on la comprimoit. Le malade la montra un mois après à M. Defprez, aujourd'hui premier Chirurgien du Roi d'Efpagne. Il reconnut que c'étoit un anévrifme, & après avoir effayé inutilement de la guérir par le moyen du bandage, il fit l'opération. Il ne trouva dans la poche anévrifmale qu'un fang fluide fans aucun caillot, on lâcha le tourniquet & le fang fortit par une petite ouverture. Les parois de la poche qui reffembloient entiérement aux tuniques de l'artere étoient fort lices intérieurement, la poche paroiffoit fortir de l'ouverture de l'artere, & par conféquent formoit une efpéce d'hernie. M. Boudou fit il y a quelque tems l'opération d'un anévrifme furvenu à la fuite d'une faignée. Après avoir découvert la poche anévrifmale il reconnut & fit voir aux affiftans l'ouverture des membranes extérieures de l'artere par où cette poche fortoit, fe trouvoit étranglée ; lorfqu'il faifoit ferrer le tourniquet le fang renfermé dans la poche rentroit dans l'artere ; mais lorfqu'il le faifoit lâcher, le fang revenoit dans la poche.

(a) Quand toutes les tuniques de l'artere ont été ouvertes par quelque caufe que ce foit, le fang s'épanche quelquefois dans une grande partie du bras, & même

Il arrive des anévrifmes dans toutes les parties du corps, comme à la tête, au col, à la poitrine, ou au ventre ; elles viennent quelquefois en ces parties d'une groffeur prodigieufe ; mais comme je ne me propofe que de parler ici de celles qui viennent enfuite de la faignée, je me renfermerai dans l'opération qui leur convient. Endroits où elles arrivent.

On connoît, en faignant, qu'on a ouvert l'artere par l'impétuofité avec laquelle le fang fort de fon vaiffeau, & par les autres fignes que je vous ai fait remarquer en parlant de la faignée : il faut Leurs fignes.

dans tout le bras, quelquefois fon épanchement eft borné aux environs de l'ouverture du vaiffeau. Deux chofes femblent pouvoir arrêter le progrès de l'épanchement, fçavoir, la gaîne de l'artere & un caillot qui fe trouve à l'ouverture du vaiffeau. Il paroît que ces deux caufes s'étoient réunies pour empêcher le progrès d'une tumeur anévrifmale, de la groffeur d'une noix verte, qui avoit confervé pendant vingt ans la même groffeur, & qui après s'étoit augmentée fi confidérablement que tout le bras en étoit extraordinairement tuméfié. M. Saviart qui rapporte cette obfervation, dit qu'après avoir ouvert cette tumeur & ôté le fang coagulé, « il apperçut qu'il y avoit un corps » étranger qui étoit colé fur l'artere, & que le fang artériel » s'échappoit par un petit endroit qui s'étoit détaché de- » puis peu, & qui avoit caufé tout le défordre. Au refte, » ajoûte-t-il, ce corps étranger nétoit autre chofe qu'un » fang fibreux & coagulé, revêtu d'une membrane du côté » qui ne regardoit point l'artere, & du côté qui la regar- » doit, il s'y étoit formé une petit enfonçure en forme de » voûte ». Cette membrane qui couvroit l'extérieure étoit apparemment une portion de la gaîne ; peut-être n'étoit-elle qu'une coagulation d'un fang fibreux dont le caillot étoit formé. L'art de faigner accommodé aux principes de la circulation du fang, par un Maître Chirurgien de Paris, feconde édition.

Obf. 610.

Quand la gaîne borne l'épanchement, il faut qu'elle foit entiere, ou parce qu'elle n'a point été rompue, ou parce qu'après avoir été divifés, les bords de l'ouverture fe font réunis. Quant au premier cas, il paroît, qu'il fe peut former un anévrifme par rupture fans que la gaîne foit endommagée. Un effort violent peut ouvrir le vaiffeau fans ouvrir la gaîne, qui eft plus fouple que

pour lors tâcher de ne point paroître embarrassé, & se conduire de la même maniere que je vous ai dit que fit mon Maître d'apprentissage dans une pareille occasion.

Mais si le malade ou les assistans s'en sont apperçus, ou si le sang ne sort pas à plein tuyau de l'artere, & que le Chirurgien voie par l'élévation qui commence autour de la saignée, que le sang se répand entre les chairs & la peau, il faut que de bonne foi il avoue sa faute, & qu'il mette le pouce dessus l'ouverture avant qu'il y ait beaucoup de sang épanché, & sans trop allarmer le malade, il doit lui faire connoître le danger où il est, afin de le rendre soumis & obéissant à faire ce qui est nécessaire pour en éviter les suites.

les membranes de l'artere, & par conséquent plus difficile à rompre. Si le vaisseau & la gaîne ont été divisés par quelqu'effort, ou par un instrument piquant, il semble qu'en voulant procurer leur réunion, il se peut faire qu'on réussisse par rapport à la gaîne sans que l'artere se cicatrise. En ce cas, dès qu'on cessera de faire la compression, le sang sortira par l'ouverture de l'artere, mais son épanchement ne sera pas considérable, à moins que sa violence ne rompe la gaîne qui s'oppose à son passage. On ne doit pas s'étonner de ce qu'on avance ici au sujet de la cicatrice de la gaîne, qui se forme plutôt que celle de l'artere. Car il y a des Auteurs qui pensent que quelques-unes des tuniques de l'artere se cicatrisent quelquefois sans les autres. Tulpius est de ce sentiment, comme il paroît par une de ses observations que voici. Une personne se blessa à la main gauche avec un couteau fort pointu, & s'ouvrit l'artere qui est entre le pouce & le doigt index. On arrêta le sang par le moyen d'une emplâtre astringente, ce qui procura, dit l'Auteur, la réunion de la tunique extrenne de l'artere sans procurer celle de la tunique interne. C'est pourquoi le sang en soulevant la tunique réunie, formoit une tumeur anévrismale qui s'vanouissoit quand on cessoit de la comprimer. Pour guérir cet anévrisme, il fit rentrer le sang, & se servit d'une emplâtre astringente, & d'une lame de plomb soutenue d'un bandage I. procura ainsi par une compression exacte sur l'artere la réunion des tuniques intérieures,

Pendant que le Chirurgien tient l'artere fou-
mife avec le pouce de fa main gauche, de fa
droite il ôte fa ligature; il fait préparer des bandes, des compreffes & du papier mouillé pour
faire un tampon, s'il ne peut pas avoir une moitié de féve deffechée: il faut pofer une compreffe
épaiffe fur le bras le long de l'artere, & par-deffus
une autre compreffe circulaire fur laquelle il met
une ligature qu'il fait ferrer avec le tourniquet.
Quand il croit que la compreffion eft affez forte
pour empêcher que le fang ne puiffe couler de l'artere, il leve fon pouce, & dans le tems que le fang
eft ainfi arrêté, il met un tampon de papier mouillé
fur la faignée, ou une moitié de féve, ou une piece
de monnoie dans la premiere compreffe, il en met
une feconde un peu plus grande, & encore une
troifiéme, afin que par gradation l'artere foit bien
comprimée (a): puis une ou deux bandes qu'il
ferre plus que dans les faignées ordinaires. Le bras
bien bandé, il remet le pouce deffus toutes les
compreffes avant que d'ôter le tourniquet, il met
encore une compreffe étroite, épaiffe & longitudinale le long du bras fur l'artere, & par-deffus
une bande de la largeur de trois doigts, qui, par
plufieurs circulaires, monte du coude jufqu'à l'é-
paule; & par ce moyen il arrêtera le fang fans qu'il
furvienne d'anévrifme.

(a) Il ne faut faire de compreffion exacte que fur l'ouverture de l'artere. Ainfi le petit tampon de papier mouillé,
qui en fe deffechant ne s'applique que fur cette ouverture,
vaut mieux que la moitié d'une féve, ou qu'une piece de
monnoie qui feroit une compreffion exacte trop étendue.
C'eft pour cette même raifon qu'on fe fert de compreffes
graduées, & en affez grand nombre pour que les dernieres
fe trouvent élevées au-deffus du niveau du bras. Car lorfqu'on les ferre avec les bandages, l'ouverture fe trouve
exactement comprimée, & les parties voifines ne le font
que trop légerement.

Traitement du malade après l'apposition de l'appareil.

Il faut, cet appareil posé, saigner le malade plusieurs fois de l'autre bras ; il faut mettre le bras saigné dans une bonne situation, point trop plié ni trop étendu, & l'avant-bras & la main plus haute que le coude, placé sur des oreillers sans lui faire faire aucun mouvement. Il ne faut point rélever l'appareil que plusieurs jours après, à moins que le bras n'enflât trop, ou qu'on eût quelques signes que malgré ce bandage le sang continue à s'échapper hors de l'artere ; car pour lors il faudroit se déterminer à l'opération qu'on ne peut pas différer sans mettre le malade en danger de perdre la vie (a).

(a) Quand le sang artériel s'épanche malgré la compression, c'est parce qu'elle n'a pas été faite exactement ou assez long tems sur toute l'ouverture de l'artere, si l'ouverture de l'aponévrose ne se trouve pas vis-à-vis celle de l'artere, l'épanchement se fait principalement sous l'aponévrose ; mais si la plaie de l'artere est vis-à-vis celle de l'aponévrose, la liqueur se répand alors en plus grande partie dans les cellules graisseuses de la peau.

Lorsqu'on ne voit pas d'épanchement dans le bras, il n'est pas certain pour cela que la compression ait réuni les tuniques du vaisseau. Car il se peut faire que la gaîne & les tégumens se soient réunis sans les tuniques de l'artere. En ce cas, la gaîne s'oppose au progrès de l'épanchement. Il se peut faire même que la gaîne n'étant pas cicatrisée, un caillot de sang ferme le passage à cette liqueur. Si la gaîne borne l'épanchement, il se forme une tumeur anévrismale qui a tous les signes d'un anévrisme par dilatation, quoiqu'elle vienne de la division de l'artere. Lorsqu'on la comprime elle s'évanouit plus ou moins promptement à proportion de la grandeur de l'ouverture de ce vaisseau ; on y sent une pulsation & un bruit ou sifflement continuel, à moins que l'ouverture ne soit fort grande. Cette tumeur peut augmenter considérablement en peu de tems. Si c'est le caillot qui s'oppose à l'épanchement, & s'il n'a pas acquis une certaine épaisseur, la même chose arrive, ce qui fait que cette tumeur ressemble à un anévrisme par dilatation en s'évanouissant par la compression, c'est que la gaîne en se dilatant, ou le caillot de sang en s'allongeant peu-à-peu forme une espece de poche, qui renferme le sang à

Ambroise Paré, Liv. xxxiv, page 184.

Il ne faut pas faire comme fit un Chirurgien qui ayant ouvert l'artere à un Officier du Roi, crut, parce qu'il avoit bien bandé le bras, & qu'il s'étoit rendu le maître du fang qu'il n'en arriveroit rien de fâcheux : il eft vrai que le fang ne fortoit point dehors à caufe du bandage ; mais il s'échappoit de l'artere & couloit en haut dans le bras qu'il emplit tellement qu'il devint d'une peu près de la même maniere que le renfermeroit une poche formée par la dilatation des tuniques de l'artere. Le caillot de fang devient quelquefois fi épais qu'on a peine à fentir la pulfation & le fiflement, & qu'après avoir fait rentrer le fang fluide, il y refte toujours une tumeur plus ou moins confidérable qui n'eft autre chofe que lui-même.

Quand on veut effayer de guérir par la compreffion ces efpéces d'anévrifmes, il faut d'abord faire rentrer le fang fluide, & tâcher enfuite par le moyen d'une compreffion exacte & conftante de procurer l'endurciffement du caillot qu'elle tient appliqué fur l'ouverture de l'artere. La partie rouge fe fépare de la partie lymphatique, qui étant fibreufe acquiert la confiftance de membrane & s'uniffant avec les bords de la divifion de l'artere ferme parfaitement l'ouverture. Ce qu'on dit ici au fujet du caillot & de la maniere dont l'ouverture de l'artere fe bouche, ne doit point furprendre : car M. Petit a démontré à l'Académie Royale des Sciences que le fang s'arrêtoit pour toujours par le moyen d'un caillot. Ainfi le caillot qui s'étend pour former la poche anévrifmale eft le caillot qui bouchoit l'ouverture de l'artere, & qui l'auroit fermé pour toujours fi la compreffion eut été faite exactement & continuée ; & c'eft lui-même qu'on applique fur l'ouverture pour la boucher exactement.

Mémoires de l'Académie, année 1731.

Lorfqu'on ne peut pas guérir un anévrifme ou une empêcher le progrès par la compreffion, on tire néanmoins de ce moyen un grand avantage. En comprimant le vaiffeau, on empêche que le fang n'y coule en auffi grande abondance qu'à l'ordinaire ; ce qui oblige une partie de la liqueur à dilater peu-à-peu les vaiffeaux collatéraux, & les difpofer à fuppléer à l'artere principale dont on fera la ligature. L'expérience confirme ce qu'on avance ici. M. Petit m'a fait remarquer que l'opération de l'anévrifme réuffit prefque toujours, quand on ne la fait qu'après avoir comprimé l'artere pendant long-tems.

X x iv

grosseur extraordinaire. C'étoit à quatre lieues de Versailles où je fus appellé pour faire l'opération, & je fus obligé d'ouvrir la peau le long du bras pour en tirer plus de quatre livres de sang qui s'étoit caillé entre les chairs & la peau depuis le con..e jusqu'à l'épaule dans toute la circonférence du bras.



Quand c'est une anévrisme fait par la dilatation de l'artere, la nécessité pour l'opération n'est pas si pressante que celle qui est faite par incision & même la Chirurgie nous propose des moyens pour l'éviter dont il faut se servir avant que de prendre ce parti.

Un Chirurgien peut s'être apperçu d'avoir touché le corps de l'artere, quand en saignant une basilique, il a senti à la pointe de la lancette une petite résistance qu'il ne trouve pas ordinairement. Quand cela est arrivé il doit craindre quelque suite, & pour l'éviter il faut qu'il mette une compresse un peu plus épaisse, qu'il tienne le bras bandé plusieurs jours, qu'il recommande au malade de ne faire aucun effort avec son bras & pour plus grande sureté qu'il trempe la compresse dans de l'eau stiptique.



Souvent les malades s'impatientent de porter une bande trop long-tems ; c'est alors que si l'artere est éfleurée, le sang par des pulsations continuelles fait étendre l'endroit affoibli, & qu'il s'y fait une petite tumeur qui d'abord n'est que de la grosseur d'un très-petit pois & qui grossissant tous les jous devient grosse comme une noisette ou une noix (a). Si le Chirurgien est averti d'abord qu'elle commence, il y peut remédier plus

(a) L'espéce d'anévrisme dont l'Auteur parle ici, est occasionnée par la division d'une ou plusieurs tuniques exterieures, & par la dilatation des interieures, qui en passant par l'ouverture des externes forment une espece d'hernie dont on a parlé. Il est important de ne pas

facilement que quand elle eſt à ce dégré de groſſeur : il connoît que c'eſt une tumeur anévriſmale
par le toucher, car il y ſent une pulſation ſemblable à celle du poulx, & ſi elle eſt encore petite
en la comprimant elle diſparoît, parce qu'on fait
rentrer le ſang dans le corps de l'artere. Il y en
a qui prétendent qu'en verſant de l'eau bien froide, ou en mettant quelque choſe de bien froid
ſur la tumeur, que c'eſt un moyen de la guérir :
les remedes ſtiptiques & aſtringens y conviennent,
parce qu'il faut reſſerrer les fibres trop étendues
des tuniques de l'artere, mais ils ſeroient de peu
d'effet s'il n'étoient aidés par le bandage qu'il faut
porter des années entieres.

M. l'Abbé Bourdelot premier Médecin de M.
le Prince inventa un bandage pour ſe guérir d'un
anévriſme qui lui ſurvint après une ſaignée : il
appelloit ſon bandage le ponton, il conſiſtoit
dans un petit écuſſon A. d'acier rond, fait exprès
garni de cotou & de cuir comme les bandages
pour les hernies. Ce petit écuſſon a des attaches
B. qui paſſent au-deſſus & au-deſſous du coude
qu'on vient arrêter au dedans du bras au milieu
de la partie platte de l'écuſſon : il y a des petits
trous G. à ces attaches pour ſerrer & relâcher
l'écuſſon quand on veut, & quoique cet écuſſon
ſoit fait pour comprimer la tumeur, il y a une

confondre cette ſorte d'anévriſme avec ceux qui ſe font
par la dilatation de toutes les tuniques, car on la guérit
quelquefois par la compreſſion, & ce moyen ne convient
pas ordinairement à ces dernieres, parce que toute la circonférence de l'artere eſt dilatée, & qu'en comprimant la
tumeur d'un côté, elle ne croîtroit du côté oppoſé. Ainſi on
ne peut guérir les anévriſmes formées par la dilatation de
toutes les tuniques que par l'opération ; & lorſqu'ils ſe
trouvent ſitués dans un endroit où on ne peu la faire ſans
expoſer le malade à périr, il faut ſe contenter de diminuer
le volume du ſang par de fréquentes ſaignées & par un
régime de vie très-ſobre, & d'interdire au malade tout
exercice violent.

canelure pour laiſſer la liberté au ſang de l'artere de paſſer par-deſſus. C'eſt ce qui lui a fait donner le nom de ponton, étant ſemblable à un pont qui n'empêche pas l'eau d'une riviere de continuer ſon cours : il le porta l'eſpace d'un année, & la tumeur diminuant tous les jours il ſe trouva guéri entiérement.

L'invention eſt néceſſaire au Chirurgien.

Cet exemple apprend au Chirurgien qu'il doit être inventif, qu'il faut qu'il travaille à trouver des bandages & des machines capables de guérir les maladies ſans opération, & que s'il veut ſe ſervir de ceux qui ont été trouvés par nos prédéceſſeurs, il y doit augmenter ou diminuer ſelon que les diſpoſitions des malades le demandent. Mais quand il a épuiſé toute ſon induſtrie, & que la tumeur n'a point cédé à tous ces remédes, il faut qu'il en vienne à l'opération qu'il doit faire avec toutes les précautions néceſſaires pour ſe rendre maître du ſang, afin que le malade ne meure pas dans le tems de l'opération comme il eſt arrivé quelquefois.

Il doit ſe méfier de lui-même.

Quelqu'éclairé que ſoit un Chirurgien & quoiqu'il ait déja fait cette opération pluſieurs fois, il doit ſe méfier de ſes lumieres & de ſon adreſſe, parce que dans le tems que la tumeur eſt ouverte il peut s'étonner par la ſortie du ſang qui ſe lance avec impétuoſité ; il peut dans ce moment perdre cette préſence d'eſprit dont il a beſoin dans un tems où il faut arrêter promptement la furie de ce ſang ; c'eſt pourquoi je lui conſeille de ne la point entreprendre ſans appeller un de ſes Confreres capable de l'aſſiſter de ſes conſeils, & de l'aider en cas de beſoin, dans une opération auſſi délicate & auſſi hazardeuſe.

Avant l'opération il faut préparer tout ce qui eſt néceſſaire, tant les inſtrumens, que ce qu'il faut pour le panſement, afin d'avoir tout prêt pour n'être point obligé de le demander, ni de l'atten-

dre ; sçavoir un tourniquet, composé d'une ligature qui fasse deux tours, & d'un ou de deux petits
bâtons de la grosseur & de la longueur du doigt;
une lancette à abscès, des ciseaux droits & courbes,
un bistouri, une érine, des aiguilles courbes,
enfilées d'un petit fil ciré, des boutons de vitriol
en cas de besoin, plusieurs petites compresses de
différentes longueurs, quantité de charpies, des
poudres astringentes, une emplâtre, de grandes
compresses, deux bandes, & enfin un appareil tel
qu'il est gravé sur la planche XLIV. qui est à la
tête de ce chapitre.

Appareil pour l'opéra-tion de l'ané-vrisme.

Avant l'opération le malade étant placé dans un
fauteuil de commodité, & dans la situation la
plus commode pour l'Opérateur, vis-à-vis le jour,
un peu penché en arriere, & le bras étendu comme
pour une saignée, on placera les serviteurs qui doivent être au moins quatre. Si c'est au bras droit,
que soit l'anévrisme, l'Opérateur fera mettre le
premier, qui est celui en qui il se confie le plus, à
sa gauche, qui embrassera le bras du malade pour
comprimer l'artere quand il sera nécessaire : il
fera tenir l'avant-bras du malade par le second,
qui tiendra d'une main celle du malade, & de
l'autre, on empoignera l'avant bras pour empêcher qu'il ne le retire, ou ne le remue dans le
tems de l'opération, ce serviteur sera à la droite
de l'Opérateur. Le troisieme sera devant lui, &
tiendra un bassin sur lequel sera tout l'appareil
pour en prendre à sa volonté les choses dont il
aura besoin, ou les remettre de même après s'en
être servi : & le quatrieme sera pour obéir aux ordres de l'Opérateur. Il faut qu'il y ait sur une
table une chandelle ou une bougie allumée, toute
prête à l'apporter en cas que l'Opérateur demande
de la lumiere.

Situation du sujet & des assistans.

Ces choses ainsi disposées, il faut avant que
d'ouvrir la tumeur, songer à se rendre maître du

sang, & empêcher qu'il n'en sorte qu'autant que l'on voudra : il y a trois moyens pour y parvenir ; le premier par la ligature avec le cordonnet, le second par les mains d'un serviteur, & le troisieme par le tourniquet.



Les Anciens prenoient une grosse aiguille courbe, enfilée d'un fort cordonnet, ils la passoient au travers du bras, ils commençoient par l'enfoncer au-dessous de l'artere jusques proche l'os, ils la faisoient sortir par le milieu du muscle biceps, & par ce moyen ayant embrassé l'artere dans l'anse du cordonnet, ils le lioient sur une compresse assez fortement pour arrêter le cours du sang dans l'artere : cette méthode a parue si cruelle aux Chirurgiens qui sont venus après, qu'il l'ont abandonné, & se sont contentés des mains d'un serviteur, qu'ils ont substitué à la place d'une ligature si pénible & si douloureuse.



Ceux qui se sont servis des mains d'un serviteur, en choisissoient un dont les mains fussent fortes & robustes, ils lui faisoient empoigner le bras, les deux pouces en dessus & les huit doigts par dessous, dont les extrémités comprimoient le corps de l'artere de toute sa longueur, & se fiant à ce serviteur ils ouvroient la tumeur. Ils prétendoient ce moyen très-commode, parce que l'artere découverte, ils lui disoient de soulever un peu ses doigts, afin de voir par le sang qui jaillissoit, l'endroit de l'ouverture pour y mettre le bouton, ou en faire la ligature ; & refaisant appuyer les doigts, ils achevoient leur opération. Cette maniere est la plus simple, mais elle n'est pas la plus sûre, car les mains se peuvent lasser par une longue compression & par la durée de l'opération, & avant qu'on en eut substitué une autre en sa place, le malade pourroit perdre beaucoup de sang, & l'opération en seroit troublée : c'est ce qui fait que les Modernes ont inventé le tourniquet dont ils fe fervent aujourd'hui, tant dans les anévrifmes que dans les amputations.

On a donné le nom de tourniquet à cette efpece de ligature D. parce qu'en tournant deux petits bâtons EE. paffés entre le bras & une liziére F. faite d'un tiffu de fil, on le ferre autant qu'on veut; c'eft de cette maniere que les Voituriers ferrent avec un bâton les cordes qui tiennent les balots fur leurs charrettes. On le pofe fur cette bande circulaire G. afin de faire moins de douleur & de meurtriffure à la peau; quand on l'a tourné fuffifamment, on le fait tenir par un ferviteur, qui le peut ferrer ou lâcher felon la volonté de l'Opérateur; il fut inventé il y a long-tems pendant le fiége de Befançon en Franche-Comté par un des Chirurgiens de l'Armée: & on s'en eft toujours fervi depuis ce tems-là (a).

Le tourniquet placé deux ou trois travers de doigts au deffus du pli du coude, le Chirurgien avec une grande lancette H. (b) ouvre la tumeur de toute fa longueur en commençant par la partie

*Du Tourniquet.*

*Ouverture de la tumeur.*

(a) On applique le tourniquet pour arrêter le cours du fang dans le tronc de l'artere; mais il faut comprimer le moins qu'il eft poffible les parties voifines. C'eft pourquoi l'on met fur le cordon des vaiffeaux, avant que d'appliquer la compreffe circulaire, une autre compreffe épaiffe de deux pouces. On fait fur ces compreffes deux tours avec un cordon de foie ou de fil qu'on noue & qu'on laiffe affez lâche pour qu'on puiffe mettre deffous, & dans l'endroit oppofé à celui où la compreffion fe doit faire, une petite lame d'écaille ou de corne un peu convexe. On fait paffer entre le cordon & cette lame, un petit bâton qu'on tourne pour ferrer le cordon. La compreffe épaiffe qui eft appliquée fur les vaiffeaux les comprime alors, & empêche que le cordon ne faffe des contufions aux parties latérales en les ferrant trop. Le tourniquet de M. Petit, dont on parlera ailleurs, a des avantages qui le rendent préférable à celui-ci.

(b) Quand on veut ouvrir une tumeur, & qu'on craint d'offenfer quelque partie qui fe trouve deffous, on préfére aujourd'hui à la lancette le tranchant du biftouri. C'eft l'ufage des Praticiens de nos jours.

inférieure (a), & si avec sa lancette il ne la tr
pas suffisamment ouverte, il donne quelques c
avec ses ciseaux droits I. ou ces courbes K
haut ou en bas, selon qu'il le juge à propos;
ayant porté un doigt ou deux dans la tumeu
en vuide tout le sang coagulé qu'il y trouve
coupe les brides qui y sont, & en ayant ôté
ce qui embarrassoit, il dit à celui qui tie
tourniquet de le lâcher un demi tour pou
connoître l'endroit de l'ouverture de l'arter
se manifeste assez par le sang qu'on en voit

(a) On croit devoir faire ici quelques remarques
différentes manieres de faire l'opération de l'anévris
lon les différentes especes de cette maladie, dont on a
dans les remarques précédentes. Quand l'anévrisme e
duit par la division de toutes les tuniques de l'artere,
le sang s'est épanché dans le bras; il faut faire avec u
touri une incision aux tégumens, afin de faire sortir le
répandu dans les cellules graisseuses. Il faut ensuite
fléchir le bras, introduire une sonde crénelée dans l'o
ture de l'aponévrose, glisser sur cet instrument un bi
avec lequel on fait une incision longitudinale, qui
cours de l'artere, & qui s'étend au-dessus & au-desso
l'ouverture. Ainsi quand on a fait l'incision d'un cô
l'ouverture, on retire la sonde pour la tourner de l'
côté, afin de faire une incision pareille. On vuide le
épanché sous l'aponévrose, & l'on découvre l'arter
sang qu'on trouve sous l'aponévrose est caillé & di
par couches, dont celles qui sont plus éloignées de
verture de l'artere, ont moins de consistance que le
tres, parce que le sang qui sort du vaisseau passe tou
derriere les couches déja formées.

Lorsque l'anévrisme est formée par la rupture de tout
tuniques de l'artere, & que l'épanchement de sang est
né par la capsule ou par un caillot, ou lorsqu'il est f
par la rupture des tuniques extérieures & par la dilat
des intérieures, il faut faire aux tégumens & à l'apon
se une incision proportionnée à l'étendue de la tumeur
découvrir la poche anévrismale. On ouvre ensuite
poche qu'on trouve quelquefois dure & fort épaisse
en ôte les caillots de sang s'il s'en trouve, & l'on en c
le plus qu'il est possible. Toute la portion du vaisseau
est dilatée, & dont les tuniques sont affoiblies doit
comprise entre les deux ligatures.

avec vîtesse. La plaie de l'artere bien connue, c'est au Chirurgien à déterminer de quelle maniere il croit pouvoir en arrêter le sang, & ce sont les dispositions qu'il y trouve qui doivent lui faire prendre parti sur l'un des trois moyens qu'il y a pour l'arrêter.

Le premier c'est de prendre du papier mâché en faire deux petits tampons L L. & les poser sur l'ouverture de l'artere ; ou bien une petite compresse M. trempée dans de l'eau stiptique, & la mettre directement sur le corps de l'artere, & par-dessus plusieurs autres compresses un peu plus grandes les unes que les autres, & ainsi arrêter le sang.

Le second est de mettre sur l'artere ouverte un caustique ou un de ces boutons de vitriol N N N. qui par l'escarre qu'il y fait en arrête le sang comme on fait après les amputations dans de certains Hôpitaux, où pour avoir plutôt fait on ne s'embarrasse point des désordres que ces remédes peuvent faire.

Le troisiéme, c'est avec un scalpel O, ou un déchaussoir P. de disséquer le canal de l'artere, & l'ayant soulevé avec une érine Q. (a) passer par-dessous une de ces aiguilles R R. enfilée d'un gros fil ciré S. qu'on noue au-dessus de l'ouverture de l'artere & qu'on serre de maniere que le sang ne puisse plus couler par ce canal (b) : on laisse les bouts du fil assez long pour sor-

(a) On introduit l'érine dans l'ouverture de l'artere afin de la soulever. L'érine faite en équerre & mousse par son extrémité, est préférable à l'érine courbe & pointue, que l'Auteur propose ici.

(b) Il y a plusieurs autres manieres de faire la ligature. M. Thibaut ne disséquoit point l'artere, & comprenoit dans la ligature, l'artere, la veine, le nerf & un peu de chair. Quelques autres Praticiens, comme M. Petit, séparent le nerf de l'artere pour ne les pas comprendre dans la ligature.

Quand on veut nouer l'artere seule, comme l'Autir de la longueur de quatre travers de doigt hors de la plaie. Il eſt inutile de mettre une petite compreſſe ſous les nœuds du fil, ni de faire une ſeconde ligature au-deſſous de la plaie de l'artere : quand nos Anciens, en uſoient ainſi, ils ignoroient le mouvement circulaires du ſang : mais à préſent que nous en ſommes certains, cette connoiſſance perfectionne nos opérations en nous faiſant retrancher pluſieurs circonſtances inutiles & ſuperflues (a).

teur le propoſe ici, il faut prendre garde de la piquer avec la pointe de l'aiguille, ou de la couper avec ſon tranchant, ce qu'il eſt aiſé d'éviter en paſſant ſous l'artere la moitié d'un aiguille courbe, la tête la premiere, & en coupant enſuite le fil pour retirer l'aiguille du même côté d'où on l'a porté ſous le vaiſſeau.

Ceux qui ſuivent l'une des deux méthodes dont on vient de parler au commencement de la remarque, ſe ſervent de l'une des deux aiguilles imaginées par M. Petit. La premiere v. eſt courbe, ſon corps eſt rond, ſa tête eſt une petite palette par où on la tient, ſon œil eſt proche de la pointe, & ſa pointe n'eſt aigue qu'autant qu'il faut pour qu'elle puiſe percer les chairs.

La ſeconde w. eſt platte, large & un peu courbée, elle a vers ſa pointe deux ouvertures qui tiennent les deux côtés du fil écarté ; ſa pointe eſt mouſſe. Cette aiguille eſt ordinairement d'argent ou d'acier.

On met dans l'œil ou l'ouverture de ces aiguilles une eſpéce de ruban compoſé de trois ou quatre brins de fil ciré. On porte l'aiguille ſous l'artere, & lorſqu'on ne l'a pas diſſéqué, l'on peut quelquefois éviter de comprendre le nerf dans la ligature. J'ai obſervé qu'il étoit ſouvent éloigné de l'artere d'un travers de doigt. Quand l'ouverture a paſſé d'un côté à l'autre, on coupe ce ruban on le dégage, & l'on retire l'aiguille du même côté d'où on l'a porté. Il ſe trouve par ce moyen ſous l'artere deux bouts de ruban avec leſquels on fait deux ligatures, l'une au-deſſus de ſon ouverture, & l'autre au-deſſous. La ſeconde aiguille a cet avantage, par ſon moyen, les deux bouts de ruban ſe trouve placés aux endroits où l'on doit faire la ligature.

(a) L'Auteur croit qu'une ſeule ligature faite au-deſſus de l'ouverture empêche l'hémorragie. Mais il ne fait pas attention à la communication qui ſe trouve
entre

De ces trois manieres d'arrêter le sang, c'est la premiere qui est préférable aux deux autres, parce qu'elle conserve l'artere, & qu'elle n'a pour but que de procurer une cicatrice à la plaie qui a été faite : & s'il n'y avoit pas lieu de s'en pouvoir servir, c'est la ligature qu'il faut préférer aux caus-

Choix de ces manieres.

entre l'artere principale & les arteres collatérales. Car après qu'on a fait la ligature, le sang peut, par le moyen de ces petits vaisseaux, se porter de la partie de l'artere qui est au-dessus de l'ouverture dans celle qui est au-dessous, & par conséquent sortir par l'ouverture, si une ligature faite au-dessous ne l'arrête de ce côté-là. L'expérience confirme ce qu'on avance. C'est même par cette communication que les vaisseaux collatéraux naturellement fort petites, peuvent en se dilatant peu à peu, suppléer à l'artere principale qu'on a liée. Lorsqu'ils ne se dilatent pas, la gangrene se met à la partie du bras qui est au-dessous de la ligature, & oblige par conséquent à le couper. On ne doit point craindre cet accident lorsque l'ouverture se trouve à l'une des deux branches principales de l'artere brachiale ; c'est-à-dire, à la radiale ou à la cubitale ; car l'autre fournit assez de sang pour nourrir l'avant-bras, & c'est ordinairement en ce cas qu'on sent le pouls immédiatement aprés l'opération. Mais comme l'on saigne ordinairement au pli du bras, & que la division de l'artere se trouve presque toujours au-dessous de ce pli, & rarement au-dessus. Si l'on a le malheur de piquer l'artere, c'est presque toujours le tronc, & non pas l'une des branches qui se trouve piqué. Il faut se ressouvenir alors de ce qu'on a dit plus haut, que la compression facilite le succès de l'opération en obligeant le sang dont elle resserre le passage, à dilater peu à peu les vaisseaux collatéraux : de sorte qu'il y coule déja avec facilité l'orsqu'on fait la ligature. Il est aisé de concevoir qu'on peut encore en ce cas sentir le pouls immédiatement après qu'on a fait la ligature au tronc de l'artere.

Comme les vaisseaux collatéraux suppléent à l'artere principale lorsqu'on en fait la ligature, on ne doit pas disséquer l'artere dans une grande étendue, de peur d'en détruire quelques-uns. C'est pour cela que la plûpart des Praticiens modernes ne la disséquent point. Le nerf qui est la partie qu'on recommande de séparer de l'ar-

Y y

tiques , & c'est aussi celle dont se servent les meilleurs Praticiens d'aujourd'hi. (a)

Après l'opération faite de l'une ou l'autre de ces trois façons, il faut panser le malade. Si on s'est servi de la premiere ou de la seconde , il faut bien tamponer la plaie avec ces bourdonnets TT. & avec ces plumaceaux V V. & ne point épargner les

tere afin de ne les pas lier avec elle, en est souvent éloigné d'un travers de doigt. On peut faire passer la pointe de l'aiguille entre l'une & l'autre partie , & par conséquent ne pas comprendre le nerf dans la ligature. C'est aussi pour cette même raison qu'il faut , avant de faire cette ligature, ouvrir la poche anevrismale , sur-tout si elle est considérable ; car si on lioit l'artere au-dessus & au-dessous de la poche , les ligatures comprendroient une trop grande portion d'artere , d'où pourroit partir quelques· uns de ces vaisseaux qui en ce cas deviendroient inutiles.

(a) La compression applatit le tuyau arteriél , la ligature le resserre en rapprochant ses parois vers leur centre , les stiptiques les crispent un peu, & coagulent un peu le sang par leur vertu. La compression est préferable l'orsqu'on peut trouver un point d'appui ; elle n'a pas besoin alors du secours des stiptiques ni de celui de la ligature , au lieu qu'on n'emploie pas sans elle l'un de ces deux derniers moyens , parce qu'elle en facilite le succès. Le sang arrêté se coagule , & le caillot qui se forme dans l'artere à son ouverture est un obstac'e continuel à l'hémorragie , qui sans lui recommenceroit dès qu'on auroit cessé d'employer les moyens dont on vient de parler. C'est ce qui arrivoit autrefois, parce qu'on se servoit de caustiques ou de cauteres actuels , qui en brûlant une portion de l'artere ne la retrécissoient & ne la fermoit que pour un tems , & qui d'ailleur en cuisant pour ainsi dire le sang , empêchoient les adhérences que le caillot auroit contracté avec les parois de l'artere. La partie cautérisée se séparoit du reste quelques jours après , & laissoit une ouverture par où le sang sortoit , parce que l'artere n'étoit plus retréci , & le caillot de sang étant alors trop petit , & n'ayant point contracté d'adhérence avec les parois , étoit obligé de céder à l'impétuosité de cette liqueur.

poudre aftringentes qui font dans cette boëte X. afin d'empêcher la fortie du fang : mais fi l'on a mis en ufage la ligature, il ne faut panfer que fimplement, parce qu'on eft fûr que le fang ne peut plus fortir. On ne laiffe pas les premiers jours que de mettre des plumaceaux couverts d'un onguent où entrent les poudres aftringentes ; on met de petites compreffes longitudinales Y Y, & d'autres Z. qui fe croifent en forme d'X. pour mieux appuyer, puis une emplâtre long *a* dont les deux extrémités foient fendues, enfuite une compreffe *b* de même figure, & par deffus le tout un bandage *c d*, qui faffe des circulaires au-deffus & au-deffous du coude, & qui fe croife fur la plaie, ce bandage eft quafi femblable à celui de la faignée, excepté que la bande eft plus large & plus longue, & qu'il ne fe termine pas par un nœud. On met encore deux compreffes circulaires trempés dans l'oxycrat (*a*).

Panfement qu'on fait au malade.

(*a*) En trempant les compreffes dans quelques liqueurs, on doit avoir en vue d'empêcher l'avant-bras de tomber en mortification, & d'accélérer la dilatation des petits vaiffeaux collatéraux qui doivent fuppléer à l'artere principale. Ainfi il faut fe fervir de liqueurs chaudes & fpiritueufes, qui donnent au bras une efpece de vie, jufqu'à ce que le fang vienne l'animer en dilatant les vaiffeaux collatéraux. L'oxycrat eft aftringent & non pas fpiritueux ; au contraire, l'eau-de-vie camphrée eft fpiritueufe & non pas aftringente. Ainfi l'eau-de-vie camphrée eft préférable à l'oxycrat. Il faut faire chauffer l'eau-de-vie camphréc, & ne fe pas contenter d'y tremper les compreffes, mais les arrofer de tems en tems, de forte que l'avant-bras foit continuellement dans une efpece de bain chaud & fpiritueux. Comme la liqueur fe refroidiroit toujours un peu, on lui confervera la chaleur par le moyen d'une brique chaude qu'on met à la main. Il faut avoir le foin d'examiner le bras. Lorfqu'il fe conferve chaud, qu'on n'y voit point de phlyctenes, & qu'on commence à fentir un petit frémiffement au pouls ; on a lieu de croire que cette partie reçoit affez de nourriture & que l'opération réuffit. Au contraire, fi le bras

Y y ij

l'une *e* sur l'avant-bras, l'autre *f* sur le bras, & par dessus une bande *g*, qu'on pose cirulairement au-dessus du carpe, qu'on continue jusqu'à l'épaule, & qu'on finit par un circulaire autour du corps, observant de mettre encore au bras une compresse longitudinale & épaisse le long de l'artere, afin que la compression se faisant plus forte en cet endroit, elle empêche que le sang artériel ne soit poussé avec trop de vîtesse contre la ligature de l'artere.

*Sa situation dans le lit.* On conduit le malade au lit, on le couche dans une situation un peu élevée, & on pose son bras à demi-plié sur un oreiller, & quoiqu'il ait été saigné avant l'opération, on le saigne plusieurs fois après pour éviter l'impétuosité du sang vers la partie affligée, on met auprès du malade un serviteur, qui avec la main appuie jour & nuit l'endroit de l'opération, pour empêcher l'irruption du sang; & comme un seul serviteur ne pourroit pas y résister, il y en a deux ou trois à qui l'on donne alternativement cet emploi.

*Régime de vie du malade. & le soin qu'on en doit avoir dans la suite.* Les premiers jours on fait observer au malade un régime de vivre très-sobre, afin de ne point faire trop de sang: on est attentif sur tout ce qui peut arriver, & on ne releve l'appareil que trois jours après: & quand on le fait, on laisse les dernieres compresses ou tampons, c'est-à-dire, ce qui touche l'artere, & on attend que ces compresses ou tampons tombent d'eux-mêmes, observant toutes les fois qu'on panse le malade de lui faire empoigner le bras par un serviteur qui comprime l'artere, comme nous avons dit.

est froid, si l'on y apperçoit de petits plyctaines, si l'on ne sent aucun frémissement au pouls, on doit craindre que la gangrene ne survienne, & qu'on ne soit obligé d'en faire l'amputation. Il faut néanmoins n'en venir à cette extrémité, que lorsqu'il n'y a plus de ressource, & que l'avant-bras est prêt à tomber en pourriture.

Il ne faut point se relâcher sui l'exactitude qu'on doit apporter pour la tenir sujette, cat loisque l'on se croit en sûreté de ce côré-là, une sortie imprévue du sang, comme il est arrivé souvent, oblige de recommencer l'opération, & peut mettre le malade avant qu'il soit secouru dans le danger de perdre la vie : c'est pourquoi il ne faut rien négliger, & ne rien promettre affirmativement avant la parfaite guérison. Il faut à mesure qu'elle approche, & que la plaie se remplit de chair, faire tous les jours étendre un peu d'avantage le bras au malade, parce que si on laissoit cicatriser la plaie de bras plié, il ne pourroit plus l'étendre par la suite, & il se trouveroit estropié, quoique guéri de son anévrisme.

C'est une chose surprenante de voir la prévention du public, qui croit que les Chirurgiens sont obligés de donner une pension à tous ceux à qui ils font une mauvaise saignée. Un célebre Chirugien mort il y a long-tems, dont le nom est respecté chez nous & qui avoit acquis une réputation sur la saignée plus grande que qui que se soit avant lui, avoua qu'en une année il avoit ouvert onze arteres. On ne pouvoit l'accuser d'être mal adroit, puisque personne ne saignoit aussi-bien que lui : mais il faisoit tant de saignées, & de difficiles, étant appellé par-tout Paris pour des bras où tous les autres avoient renoncé, qu'il ne pouvoit éviter ces malheurs qui auroient été plus fréquens à tout autre qu'à lui : s'il avoit étoit obligé de donner des pensions, tous le bien qu'il avoit gagné pendant quarante années de travail auroit à peine suffi.

Ouverture d'artere difficile à éviter.

En allant en Allemagne avec Monseigneur le Duc de Bourgogne en l'année 1703, nous passames par Reims, on nous fit voir à M. Duchesne & à moi, une fille de trente ans ou environ, qui avoit des mouvemens convulsifs par tout le corps, qu'on disoit être survenus ensuite d'une saignée,

Histoire sur la piqure d'un tendon.

Y y iij

& dont on vouloit rendre responsable le Chirurgien qui l'avoit faite : quelques uns de ses confreres soutenus par quelques Médecins autorisoient cette fille à lui demander une pension, & pour cet effet il y avoit un procès intenté contre lui avec des rapports qui portoient qu'il avoit piqué le tendon. J'examinai le bras, & trouvant la peau vacillante sur le tendon, je les assurai qu'il n'avoit point été touché, parce qu'un tendon s'exfolie comme un os découvert, dont il vient une chair qui s'unissant avec la peau, les attache l'une à l'autre, de même que du crâne exfolié, il en sort une chair qui se cicatrisant avec le cuir chevelu, les rend adhérens l'un à l'autre. Nonobstant le rapport qu'en donna M. Duchesne, le procès se continua, & fut interjetté au Parlement de Paris; j'en donnai mon rapport, qui ayant été trouvé conforme à celui que les Médecins & les Chirurgiens nommés par la Cour, avoient donné, le Chirurgien gagna son procès, & se trouva par cet Arrêt délivré de la poursuite d'une clique de dévotes qui ayant pris le fait & cause de la fille, s'étoient ameutées pour le ruiner par charité.

*Les Chirurgiens sont souvent excusables.*

Je ne prétend pas soutenir que les Chirurgiens ne puissent faire quelque faute. Quel est l'homme qui ne se trompe pas? quelle est la profession où l'on n'en fait point? Et pourquoi n'y a-t-il que les Chirurgiens à qui on veuille en faire payer les dommages & intérêts? il est d'autres Professions dont la terre couvre les fautes, & dont on ne dit mot : les Juges mêmes qui décident souverainement du sort des humains ne se trompent-ils pas quelquefois en faisant perdre un procès à l'un injustement, ou en condamnant l'autre innocemment. Puisqu'il n'y a personne qui ne soit capable de faire des fautes, pourquoi ne pas compâtir au malheur du Chirurgien? N'est-il pas assez puni quand il en a fait quelqu'une de perdre sa réputa-

tion & ſes pratiques? Faut il encore qu'il ſoit per-
ſécuté par des gens, qui malgré lui, veulent devenir ſes penſionnaires.

## FIG. XLV. POUR LA SUTURE DU TENDON.

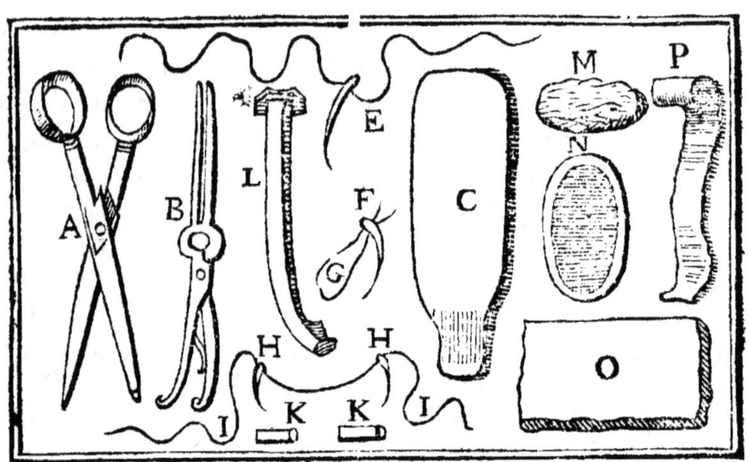


C'Eſt ſur la main que ſe pratiquent le plus ſouvent les ſutures des tendons, parce qu'elle en eſt toute remplie, tant pour ſes mouvemens, que pour faire ceux des doigts; c'eſt auſſi cette partie que l'homme préſente comme un bouclier contre tout ce qui le vient attaquer, & c'eſt la raiſon pourquoi la main reçoit plus de plaies que les autres parties, qui n'ont pas ſi ſouvent beſoin qu'elle de l'opération que je vais vous faire voir. *De la ſuture du tendon.*

Quand Monſieur Bienaiſe, Maître Chirurgien de Paris, & l'un des plus célebres, commença à faire cette opération il y a cinquante ans, on la croyoit de ſon invention, il en eut toute la gloire, & elle eut tout l'agrément de la nouveauté, mais ayant reconnu que plus de deux mille ans avant lui on en avoit parlé: on a trouvé qu'elle n'étoit ſeulement que renouvellée des Grecs; Guidon & pluſieurs autres l'ont pratiquée, il eſt *Renouvellement de cette opération.*

vrai qu'elle n'étoit plus à la mode, c'eft lui qui l'y a fait revenir, & nous lui avons obligation de l'avoir eſſayée ſur des chiens, puis de l'avoir faite ſur des hommes, & ainſi de nous avoir encouragé à faire une opération qui empêche que beaucoup de bleſſés ne demeurent eſtroſtiés.

Il faiſoit la ſuture du tendon dans les vieilles plaies auſſi-bien que dans les récentes ; c'eſt à-dire, dans les plaies de quinze à vingt jours, mais non pas à celles qui étoient abſolument cicatriſées, comme quelques-uns nous l'ont voulu faire croire, car il feroit alors impoſſible de ramener les bouts des tendons l'un proche de l'autre, étant collés & unis avec leurs parties voiſines.

*Incifions qui précédent l'opération.*

Les tendons ne ſe croiſent pas auſſi aiſément que les autres plaies, où il ne faut qu'en approcher les lévres, & les unir enſemble par le moyen d'une aiguille enfilée, mais aux plaies des tendons, il faut avant que de les coudre préluder par une incifion pour aller chercher une des extrémités du tendon qui eſt toujours attachée au corps des muſcles ; car pour celle qui tient à l'os, elle ne s'éloigne guéres. Par exemple à une plaie tranſverſale ſur le dos de la main qui aura coupé le tendon extenſeur du doigt du milieu, ſoit à une plaie récente, ou à une vieille, il faut commencer à faire une petite incifion longitudinale avec la pointe des ciſeaux A. à la partie ſupérieure de la plaie, pour aller chercher le bout du tendon, que le corps du muſcle extenſeur a retiré en haut, & avec des pincettes. B. le retirer & l'approcher de l'autre extrémité pour pouvoir en faire la ſuture ; & pour faciliter cette approche, il faut faire tenir la main étendue avec une petite palette C. qu'on attache du côté de la paume de la main pour la tenir toujours ouverte.

*Deux moyens pour la ſuture.*

On nous propoſe deux moyens pour faire la

future, le premier de prendre une aiguille D. enfilée d'une simple fil ciré E. de la passer de dehors en dedans à l'un des bouts du tendon, & à l'autre de dedans en dehors, & ne faisant qu'un seul point comme à l'enfilée, lier les deux bouts du fil sur une petite compresse ronde. Cette future est la plutôt faite; mais il y en a qui ne l'approuvent pas, disant que la petite compresse sur laquelle on a fait le nœud, empêche de voir si les deux extrémités du tendu sont bien jointes ensemble; & ils préferent l'autre maniere, qui est de se servir d'une aiguille F. enfilée d'un double fil G. dont le bout fait un anse, de la passer comme la précédente dans les deux extrémités du tendon, de mettre une petite compresse dans l'anse, comme on faisoit à la future emplumée, & une autre entre les deux fils, sur laquelle on les noue, on voit entre les deux compresses si les deux bouts du tendon sont bien unis ensemble, & on est sûr que ces deux bouts se cicatrisant ainsi, le malade ne sera point estropié.

Il y a une troisiéme maniere que j'ai vû pratiquer à M. Bienaise qui me paroît plus sûre que les deux précédentes: c'est d'avoir deux aiguilles HH. enfilées d'un même fil II. & les passer toutes deux à côté l'une de l'autre de dehors en dedans, puis les repasser de dedans en dehors dans l'autre bout du tendon, & les lier sur une de ces petites compresses KK. quand on voit que les extrémités sont suffisamment approchées l'une de l'autre: ce qui doit faire donner la préférence à celle-ci, c'est que deux fils unissent & joignent bien mieux le tendon qu'un seul, & par conséquent la réunion est plus facile à s'en faire.

Troisiéme maniere plus sûre.

Pour faire cette future, il faut se servir de petites aiguilles rondes, afin de faire au tendon de très-petites plaies; les plates en feroient de trop grandes. Il faut en perçant les bouts des tendons les

Qualité des aiguilles & du fil.

Précaution en faisant le nœud.

appuyer avec le bout d'une cannulle courbe L. & que le fil soit ciré & pas plus gros que le passage des aiguilles, afin de ne point faire de violence pour le faire entrer : il faut encore en nouant le fil faire un peu avancer les bouts du tendon l'un sur l'autre, afin qu'ils ne s'en trouvent pas éloignés, quand même la suture se lâcheroit un peu par les petits mouvemens involontaires que peut faire le muscle.

Du pansement.

La suture achevée, on met dessus un petit plumaceau M. couvert de baume d'Arcæus, ou de celui du Peron, si on en peut avoir ; avec l'emplâtre N. la compresse O. & la bande P. dont on fait des circulaires autour de la main : on se sert à ces plaies de remedes balsamiques pour empêcher la trop grande suppuration, & sur-tout on porte toujours cette palette Q. sous la main, jusqu'à ce que la plaie soit entiérement cicatrisée.

Traitement du durillon qui reste.

Après la cicatrice faite, il reste quelquefois un petit durillon sur la suture : il faut le frotter avec un peu d'huile d'amandes douces, ou de l'huile de vers de terre, il faut faire fléchir la main peu à peu, & la conduire insensiblement jusqu'à l'action qu'elle doit faire sans la violenter, & faire porter pendant un tems une mitaine pour défendre la main contre le froid (a).

(a) On pratique rarement cette espece de suture abandonnée par les Anciens & renouvellées pas feu M. Bienaise. Presque tous les Modernes la regardent comme dangereuse & inutile. En effet la piquure du tendon ou sa section en partie est suivie très-souvent d'accidens très-funestes, & qu'on ne fait ordinairement cesser qu'en le divisant totalement. Outre cela les tendons servent à tirer une partie mobile qu'on peut mettre & maintenir dans une extension qui rapproche les parties divisées & en procure la réunion. C'est de cette maniere qu'on a souvent

* Voyez le Traité des Maladies des os de M. Petit.

remédié à la division des tendons extenseurs des doigts des mains, & même à la rupture du tendon * d'Achille qui est le plus gros & le plus fort des tendons.

Pour faciliter le succès de cette pratique, à l'égard

## Fig. XLVI. POUR LES OPÉRATIONS DES DOIGTS.

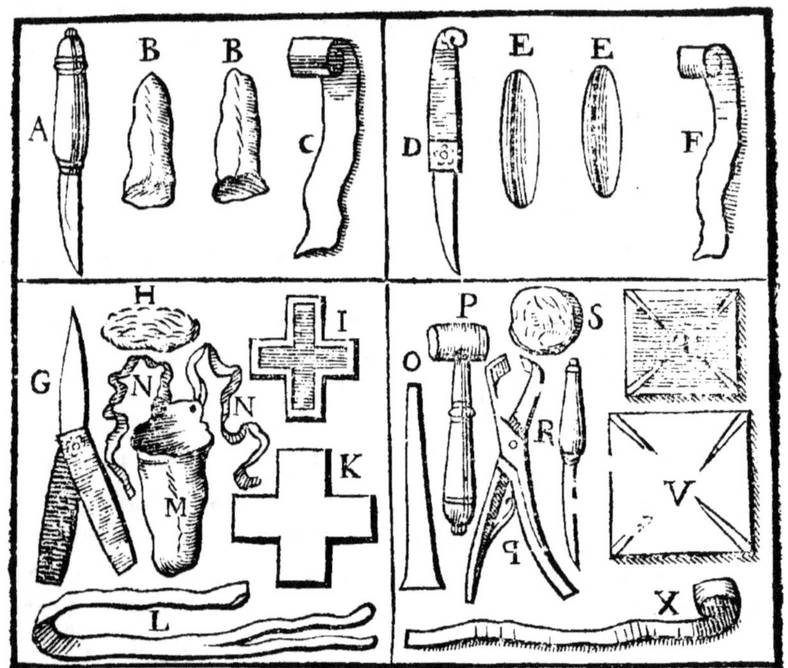

Il y a quatre opérations différentes qu'on fait aux doigts : la premiere, pour séparer des doigts qui sont unis ensemble ; la seconde, pour redresser ceux qui sont courbes & crochus ; la



des extenseurs des doigts des mains, on se sert d'une machine de fer blanc Æ. composée d'une espece de gouttiere dans laquelle on pose l'avant-bras, & d'une plaque qu'on ajuste à la gouttiere par le moyen d'une charniere & d'une goupille. Cette derniere piéce, qui est mobile, peut former avec la gouttiere un angle plus ou moins mousse, selon qu'il est nécessaire pour mettre la main, dont on applique le plat sur elle, en une extension plus ou moins grande. On soutient cette piéce par le moyen de deux crochets qui y sont attachés, & de deux cremailleres soudées à la gouttiere. Quand le seul tendon extenseur du pouce est divisé, ou peut substituer à la plaque une autre plus petite & convenable à la largeur de ce doigt.

troisiéme pour ouvrir un panaris ; & la quatriéme, pour extirper des doigts écrasés ou gan-
grénés.

L ES doigts tiennent ensemble par deux manieres, ou par union ou par agglutination : on
appelle union, quand l'enfant venant au monde
on lui trouve les doigts adhérens les uns aux autres ; cela se fait dès la premiere conformation par
la disposition de la matiere, ou par la force de
l'imagination de la mere, comme plusieurs autres
choses que les enfans apportent au monde. Si
après des ulceres, ou quelque grande brûlure où
la main aura été dépouillée de sa peau, on laisse
par négligence les doigts se coller & se joindre ensemble, cela se nomme agglutination.

Il faut remédier à l'un & à l'autre de ces accidens, ce qui se fait en séparant les doigts avec un
scalpel A. prenant garde de ne rien ôter de l'un
pour le donner à l'autre. Si l'union étoit si exacte
qu'il y eut peu d'espace entre deux, le Chirurgien doit faire voir son adresse, en coupant seulement avec patience ce qui les joignoit ensemble : mais s'ils étoient unis par une membrane
comme une pate d'oye, il faudroit dans l'entre-
deux de chaque doigt, couper & emporter la membrane qui les unissoit, afin qu'après que les cicatrices seront faites, il ne reste rien qui puisse leur
nuire dans leurs actions.

Quand la séparation est faite, il faut empêcher
qu'ils ne se recollent, & pour l'éviter on met de
petits linges entre les doigts. On peut se servir
d'un bandage, qu'on nomme le gantelet ; mais
comme il est très-long à faire, à cause qu'il faut
qu'avec une bande de cinq annes de largeur il entoure chaque doigt l'un après l'autre, par plusieurs
circulaires ; on doit se servir de petits doigtiers
de linge B. B. trempés dans de l'eau vulnéraire,

De l'union
& de l'agglu-
tination des
doigts.

Comment
on doit ope-
ter ici.

Pansement
& bandage.

ou dans quelqu'autre liqueur dessicative , & de cette bande C. dont on fera des circulaires autour de chaque doigt.

UNe main est très-défigurées par des doigts courbes & crochus, outre que cela est fort incommode pour celui qui les porte , parce que ne pouvant pas les étendre ni trop bien les plier , il se trouve dans l'impuissance de s'en servir dans beaucoup de sortes d'actions ; quand il en pourroit faire quelques-unes , il ne peut s'en acquitter que de mauvaise grace.

Si on a recours au Chirurgien pour corriger cette difformité, & tâcher de rendre à un doigt courbe, ou à plusieurs leurs actions ordinaires , c'est à lui à examiner la disposition où se trouvent ces doigts avant que de rien promettre & avant que d'y travailler, car ils pourroient être disposés de maniere qu'il y auroit impossibilité de les redresser. Si c'est une anchilose dans les jointures , il faut l'amollir en la trempant dans du bouillon de tripes , ou en la frottant avec l'onguent de guimauve , ou les autres drogues émollientes. Si c'est une cicatrice mal faite qui empêche le doigt de se redresser , il faut le débrider par plusieurs petits coups de bistouri D. & ensuite mettre deux petites éclisses droites faites de bois E E. l'une dessus & l'autre dessous le doit , le bander avec cette bande F. & le serrer tous les jours de plus en plus , jusqu'à ce qu'il ait repris la figure naturelle.

LE panaris, que les Grecs appellent *Paronychya*, qui est dérivé de *para*, qui veut dire *contre*, & d'*onyx* qui signifie *ongle* , est une tumeur qui vient à l'extrémité des doigts, & que le public appelle mal d'aventure ou abscès ; elle est causée par une humeur brûlante, âcre & corrosive qui rongeant le périoste, les extrémités des filamens nerveux, & la chair y fait une escarre, (a) on le connoît par une grande tension, une pulsation profonde, une douleur aiguë, une chaleur brûlante, & la fiévre ardente qui accompagne toujours ces sortes de tumeurs.

Nos Anciens font de deux especes de panaris ; l'une dont la matiere est contenu entre la peau & le périoste, & l'autre donc l'humeur est placée entre le périoste & l'os. Mais cette derniere espece est imaginaire, puisqu'il est tout-à-fait impossible que la quantité de matiere qu'on en voit sortir puisse être contenue dans une espace qui n'a pas deux lignes de largeur. Elle est toujours entre la peau & le périoste, & toute l'extrémité du doigt en est abbreuvée ; & si l'on trouve souvent l'os découvert, c'est que non-seulement le périoste a été rongé par l'âcreté de la matiere, mais encore les ligamens qui attachent l'os de la troisiéme phalange à la seconde, ce qui fait que ce dernier os tombe par la suppuration (b).

Effet du Panaris.

(a) Une piquure, un petit éclat de bois qui sera entré dans un doigt principalement à l'endroit de quelques articulations, une excoration, une contusion, une brûlure, l'irritation de quelques fibres qu'on aura tiraillées en arrachant quelques-unes des excroissances appellées vulgairement envies, font les causes externes du panaris. Le virus vénérien, le scrophuleux & le chancreux en font quelquefois les causes internes.

(b) Quoique l'Auteur en rejettant les sentimens des Anciens semble n'admettre qu'une seule espéce de panaris, il faut néanmoins convenir qu'il se rencontre dans cette maladie beaucoup de différences qui donnent lieu de la partager en plusieurs classes Il est même très-important de ne pas confondre l'une de ces classes avec les autres, parce que chacune d'elles demande un traitement particulier. On a divisé dans la remarque précédente les causes du panaris, en internes & en externes. Cette distinction donne lieu de partager aussi la maladie en deux especes, dont la premiere demande, outre le traitement ordinaire de la seconde, des remedes particuliers qui détruisent le vice des liqueurs qui ont occasionné le désordre.

De plus l'expérience qui a fait connoître aux Praticiens que cette maladie n'avoit pas toujours son siége entre la peau & le périoste, comme le pense l'Auteur, les a porté à la diviser en quatre espéces par rapport aux endroits qu'elle occupe.

La premiere espéce a son siége sous l'épiderme. Elle commence par former au coin de l'ongle une petite tumeur qui en fait le tour, & qui pour cela, est appellé vulgairement tourniolle. Un petit emplâtre d'onguent de la Mere suffit pour guérir ce mal. S'il se forme du pus, on lui donne issue en coupant l'épiderme. Il arrive quelquefois que l'inflammation détruit les adhérences naturelles de la racine de l'ongle, qui ne recevant plus alors de nourriture est chassé au dehors par un autre ongle que la nature produit.

Quand la matiere se trouve precisément sous l'ongle, la douleur est très-vive, & se fait sentir quelquefois jusqu'au condile externe, à cause de la conduite des tendons extenseurs des doigts. Mais elle cesse dès qu'on a donné une issue au pus, ce que l'on fait en ratissant l'ongle, ou en le coupant très-près en cas que la matiere se trouve à son extrémité.

La seconde espéce de panaris a son siége dans le corps graisseux qui entoure le doigt. Ainsi c'est un véritable phlegmon dont les symptomes sont plus considérables que ceux de la premiere.

La troisiéme espéce a son siége dans la gaîne des tendons fléchisseurs des doigts. Elle est beaucoup plus fâcheuse que les deux premieres espéces. Pour comprendre les douleurs qu'elle fait sentir & les dangers auxquels elle expose, il faut se rappeller l'arrangement des principales parties qui servent à fléchir les doigts. C'est par le moyen du muscle profond & sublime qu'ils font ce mouvement. Ces muscles ont leur attache au condile interne de l'humerus ; ils se partagent chacun vers le milieu de l'avant bras en quatre tendons nommés fléchisseurs, qui passent sous le ligament annulaire interne commun situé au poignet, & vont s'attacher vers les extrémités de tous les doigts excepté le pouce. Ainsi il y a dans chaque doigt deux de ces tendons fléchisseurs, dont l'un vient du muscle profond, & l'autre du muscle sublime. Le premier est attaché à la troisiéme phalange, & le second à la deuxiéme. Depuis le ligament annulaire interne commun jusqu'à leurs extrémités ; ils sont revêtus d'une gaîne,

& cette gaîne est fortifiée par des bandes ligamenteuses dans l'étendue des deux premieres phalanges des doigts. Ainsi l'espéce de panaris dont on parle ayant son siége dans cette gaîne, qui dans les doigts est environnée de ligamens forts & incapables de se distendre, la matiere ne peut qu'avec peine se manifester au dehors & cause l'inflammation & la tension, qui bientôt, si l'on n'y remedie, & quelquefois même malgré les remedes, se communiquent aux autres doigts, à la main, à l'avant-bras, & même au bras. La douleur est d'autant plus grande, que les parties tendineuses, membraneuses & ligamenteuses en sont plus susceptibles que les autres. Le pus se forme dans la gaîne, & se manifeste quelquefois aux articulations des doigts, & même dans la main par une fluctuation, qu'on ne sent pas dans la longueur des phalanges, parce que la gaîne y est revêtue de bandes ligamenteuses. Quand l'inflammation est parvenue au poignet, elle passe bientôt jusqu'au ligament annulaire commun, & dans le grand nombre de cellules graisseuses qui se trouvent sur le muscle quarré & sous les tendons des muscles profond & sublime. Il se forme dans ces cellules un abscès, que le ligament annulaire commun empêche de se manifester, & qu'on ne reconnoit qu'à la violence & à la continuité de la douleur & des accidens. Enfin lorsque l'inflammation a été plus loin, il se forme aussi quelquefois des abscès à l'avant-bras, au coude & même au bras.

La quatriéme espéce de panaris a son siége entre le périoste & l'os, souvent dans l'os même. On la reconnoit à une douleur profonde & vive que le malade sent au doigt. La tension, le gonflement & l'inflammation ne sont pas considérables dans les commencements & se bornent presque toujours au doigt, la fiévre, les insomnies, les agitations & le délire surviennent comme à la troisiéme espéce. On voit quelquefois de petites phlictenes, le doigt paroit livide & tombe même en mortification, si l'on n'y remédie. Le malade ne sent point de douleur au condile interne de l'humerus comme dans la troisiéme espéce.

Quoique ces trois espéces de panaris different entr'elles quant à leurs siéges & à leurs symptômes; elles demandent néanmoins les mêmes remedes dans les commencemens. La saignée réitérée à proportion de la violence des accidens, la diéte, les cataplasmes anodins, émolliens & résolutifs, & tout ce qui est propre à calmer le sang, peuvent arrêter le mal, lorsqu'il n'a pas

encore

encore fait de progrès confidérables. Quelques perfonnes
ont été guéries en mettant plufieurs fois le doigt dans de
l'eau chaude ou dans une leffive de farment, & l'y tenant
auffi long-tems qu'il eft poffible. La chaleur de l'eau ouvre
les pores, relache les parties, & peut par conféquent diffiper l'humeur qui s'y eft arrêtée.

Après avoir employé inutilement ces remedes, on fe
fert d'un cataplafme ou d'un emplâtre maturatif. Quand le
panaris eft de la feconde efpece, le pus fe manifefte bien-
tot par la fluctuation. Il faut alors ouvrir la tumeur, de
peur que la matiere en féjournant n'occafionne un plus
grand défordre dans la partie.

Quand le panaris eft de la troifiéme efpece, le pus ne
fe manifefte pas fi tôt, parce qu'il eft renfermé dans la
gaîne des tendons qui eft environnée par des bandes ligamenteufes très-fortes. C'eft ordinairement aux endroits
des articulations, où il ne fe trouve point de ces bandes ligamenteufes, qu'on commence à le reconnoître par
une petite tumeur avec fluctuation, & qu'il fe fait jour
quelquefois, quand on tarde à l'ouvrir. Il ne faut pas
néanmoins attendre qu'il fe manifefte; les accidens ne
permettent pas toujours qu'on differe jufqu'à ce tems. On
fait avec un biftouri, à l'extrémité du doigt, une incifion
longitudinale, qui pénetre jufqu'à la gaîne; on introduit
par l'ouverture, jufques dans la gaîne, une fonde crenelée
moins groffes que les fondes ordinaires, fur laquelle on
gliffe une branche des cifeaux ou un biftouri, pour étendre l'incifion jufqu'à la feconde phalange: on coupe un
peu des levres de la plaie, de peur qu'en fe gonflant elles
n'empêchent d'y introduire avec facilité un petit bourdonnet. Si l'on reconnoit que le mal eft plus étendu que
cette incifion, on la prolonge jufqu'à la main. En ouvrant
ainfi la gaîne, & en coupant les bandes ligamenteufes, on
fait fouvent ceffer les accidens, & l'on arrête le progrès
du mal.

Mais fi ces incifions ne fuffifent pas, & qu'il paroiffe
un abfcès dans la main, on prolonge encore l'incifion.
Quand les accidens ne ceffent pas, alors on a lieu de
croire qu'il s'eft formé un abfcès fur le mufcle quarré.
Pour y donner iffue, on fait fléchir le poignet, on fait
entrer par l'ouverture faite à la main, & l'on fait paffer
fous le ligament annulaire interne commun une fonde
crenelée, fur laquelle on fait au poignet une incifion
qui pénetre entre les tendons jufqu'à l'abfcès. On paffe
enfuite un féton de la main au poignet, comme le pratiquoit feu M. Thibault. Après toutes ces incifions, les

Z z

accidens ne diminuent quelquefois pas. Ils peuvent venir du ligament annulaire commun, dont l'inflammation & le gonflement occasionnent une compression trop forte sur les parties qui sont au-dessous, & du tondon fléchisseur que la tension & l'inflammation de la capsule & des bandes ligamenteuses ont lésé en les comprimant. S'ils viennent du ligament annulaire commun, il faut le couper. Mais il est de la prudence du Chirurgien d'avertir que le malade en sera estropié, & qu'il ne fait cette opération que pour conserver la partie, ou même la vie du malade. Si les accidens viennent du tendon, on l'ôte entiérement, comme M. Petit l'a pratiqué. On coupe d'abord son attache à la phalange, on le tire de dessous le ligament annulaire, & on le coupe dans le corps charnu.

En remédiant à la cause principale du panaris par une ou par plusieurs des incisions dont on vient de parler, on n'en arrête pas toujours toutes les suites; il se forme encore quelquefois dessus la main, à l'avant-bras, au bras, & même jusques sous l'aisselle des abcès qui s'annonce par une douleur vive, par des inquiétudes, par le redoublement de la fiévre, & enfin par la fluctuation. Il faut les ouvrir. On panse en premier appareil avec de la charpie, toutes les incisions qu'on a faites: on applique sur toutes les parties gonflées ou enflammées un cataplasme résolutif, qu'on humecte de tems en tems avec une décoction d'herbes émollientes. Dans les pansemens suivans on met sur les tendons découverts des petits bourdonnets plats, trempés dans une teinture de fleurs d'hypericum, tirée avec l'esprit-de-vin, ou dans l'esprit de thérébentine; on applique sur le reste de la plaie des plumaceaux couverts de baume d'arcæus ou d'un digestif, & l'on continue les cataplasmes émolliens jusqu'à ce que les accidens soient passés; après quoi on se sert de cataplasmes confortatifs, ou de vin aromatique ou d'une dissolution de boule vulnéraire dans un mélange d'eau-de-vie & d'eau commune en égale quantité.

Si l'on a coupé le ligament annulaire, il faut faire fléchir le poignet pendant le traitement, pour empêcher les tendons fléchisseurs de faire une saillie. Quand le tendon fléchisseur est coupé, ou qu'il s'est exfolié dans la suite des pansemens, comme il arrive souvent, le mouvement du doigt est perdu. En ce cas, il faut tenir le doigt à demi-courbé pendant le traitement, afin qu'après la guérison, il reste toujours dans la même situation,

De tous les Apoftêmes , c'eft le panaris qui eft  le plus douloureux , parce que l'extrémité des doigts ne pouvant pas s'étendre autant qu'il faudroit, pour contenir la matiere qui s'y porte , il s'y fait une tenfion exceffive , qui caufe une douleur infupportable , qui étant augmentée par la corrofion de la matiere , & agiffant fur les extrémités des nerfs qui y aboutiffent , fe fait fentir avec tant de violence , que les malades n'ont pas un moment de repos , & qu'on ne peut pas s'empêcher de les plaindre par la grande douleur qu'on leur voit fouffrir.

Ces tumeurs doivent être au plutôt amenées à  fuppuration par les remedes maturatifs les plus forts , comme l'ofeille , l'oignon de lis , le levain , la fiente de pigeon , & le bafilicon , dont on fait de petits cataplafmes qu'on renouvelle fouvent , parce que la grande chaleur qui y eft , les a bientôt defféchés. La gangrene y furvient quelquefois , parce que le fang ne peut pas revenir de cette partie par la trop grande tenfion où elle eft. C'eft pourquoi il en faut faire l'ouverture au plutôt fans attendre qu'on y fente de la fluctuation , tant pour éviter la mortification, que pour procurer au malade le foulagement qu'il attend avec impatience.

On prend une lancette G. plus grande que cel-

qui choquera moins la vûe que s'il reftoit toujours tout droit. Au contraire , fi ce tendon ne s'eft point exfolié , ou s'il n'a point été coupé , il faut maintenir le doigt étendu pour en conferver l'ufage , parce que fi on le laiffoit courbé pendant le traitement , la cicatrice fe formeroit de maniere qu'on ne pourroit point étendre le doigt fans le couper.

Quant à la quatriéme efpece de panaris , l'Auteur en parle au long. Il faut remarquer néanmoins que pour ouvrir cette derniere efpece , il faut préférer le biftouri à la lancette , dont la pointe pourroit fe caffer en rencontrant l'os jufqu'où l'incifion doit pénétrer.

Z z ij

les dont on se sert pour la saignée, avec laquelle ont fait une incision longitudinale à la partie latérale du doigt, afin de ne pas risquer de piquer le tendon ; ce qui pourroit arriver, si on la faisoit à la partie moyenne. Quoiqu'après l'ouverture il n'en sorte quelquefois que de la sérosité & du sang, cela ne laisse pas que de soulager le malade en dégorgeant la partie, en diminuant l'extrême tension qui y étoit, & en donnant moyen à la matiere de ne pas séjourner quand la coction en est faite, & aux bourbillons de sortir à mesure qu'ils se détachent.

Après que le panaris est ouvert, on ne cesse point de se servir de maturatifs ; & si on juge que l'usage des cataplasmes ne soit plus nécessaire, on met dessus l'incision un plumaceau H. couvert de basilicon, & par-dessus un emplâtre I. de diachilon gommé, fait en croix de Malthe, pour achever de meurir ; on met une compresse K. de même figure, & on fait tenir le tout par le moyen d'une petite bande L. posée circulairement, & arrêtée au haut du doigt, qu'on met ensuite dans un doigtier de cuir M. fait exprès, qui a deux petits cordons N N. pour l'attacher au-dessus du poignet : il faut mettre ensuite la main dans un gand fourré, ou dans un manchon, afin que la chaleur puisse avancer la maturité de l'humeur, & on soutient le bras avec une écharpe, la main un peu plus haute que le coude, crainte que si elle pendoit en bas, il ne se jetât une fluxion sur la partie affligée.

Il ne faut pas s'étonner si le lendemain on trouve de la chair qui a boursoufflé par l'incision. Cet accident arrive toujours, parce que cette chair imbibée d'humeurs, se trouvant trop pressée par le petit volume du doigt, cherche à sortir en dehors, ce qu'elle ne manque pas de faire par l'ouverture qu'on a faite à la peau ; elle est de couleur livide, & se fond quelquefois par la suppuration. Mais si elle ne cédoit point aux remedes, & qu'elle continuât de boucher la plaie, il faudroit avec les ciseaux la couper, ce qui se fait tout d'un coup, & beaucoup plus promtement que de vouloir la consumer avec le caustique.

Quand la matiere a rongé le périoste, il faut que l'os de la derniere phalange s'exfolie, & comme il est petit, souvent il sort tout entier, ce qui ne se peut pas faire que le bout du tendon qui s'y attache n'en soit séparé, & qu'il n'ait été altéré & corrompu par la même humeur. C'est la nature qui fait la séparation de la partie du tendon altérée d'avec la saine, aidée par les remedes balsamiques & spiritueux qu'on verse dans la plaie ; il ne faut plus alors se servir du diachilon, l'onguent divin y est excellent, avec lequel on conduit cette cruelle maladie jusqu'à parfaite guérison.

Comment on conduit ce mal à une entiere guérison.

L'Extirpation d'un doigt se fait en trois occasions ; la premiere, quand par quelqu'accident il est brisé & écrasé : la seconde, quand il est gangrené, la troisiéme, quand un enfant en naissant apporte un ou plusieurs doigts surnuméraires.

Extirpation des doigts.

Les ouvriers qui travaillent aux bâtimens, sont tous les jours dans le danger d'avoir les mains & les doigts écrasés par des pierres de taille qui tombent dessus, & de les avoir prises entre deux piéces de bois, les Chasseurs courent risque de les avoir brisés par un fusil qui crevera en tirant, comme je l'ai vu arriver plusieurs fois : la premiere intention du Chirurgien qui est appellé, doit être de conserver la main & les doigts, & de ne les couper que quand il n'y a aucune espérance de pouvoir les garantir de la mortification, car s'il restoit encore quelqu'artere pour y porter la vie & quelque veine pour entretenir la circulation du

Cas où il peut s'en dispenser.

Z z iij

sang, il ne faudroit point se presser, on y viendra toujours assez tôt quand on s'appercevera que la chaleur naturelle ne se communiquera plus à la partie (*a*). Mais supposé qu'un doigt ne tînt plus qu'à un petit lambeau de la peau ou à un des tendons, il faut le séparer de la main, parce que le tiraillement qui se feroit au tendon, pourroit causer des accidens fâcheux. Cette séparation se fait alors par un seul coup de ciseaux, & on panse aussitôt le malade avec les remedes qui conviennent à la nature de la plaie.

*Cause & cure de leur gangrene.*

La gangrene peut survenir à un doigt par l'abondance des humeurs qui auront suffoqué la chaleur naturelle comme dans un panaris, ou par un grand froid qui l'aura étouffée comme dans une forte gelée ; le Chirurgien doit tâcher de l'y rappeller en y faisant des scarifications aux parties latérales, de crainte de toucher les tendons, & en y mettant de l'esprit-de-vin camphré, & des remedes vifs & capables de se faire sentir, mais s'il trouve le sentiment tout-à-fait perdu par une gangrene, ou sphacele confirmé, il faut qu'il en fasse l'extir-

*Extr. d'une Séance publ. de l'Acad. de Chirurg.*

(*a*) On peut voir dans le Mercure de France, Juillet 1739. une observation sur un écrasement des doigts du milieu & annulaire de la main, dont les deux dernieres phalanges étoient fracturées avec déplacement, les articulations découvertes, dix lignes des tendons extenseurs déchirées & entiérement emportées, enfin la peau détruite depuis le milieu de la seconde phalange jusqu'à la racine de l'ongle. Le succès avec lequel M. Caumont traita ces blessures, confirme ce que l'Auteur dit ici sur le même sujet. Il pansa si artistement cette plaie, que les chairs revinrent, les os fracturés se consoliderent, les articulations se rafermirent sans anchilose, la peau se cicatrisa, & ce qui est fort remarquable, l'union de toutes ces parties entr'elles fournit un point d'attache à chaque tendon, de sorte que les doigts recouvrerent leur mouvement. Ainsi M. Caumont, qui d'abord n'espéroit qu'avec peine de pouvoir conserver seulement l'extrémité des doigts, eut la satisfaction de leur rendre même leur mobilité.

pation. Il y a quelques Anciens qui nous difent qu'il faut mettre le doigt fur un billot de bois, & avec un cifeau O. & un coup de ce maillet P. qu'on donne deffus, le féparer de la main. D'autres propofent les tenailles incifives Q pour le couper tout d'un coup. Mais ces deux manieres font défapprouvés aujourd'hui, parce qu'elles tiennent plus du Boucher que du Chirurgien, & on veut avec plus de raifon, qu'avec un biftouri droit R. on en faffe l'extirpation en le coupant dans l'une de fes trois articulations : l'appareil n'en eft pas fi effrayant, & cela eft auffi-tôt fait. On met fur le petit moignon du doigt, après l'avoir fuffiamment laiffé faigner, un plumaceau S couvert d'un aftringent, & par deffus un emplâtre T. & une compreffe V. coupées en croix, & le tout affujetti & retenu par une bande X. convenable au doigt qu'on vient de couper.

On voit fouvent des enfans naître avec plus de cinq doigts, ceux qui font furnuméraires ne font jamais fi bien formés que les autres, ils font placés en dehors de la main proche le petit doigt ; ils n'ont pour l'ordinaire point d'os, & quelquefois point d'ongles; ils font comme des appendices charnues qui pendent à la main. Il y a fix mois qu'on me fit voir un enfant qui en avoit un pareil à chaque main : avec mes cifeaux je lui en coupai un à l'inftant, & je remis à couper l'autre dans un autre jour, ce que je fis quand il fut guéri du premier, afin de ne lui pas faire trop de douleur dans un même tems. S'il y avoit quelque phalange offeufe ou cartilagineufe qui attachât ces doigts fortement à la main, on pourroit alors fe fervir d'une petite tenaille incifive, qui couperoit le tout en même tems & le plus proche de la main que faire fe pourroit : on les panfe enfuite comme des plaies fimples, obfervant furtout de n'y laiffer aucune difformité.

Z z iv

De la trans-<br>fusion.

IL y a encore une opération qu'on appelle la transfusion, qui a fait beaucoup de bruit à Paris il y a quarante ans ; & quoique cette opération soit de nouvelle invention, & qu'elle ait été condamnée dès sa naissance, il faut néanmoins que le Chirurgien sçache ce que c'est ; c'est pourquoi avant que de finir la Démonstration des Opérations du bras, qui est la partie où elle se faisoit, j'ai trouvé à propos de vous instruire, non pas afin de vous apprendre à la mettre en pratique, mais afin de vous en donner une juste horreur.

De son ori-<br>gine, & les<br>avantages<br>prétendus.

La transfusion consiste à trouver les moyens de faire passer du sang ou quelqu'autre liqueur dans les vaisseaux d'un animal. Sur ce qu'Etmuler rapporte une infinité d'expériences de différentes liqueurs qu'il faisoit entrer dans les veines d'un chien, M. Denis, Médecin, qui faisoit chez lui des Conférences de Physique & de Médecine, s'imagina que si on pouvoit introduire du sang dans ces mêmes veines, & en même tems retirer celui qui y est, on renouvelleroit la masse du sang, & quand y mettant un jeune sang à la place du vieux, on rajeuniroit l'animal. Ayant communiqué sa pensée à quelques amateurs de ces sortes de Conférences, elle eut une approbation universelle : on en fit des épreuves sur plusieurs animaux, soit de différente, soit du même espece, & on n'entenoit alors dans toutes les conversations, que parler & publier les merveilleux effets de cette invention. Ils promettoient par avance à l'homme de le garantir par ce moyen de toutes sortes de maladies, de le faire vivre autant de tems qu'il voudroit, & de le conserver toujours dans le même état où il étoit quand on auroit commencé à lui faire la transfusion.

Moyen de la<br>faire.

Il s'agissoit pour prouver ce qu'ils avançoient d'en faire des expériences sur des hommes : ils en trouverent d'assez misérables pour les souffrir pour quelque argent; ils ouvroient l'artere d'un veau, & par le secours d'un tuyau dont un bout étoit dans l'ouverture de l'artere, & l'autre dans une des veines du bras, ils faisoient passer le sang de cet animal dans les veines de l'homme; ils tiroient en même tems par l'autre bras autant de sang qu'ils croyoient en faire entrer. Ils firent plusieurs de ces opérations qui devoient, selon eux, avoir un succès surprenant: mais la fin funeste de ces malheureuses victimes de la nouveauté détruisit en un jour les hautes idées qu'ils avoient conçues, ils devinrent foux, furieux & moururent ensuite. Le Parlement informé de ce qui s'étoit passé, interposa son autorité & donna un Arrêt par lequel il étoit défendu sous de rigoureuses peines de faire cette opération.



Ces demi-sçavans ne se rendirent pas aisément, mais obligés de se soumettre aux ordres supérieurs sur la transfusion du sang, ils se retrancherent sur l'infusion des liqueurs dans les veines. Ils en firent des épreuves de plusieurs sortes, & nous donnerent une liste des maladies qu'ils disoient devoir guérir par ce moyen: & même ils prétendoient qu'en seringuant du bouillon dans les vaisseaux après une grande hémorragie, on réparoit en moins de tems le sang perdu, que s'il passoit par les voies ordinaires: ils soutenoient toujours que si l'homme vouloit se soumettre à cette infusion des liqueurs, les maladies de quelque nature qu'elles fussent, seroient plutôt & plus sûrement guéries, que par les regles de la Médecine.



Jamais Arrêt ne fut donné plus justement pour détruire l'entêtement de ses Novateurs, & prévenir le cours de cette opération, qui seroit devenus d'une pernicieuse conséquence contre la charité du prochain, & contre la Religion, si on la leur eut laissé faire d'homme à homme, qui étoit la fin qu'ils se proposoient. Mais ceux qui avoient enfanté cet horrible projet, sont morts, & il est presque enseveli dans l'oubli. Si je vous en parle aujourd'hui, ce n'est que pour le mettre au rang des opérations qui ne se doivent jamais pratiquer.

Il est vrai qu'on voit dans l'antiquité quelques traces de la transfusion & de l'infusion dont je viens de parler ; mais on les regardoit plutôt comme des entreprises chimériques, que comme des desseins raisonnables, dont on dût attendre un grand succès, sur-tout en ces premiers tems, où les Arts étoient encore éloignés de la perfection : ainsi Ovide rapporte que des enfans voulant rajeunir leur pere déja fort vieux, firent couler dans ses veines à la place du sang, une composition de médicamens qu'on leur avoit apprise pour venir à bout de leur dessein ; & qui loin de réussir, tua leur cher Eson dans la premier épreuve qu'il en subit. Et certainement si l'on considere que le sang des animaux s'altere facilement par des émotions extraordinaires qui lui sont communiquées au travers de ses vaisseaux, par des impressions extérieures d'un air un peu plus chaud ou plus froid que de coutume, ou par de nouveaux alimens qui ne se mêleront avec lui qu'après qu'ils auront reçu plusieurs préparations qui approchent de sa nature : on conviendra que des drogues étrangeres, ou du sang qui n'aura point été filtré par les organes de l'animal, dans le sang duquel on en fait une infusion immédiate, ne peut manquer de troubler l'ordre des principes de cette derniere humeur, & d'y augmenter ou d'y diminuer la fermentation qui lui est nécessaire pour y entretenir cette vertu vivifiante & nourriciere dont le corps est animé : il faudroit donc avant que de réitérer de semblables tentatives, essayer mille & mille fois de rétablir par divers ingrédiens le sang fraîchement tiré d'un malade, les insinuer lentement, & en petite quantité dans les veines, & prendre plusieurs autres précautions; mais de la maniere grossiere dont on s'y est comporté d'abord, on n'en pouvoit rien espérer d'heureux : aussi nos voisins chez qui la Chirurgie Françoise s'est acquise depuis long-tems une grande réputation, ont-ils suivis le Jugement du Parlement de Paris, appuyé sur les fideles rapports des Médecins & des Chirurgiens les plus célebres de cette Ville.

*Fin de la Huitieme Démonstration.*

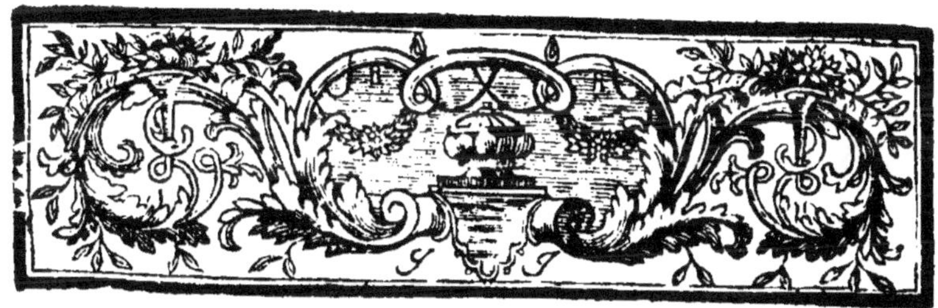

# OPÉRATIONS
## DE
# CHIRURGIE.
### NEUVIEME DÉMONSTRATION.

*De celles qui se pratiquent sur les Extrémités inférieures.*

## DE L'AMPUTATION.

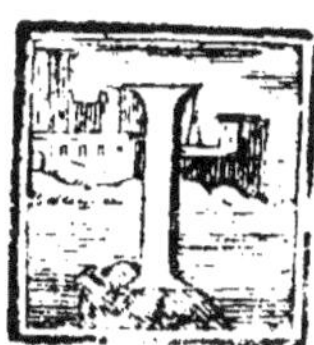

L ne me reste plus, Messieurs, qu'à vous faire voir les opérations qui se pratiquent sur l'extrémité inférieure : la cuisse, la jambe & le pied sont les trois parties qui la composent. Les opérations que demandent ces parties ne sont pas moins nécessaires, & ne méritent pas moins votre application que toutes celles que vous avez vues jusqu'à présent.



De toutes nos opérations celle qui fait le plus d'horreur, c'est l'amputation d'une cuisse, d'une jambe ou d'un bras. Quand on est prêt de séparer une partie de son tout, & qu'on fait réflexion sur les moyens cruels dont on va se servir, il n'y a

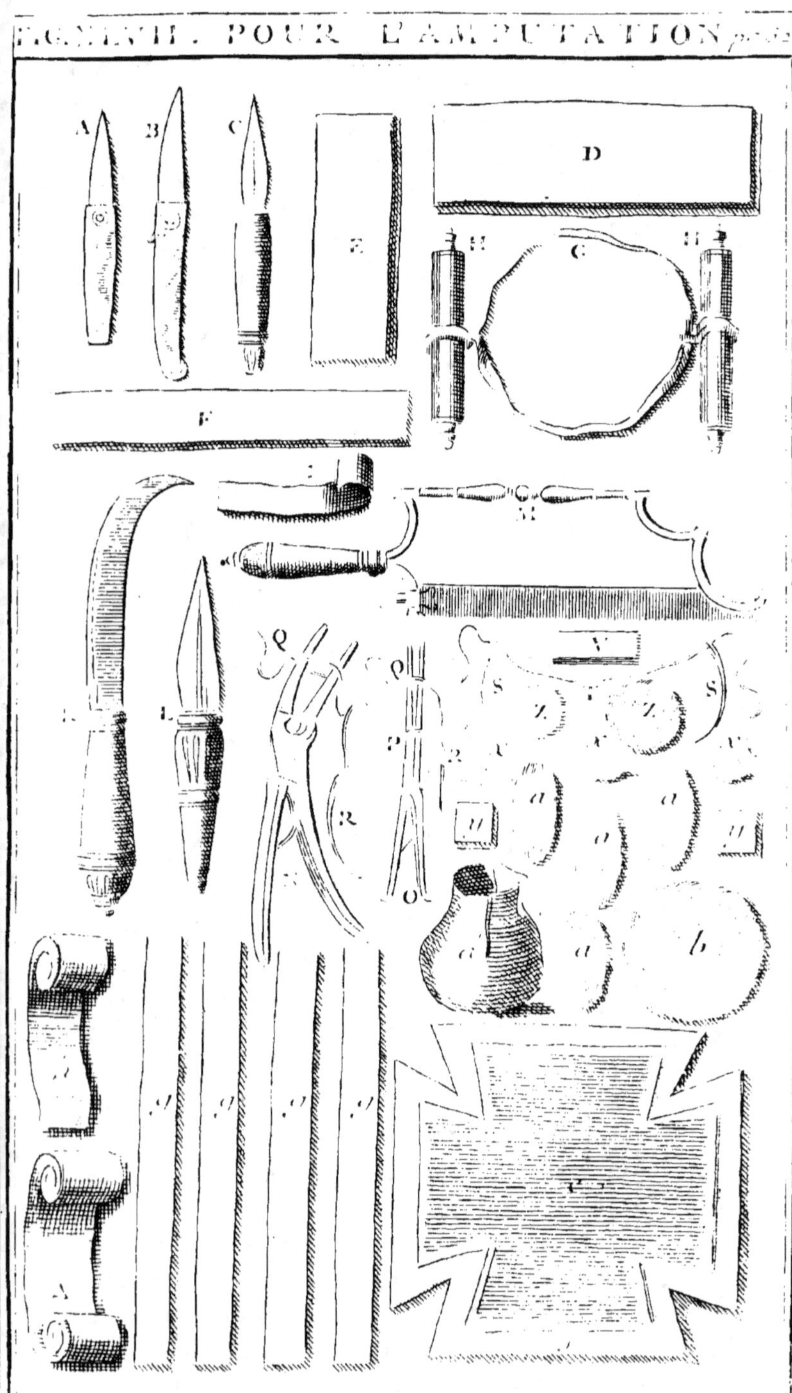
PL. CXLVII. POUR L'AMPUTATION.

point de Chirurgien qui ne tremble & qui ne compatiſſe au malheur du pauvre patient qui ſe trouve dans la fatale néceſſité d'être privé d'une des parties de ſon corps pour toute ſa vie.

On appelle en Grec cette opération *acrotiriaſ-mos*, qui eſt dérivé du verbe Grec *acrotiriazin*, qui ſignifie couper les extrémités du corps, parce qu'elle conſiſte à faire l'extirpation entiere des bras & des jambes, qui ſont les extrémités de notre corps. Ce qui ne peut s'exécuter ſans faire ſentir au malade des douleurs ſi violentes, qu'on ne peut pas les exprimer. C'eſt pourquoi le Chirurgien ſe défend de la faire tout autant qu'il peut, & il ne la propoſe qu'après avoir employé pour l'éviter tous les moyens que la bonne Chirurgie lui a inſpiré, & lui a fait mettre en pratique.



L'opinion commune eſt que les Chirurgiens ne demandent qu'à couper, & qu'ils ſont au comble de leur joie, quand les ciſeaux à la main ils peuvent tailler en plein drap. Cette erreur s'eſt gliſſée juſques chez les Grands, & j'ai entendu dire au Roi, parlant des Chirurgiens Aides-Majors des Armées, qu'ils étoient fort empreſſés de faire ces opérations, & qu'ils comptoient leurs exploits d'une campagne par le nombre des bras & des jambes qu'ils avoient coupés. J'aſſurai le Roi que c'étoit l'opération qui faiſoit le plus de peine au Chirurgien, & que s'il témoignoit de l'empreſſement de faire voir ſon adreſſe, c'étoit ſur les opérations qui demandent de la délicateſſe, & non pas ſur celle-là qui exige de la cruauté, & qui devroit plutôt être faite par un Boucher que par un Chirurgien.



Lorſqu'on fait quelqu'autre opération, c'eſt pour conſerver la partie ſur laquelle on la fait. Si on travaille, par exemple, ſur un œil, c'eſt pour en corriger les défauts & le rétablir dans ſa fonction ordinaire ; mais dans celle-ci, c'eſt pour détruire la partie, en la retranchant de son tout ; non-seulement comme inutile, mais comme pernicieuses, pouvant communiquer sa pourriture & ses mauvaises qualités au tout. Ainsi ce qu'on se propose dans cette opération, n'est pas la conservation de la partie sur laquelle on opere, mais celle de toute la machine qui périroit sans ce secours.

But de l'opération.

C'est pourquoi le Chirurgien se trouve souvent contraint d'extirper malgré lui une jambe pour sauver la vie du malade ; car il vaut encore mieux vivre avec trois membres, que de mourir avec quatre.

Cas où elle est nécessaire.

Quand la mortification s'est emparée d'un bras ou d'une jambe, & que la chaleur naturelle en est absolument éteinte, on ne peut pas se dispenser de le couper, puisqu'il n'y a plus de moyen d'y rappeller la vie, & qu'en différant, le mal ne peut aller qu'en augmentant. Mais il faut considérer deux degrés dans la mortification, le premier que nous appellons gangrene, quand la partie commence à se pourrir ; & le second sphacéle, quand elle est entiérement corrompue. Il y a de l'espérance à la gangrene, par les remedes que je vous ferai voir dans un moment ; mais au sphacéle il n'y a point d'autre remede que l'extirpation.

Cause & différence de la gangrene & du sphacéle.

La gangrene & le sphacéle qui sont deux maladies qui ne différent que du plus ou du moins, ont une même cause, qui est l'interception du mouvement circulaire du sang : tant que ce mouvement subsiste, & que par son moyen les sucs nourriciers & spiritueux sont portés à une partie, elle conserve sa chaleur, ses forces & sa vie. Mais aussi-tôt que la distribution de ces sucs vient à cesser ou à être interrompue par quelque chose que ce soit, on n'y remarque plus ni chaleur, ni mouvement, ni vie. Ensorte que c'est la présence du sang & des esprits vitaux qui entretient la vie dans une partie, & que c'est leur absence qui la détruit, & la fait tomber en mortification.

Cette diftribution du fang qui fait uniquement fubfifter la machine, & qui eft abfolument néceffaire pour en vivifier toutes les parties, peut être interrompue par une infinité de maladies. Les groffes tumeurs, les éréfipeles, les grandes inflammations, le grand froid, les fortes compreffions, les dépôts fubits des férofités malignes, & les morfures d'animaux venimeux, peuvent empêcher le fang de couler dans une partie, & celui qui y eft, de retourner vers fa fource pour y recevoir une nouvelle chaleur en paffant par les fournaifes du cœur, de forte que cette partie n'ayant plus de communication avec le principe de la vie, elle tombe en gangrene, & peu de jours après devient entiérement fphacelée.

Je ne m'arrêterai pas à vous expliquer comment toutes ces maladies caufent la gangrene. De très-habiles Médecins fe font donnés la peine de nous en inftruire par des fyftêmes nouveaux qu'ils difent très-faciles à comprendre : il feroit feulement à fouhaiter qu'il fût auffi aifé au Chirurgien d'arrêter & de guérir la gangrene, qu'il eft facile au Médecin d'en difcourir ; je me contenterai de vous parler de deux autres caufes, qui font les groffes contufions & les grandes plaies, parce qu'elles obligent plus le Chirurgien d'en venir à l'amputation.



La contufion eft une folution de continuité des parties charnues fans léfion de la peau ; elle arrive par une grande chûte, ou par quelque coup violemment donné, ce qui caufe une dilacération des fibres charnues & des vaiffeaux capillaires qui verfent du fang dans les efpaces des chairs : s'il y a quelque veine un peu confidérable déchirée & découverte fous la peau, il s'y fait un épanchement de fang qui inonde la partie, & qui y caufe une groffe tumeur avec une grande tenfion ; ce qui la gonflant avec excès, empêche les efprits vitaux d'y reluire, dont il peut s'enſuivre la gangrene.

*Remédes.* Pour éviter les ſuites d'une contuſion, il faut ſaigner le malade pluſieurs fois, lui faire prendre un petit verre d'eau vulnéraire, dans lequel on aura mis une demi-cuillerée de baume de Fioraventi, ou bien faire diſſoudre deux dragmes de confection d'hyacintes ou d'alkermès dans une once d'eau-de-vie, & la faire avaler auſſi-tôt ; il faut faire bouillir dans le vin les herbes aromatiques, comme la ſauge, le romarin, l'hyſſope, le fenouil & la marjolaine, & en tremper des compreſſes qu'on mettra chaudes ſur la partie, & qu'on renouvellera très-ſouvent.

*Scarifications & lotions.* Si le ſang extravaſé ne commence pas à tranſpirer, & à ſe réſoudre par ces remédes, que la partie ſoit tendue, lourde & peſante, & qu'il y paroiſſe de l'altération dans la couleur, il y faut faire de legeres ſcarifications avec cette lancette A. & en laiſſer couler le ſang pour la dégorger, & même pour l'exciter à ſortir, il faut les laver avec l'eau marine tiéde, & metre deſſus un cataplaſme fait avec les farines réſolutives cuites en hydromal, auquel on ajoûte la thérébentine, les poudres de roſes, l'eau de-vie, & un peu de thériaque.

Le lendemain ſi on trouve la partie toujours gonflée, & qu'elle ne ſe vivifie pas ſuffiſamment, il y faut faire des inciſions avec le biſtouri B. & plus grandes & plus profondes que les ſcarifications du jour précédent : ſi le malade a ſenti de la douleur quand on les lui a faites, & s'il en ſort du ſang c'eſt ſigne qu'il y a encore un reſte de vie dans la partie, & il la faut réveiller par une ablution d'eau-de-vie camphrée, dans laquelle on diſſoudra l'Ægyptiac, & par deſſus les cataplaſmes ſuſdits.

Si le ſoir au lieu de voir la partie déſenflée, on y voit un tumeur œdémateuſe accompagnée de phlyctenes phlictenes, avec un peu de douleur, il faut avec ce scalpal C. faire des taillaides profondes qui faſſent crier le malade, les laver avec de l'eſprit-de-vin, ou d'eau jaune faite avec de l'eau de chaux & le ſublimé, & redoubler les cordiaux & les ſudorifiques qu'on peut lui faire boire dans le vin, comme le meilleur cordial de tous. Enfin, ſi en entrant dans la chambre, on ſent une odeur douceâtre, qu'en panſant le malade, il s'éleve une vapeur cadavéreuſe, & que la partie ſoit livide & inſenſible, c'eſt ſigne que la mortification eſt confirmée, & n'y ayant plus d'eſpérance de ſauver ce bras ou cette jambe, il faut avertir les parens du danger où eſt le malade, & ſe déterminer à en faire l'extirpation n'y ayant plus de moyen de l'éviter. *Dernier degré du mal.*

C'eſt dans les Hôpitaux des Armées, durant un ſiége, ou après un bataille, qu'il y a bien des occaſions de faire cette amputation : les coups de canon ou de fuſil, les éclats des bombes & de grenades briſent tellement les bras & les jambes de ceux qui en ſont bleſſés, qu'il eſt très difficile de les leur ſauver, & ſi on voit tant de ſoldats revenir avec un bras ou une jambe de moins, ce n'eſt pas qu'on les leur ait coupé de gayeté de cœur, mais c'eſt la grandeur de leurs bleſſures qui l'a demandé. J'en puis rendre un témoignage certain, puiſque dans les dernieres campagnes où M. Beſſieres, M. Hauſtome & moi étions en qualité de Chirurgiens conſultans des Armées du Roi, commandées par Monſeigneur le Duc de Bourgogne, il ne ſe faiſoit point d'amputation que de l'avis de ces Meſſieurs & du mien. *Occaſions les plus fré juentes pour l'amputation.*

Un boulet de canon emporte ſouvent un bras ou une jambe ; il n'y a point pour lors de délibération à faire ſur l'opération, puiſqu'elle eſt toute faite ; mais le Chirurgien ne laiſſe pas d'avoir deux choſes à faire ; la premiere, de ſcier le bout de l'os, qui n'eſt jamais caſſé ſi exactement, qu'il n'y ait quelques *Pratique pour les membres emportés par des armes à feu.*

A a a

pointes qu'il faille couper, afin qu'il ne déborde pas les chairs ; & la feconde, c'eft de prévenir l'hémorragie, ou de l'arrêter en liant les vaiffeaux, ou bien en y appliquant les boutons de vitriol, ou d'autres ftyptiques dont on parlera ci-après ; car, quoique le fang foit ordinairement arrêté par le feu du boulet, l'efcarre venant à tomber quelques jours après, le fang fortiroit en abondance, & le bleffé pourroit mourir, fi le Chirurgien ne fe tenoit fur fes gardes. Quand la partie n'eft pas tout à-fait détachée, & qu'elle tient par quelques lambeaux de chairs, il faut avec un biftouri, ou des cifeaux, les couper, & panfer le bleffé, comme fi on devoit craindre quelque hémorragie (a).

(a) Un corps contondant comme un boulet de canon, peut couper en travers la peau, les chairs & les os d'une des extrémités du corps, fans cependant la féparer tout-à-fait. La portion de peau ou de chairs par laquelle elle tient encore au tout, étant altérée par ces efpeces de corps, dont l'effet ne fe borne pas aux endroits qu'ils touchent, il faut fur le champ achever de couper & de féparer la partie, comme l'Auteur le prefcrit. Mais fi cela eft fait par un inftrument tranchant, comme une hache ou un fabre, &c. la portion de peau ou de chairs par laquelle l'extremité tient encore au tout, ne doit point être coupée, fur-tout fi elle renferme les principaux troncs des vaiffeaux ; car le commerce de circulation qui refte entretient la vie de cette partie. Il feroit par conféquent imprudent d'achever de la couper, fans avoir tenté la réunion. l'expérience à laquelle il faut tout rapporter, autorife ce précepte, comme on le va voir par deux obfervations de M. de la Peyronie, à qui la Chirurgie eft redevable de nombre de faits finguliers.

» Un homme reçut au bras un coup de hache, qui » avoit coupé obliquement l'os du même bras, & tous » les mufcles qui l'environnent, ne laiffant d'entier » que le cordon des vaiffeaux, revêtu d'une bande de » peau, de la largeur du pouce. Le bleffé ayant le bras » pendant, deforte que fa main defcendoit près du ge- » nou, eut la force de le prendre avec fa main droite

» & de le rapprocher lui même du haut de l'épaule, par
» un pur mouvement de la nature. On enveloppa, la
» partie de beaucoup de linge, & on mena le blessé
» à M. de la Peyronie, qui trouva la plaie remplie de
» linge & de caillots de sang, une distance de huit pou-
» ces entre les deux parties coupées, & la portion in-
» férieure du bras froide, livide & sans sentiment,
» aussi-bien que l'avant-bras & la main. Dans cet état,
» il étoit si facile d'achever l'amputation, & si peu
» vraisemblable de conserver le membre, que plusieurs
» Chirurgiens qui accompagnoient M. de la Peyronie,
» proposerent de le couper tout à-fait; mais M. de la
» Peyronie fondés sur quelques exemples de réunion qu'on
» n'auroit osé espérer, voulut tenter celle-ci; pour cela
» il ôta quelques petites portions d'os détachées, affronta
» les parties autant qu'il lui fut possible, & les soutint
» avec un appareil convenable, en observant de le faire
» fenestré, pour pouvoir panser la plaie, sans toucher à ce
» qui tenoit les os en sujétion: il employa pour topi-
» que, l'eau-de-vie, animée d'un peu de sel ammoniac,
» & mit en usage tout ce qu'il falloit, soit pour rap-
» peller la chaleur naturelle, soit pour prévenir les ac-
» cidens.

» Le deuxiéme jour, le bras parut un peu gonflé au-
» dessus de la plaie, il n'y avoit point de pouls à la
» main. Le troisiéme, un peu de gonflement à la main &
» à l'avant-bras, & le gonflement augmenté, & un peu
» de chaleur à la main. Du cinquiéme au huitiéme, la
» chaleur augmenta par degrés : le huitiéme la fenêtre
» du bandage fut ouverte, & la plaie parut s'animer.
» Le pansement fut fait avec des plumaceaux trempés
» dans une dissolution de colcotar, & des compresses
» imbibées d'un vin aromatique animé, ce qui fut con-
» tinué jusqu'au quatorze, que l'appareil fut levé pour
» la seconde fois, & la plaie parut disposée à la réunion.
» Le dix-huit, la cicatrice se trouva avancé, la partie
» presque dans son état naturel, & le battement du pouls
» sensible. Alors M. de la Peyronie substitua un ban-
» dage roulé au fenestré; on eut soin de lever l'appareil
» de dix en dix jours : après cinquante jours, on l'ôta
» entiérement, & au bout de deux mois de la blessure,
» le malade fut entiérement guéri, à un peu d'engour-
» dissement près dans la partie.

M. de la Peyronie étoit encouragé dans cette entreprise, par l'exemple qu'il avoit eu en 1706 d'un Soldat Suisse qui eut le doigt index d'une main coupé, de

A a a ij

*Et pour ceux qui en sont fracassés.*

Si par une balle de mousquet, les os du bras ou de la jambe sont brisés, & qu'il y ait plusieurs esquilles, comme si on avoit cassés une noix, on ne peut gueres éviter l'amputation, ou si la balle est entrée dans une main ou dans un pied, ou qu'elle y ait fait beaucoup de fracas, il est encore bien difficile de pouvoir conserver ces parties. On voulut ménager le pied à un Officier de la Gendarmerie, qui à la bataille de Sipre, y avoit reçu un coup de mousquet; mais on fut obligé de lui couper la jambe quelques jours après, & ensuite la cuisse, à cause de la gangrene qui survint en très-peu peu de tems, & dont il mourut.

*Autres maux qui obligent à l'extirpation.*

Je trouve encore une maladie qui nous oblige quelquefois d'en venir à l'amputation, c'est la carie des os, qui malgré les remedes, les creuse comme s'ils étoient rongés par les vers. Nous fûmes contrains il y a dix ans, de couper la jambe à un des garçons du Château de Versailles à cause d'une vieille carie qu'on ne pût point arrêter, & qui lui rendis les os tous vermoulus, dont il a bien guéri, & il se porte encore bien aujourd'hui. Quand il se jette une sérosité âcre & corrosive, comme de l'eau-forte entre les os du carpe ou du tarse, elle ne les quitte point qu'elle ne les ait fait tomber par morceaux. Il se mêle encore avec cette sérosité une humeur scrophuleuse ou virulente, qui travaillant conjointement sur ces os, les met tellement en désordre, qu'après les avoir pansés des années entieres, on se voit obligé d'en venir à l'extrême remedes, qui est l'extirpation.

façon qu'il ne tenoit plus qu'à une petite portion de la peau qui le joint au doigt du milieu, & de ces deux observations, M. de la Peyronie conclut qu'on doit en toute occasion tenter la réunion des parties, qu'il n'y a point d'inconvéniens à l'essayer, & que souvent la nature ne demande qu'à être aidée pour faire des prodiges.

Enfin, si par une de ces causes que je viens de vous dire, on est obligé de recourir au dernier secours, un Chirurgien ne doit point l'entreprendre, qu'il ne soit fortifié de l'avis de quelques-uns de ses Confreres, afin de ne pas se rendre seul responsable de la suite, & de n'être pas un jour exposé aux reproches du malade, qui se voyant pour le reste de sa vie privé d'un bras ou d'une jambe, pourroit s'imaginer, & dire que son Chirurgien les lui auroit coupé, sans une nécessité absolue ; c'est pourquoi il faut faire une consultation, & appeller tels Chirurgiens que le malade souhaite.

L'opération résolue, avant que le Chirurgien se mette en devoir de la faire, il faut qu'il convienne de l'endroit où il la doit faire : jusqu'à présent, on a établi une regle générale, que si c'est une cuisse, il faut la couper le plus proche du genou que faire se peut ; que si c'est une jambe, il faut toujours couper à l'endroit de la jarretiere (a), quand même il n'y auroit que le pied de brisé, afin de ne pas laisser un long moignon qui embarrasseroit & incommoderoit le malade le reste de sa vie, & que si c'est un bras, il faut l'amputer le plus bas qu'il se peut, afin que laissant un grand moignon, le malade puisse s'en servir, & que la difformité n'en soit pas si grande : ce sont des faits de pratique que l'on n'avoit pas encore contestés jusqu'aujourd'hui.

On convient de la maniere de couper la cuisse & le bras, mais on n'est pas d'accord sur celle de la jambe. Entre ceux qui s'écrient contre la méthode des François, qui coupent une jambe proche le genou, quand il n'y a que le pied de perdu. Selingen fameux Praticien de Hollande, dit qu'il faut conserver toute la jambe, couper seulement le pied au-

(a) Au-dessous de l'attache des muscles couturiers, grêle, interne, & demi nerveux, pour ne pas couper l'extrémité des tendons de ces muscles.

A a a iij

deſſus des maléoles, & ajouter enſuite un pied de ſon invention, qu'il fait tenir avec deux petites attelles d'acier minces & polies, qu'il fait fermer ſur le côtés de la jambe avec des écroues : il dit que cette machine bien miſe a tant de fermeté, qu'on peut marcher avec autant de facilité que ſi l'on avoit ſon pied naturel. Pour moi je ſuis du ſentiment de ces derniers, & je conſeille de couper une jambe tout le plus bas qu'il eſt poſſible, pourvu qu'on puiſſe conſerver le mouvement du genou ; car s'il devoit être toujours plié, il faudroit la couper à la jarretiere, pour ne laiſſer du moignon qu'autant qu'il en faut pour appuyer la jambe de bois ; mais en conſervant le mouvement dans le genou, & ajoutant ſeulement un pied artificiel, on évite la grande difformité de la jambe de bois, & le malade peut marcher avec plus de ſûreté, & plus commodément.

L'amputation au genou condamnée.

Il y a quelques Auteurs qui propoſent de couper la jambe dans l'article du genou ; ils diſent pour leurs raiſons que l'opération en eſt plûtôt faite, parce qu'on n'a point beſoin d'employer autant de tems qu'il en faut pour ſcier les os. Mais cette maniere n'eſt point approuvée par les Praticiens d'aujourd'hui, qui en font voir les inconvéniens ; ils diſent que ſi la partie eſt tuméfiée, on a de la peine à en trouver l'articulation, qu'on eſt obligé de laiſſer la rotule qui embarraſſe par la ſuite, que les deux têtes du fémur étant découvertes, il faut qu'elles s'exfolient, qu'elles ne ſe recouvrent pas facilement par le défaut des chairs dans le genou, & qu'enfin on n'y peut appliquer une jambe de bois qu'avec beaucoup de difficulté & d'incommodité pour le malade.

Fabricius ne veut pas qu'on coupe une jambe dans le ſain, deux doigts au-deſſus de ce qui eſt gangrené ; il veut qu'on la coupe deux travers de doigts au deſſous de l'endroit où finit la gangrene, c'eſt-à-dire, dans ce qui eſt mortifié, qu'en y appliquant Inconvéniens de la pratique de Fabricius. pluſieurs cauteres actuels tout rouges, on corrige le reſte de la mortification, qui par la ſuite tombe par eſcarre, & que par ce moyen on évite la douleur & l'hémorragie. Mais toutes ces chairs mortes & brûlées s'étant ſéparées, elles laiſſent le bout des os dénués, qu'il faut ſcier une ſeconde fois; & comme on ne peut pas garantir que la gangrene ne faſſe du progrès, parce qu'on en laiſſe une partie qui peut ambuler à vue d'œil, il n'y a point de Chirurgiens aſſez hardis pour conſeiller de mettre cette méthode en pratique.

Il ne ſuffit pas avant que de travailler, de s'être Trois manieres d'arrêter le ſang. déterminé ſur l'endroit où on doit couper une jambe; il faut encore avoir pris ſa réſolution ſur la maniere dont on doit arrêter le ſang; car la plus difficile n'eſt pas d'abattre une jambe, un Boucher en feroit bien autant; mais c'eſt de ſe rendre maître du ſang, en l'arrêtant avec promptitude & avec ſûreté, c'eſt alors que le Chirurgien doit donner des marques de ſa capacité, tant par le choix qu'il fait de la meilleure maniere, que par l'adreſſe avec laquelle il la met en exécution. La Chirurgie nous fournit trois moyens pour arrêter le ſang : 1. le feu, 2. le bouton de vitriol, 3. la ligature.

Le feu étoit tellement en uſage chez les Anciens, Pratique des Anciens. qu'ils s'en ſervoient preſque dans toutes les opérations, comme vous voyez que font les Maréchaux dans toutes celles qu'ils font aux chevaux. Ils faiſoient rougir des cauteres actuels, dont les uns étoient à bouton, d'autres en figure d'olive, & d'autres à platine; ils les appliquoient tous ardens ſur les orifices des vaiſſeaux, auſſi tôt que le membre étoit ſéparé, & en brûlant ainſi les vaiſſeaux & les chairs voiſines, il ſe faiſoit une eſcarre qui empêchoit le ſang de ſortir; mais cette maniere cruelle n'étoit pas ſûre, parce que l'eſcarre venant à tom-

A a a iv

ber, le sang donnoit avec la même violence que le jour de l'opération ; c'est ce qui a fait qu'on a cherché des moyens plus doux que le feux.

*Application du bouton de vitriol.*
On a trouvé le bouton de vitriol, qui se fait avec un peu de vitriol concassé, qu'on enveloppe dans un peu de coton. On en prépare trois ou quatre qu'on met sur les orifices des vaisseaux coupés, les uns auprès des autres : ce vitriol venant à se fondre par l'humidité du sang, brûle & cautérise ce qu'il touche, & par le moyen de l'escarre qu'il fait, il arrête le sang : c'est la pratique de l'Hôtel-Dieu de Paris, où on s'en sert dans toutes les amputations. Mais cette escarre a le même sort que celui qui est produit par le feu ; car venant à tomber, le sang peut s'échapper ; c'est pourquoi on en retarde la chûte le plus qu'on peut, & les Chirurgiens qui se sont servis de ce moyen, en doivent avoir de prêts toutes les fois qu'ils pansent le malade, afin d'en mettre en cas que le sang vienne à donner (a).

*De la ligature des vaisseaux aujourd'hui usitée.*
N'y ayant pas de sûreté absolue dans ces deux premieres manieres, les Chirurgiens modernes ont inventé la ligature des vaisseaux, & ils en ont fait des expériences qui leur ont réussi, de maniere qu'avec une aiguille enfilée, on arrête le sang beaucoup plus sûrement qu'on ne faisoit avec le feu & le vitriol, qui ne pouvoit pas faire des escarres sans causer une extrême douleur, qu'on épargne aujourd'hui aux pauvres malades, qui d'ailleurs souffrent assez. Cette ligature se fait en deux manieres ; la premiere, en pinçant le bout de l'artere avec un bec de corbin, ou une pincette qui a un anneau pour serrer, qu'on appelle *valet à patin*, puis coulant sur l'instrument jusques sur l'artere, un fil préparé & noué, on le sert d'un double nœud, &

(a) Les Chirurgiens de l'Hôtel-Dieu ont depuis long-tems abandonné cette pratique, & se servent de la ligature, qui est en effet le moyen le plus sûr.

afin qu'il ne soit pas poussé hors de dessus le bout Maniere de<br>la faire. du vaisseau par les pulsations continuelles du sang artériel, il doit y avoir à un des bouts du fil une aiguille enfilée, qu'on passe à travers le corps du vaisseau, après quoi on assure la ligature par quelques nœuds. La seconde espece de ligature est d'avoir deux aiguilles droites enfilées d'un même fil bien ciré, de les passer l'une au-dessus, & à côté de l'artere, & l'autre aussi à côté & au-dessous, puis de les faire sortir par le jarret à deux travers de doigts au-dessus de l'incision qu'on a faite, & à un demi-travers de doigt éloignées l'une de l'autre : on noue les deux bouts du fil l'un proche de l'autre sur une petite compresse, de maniere que les vaisseaux sont serrés par l'anse que le fil a faite, & le sang est arrêté sûrement, prenant garde de ne pas embarrasser dans l'anse du fil les nerfs coupés, qui par le serrement qu'on leur feroit, causeroient des mouvements convulsifs & des tressaillemens, qui seroient très-sensibles au malade.

Par la description que je viens de vous faire de ces trois manieres d'arrêter le sang, je ne doute point que vous ne décidiez en faveur de la troisiéme, comme la moins douloureuse & la plus sûre : c'est aussi celle dont je me servirai dans l'amputation que je vais vous faire voir en examinant, comme dans toutes les autres, ce qu'il faut faire avant, durant & après l'opération.

Avant l'opération, il faut préparer l'appareil, L'appareil. qui consiste en tout ce qui est nécessaire pour la faire, & qu'on doit avoir tout prêt sur un bassin, afin de ne rien demander, & de pouvoir prendre les choses à mesure qu'on en a besoin. Les préparatifs en font grands, parce qu'il faut doubler les plumaceaux, les astringens & les compresses, afin de ne manquer de rien ; & comme il faut du tems pour tout cela, on doit les faire hors de la présence du malade, qui pourroit s'épouvanter par l'aspect de tant d'instrumens, & de tant de charpie ; de compresses & de bandes.

*En quoi il consiste.*

Cet appareil comprend trois choses ; 1°. les instrumens pour couper la jambe ; 2°. ce qui est nécessaire pour arrêter le sang ; 3°. tout ce qu'il faut pour panser le malade. Pour la premiere, il faut deux compresses pour mettre sous les ligatures ; sçavoir, une longitudinale, & une circulaire, un tourniquet double, afin de mieux serrer, une ligature de tissu fort, pour la poser un travers de doigt au-dessus de l'endroit où on doit faire l'incision, un grand couteau courbe qui ne doit poit avoir de tranchant du côté du dos, afin que le Chirurgien puisse appuyer dessus avec sa main gauche, pour faire l'incision plus promptement, un grand scalpel pour couper les chairs qui sont entre les deux os, & aussi le périoste, en cas que le couteau courbe ne l'ait pas fait, & une bonne scie bien affilée & un peu graissée, afin de scier les os en peu de tems. 2°. Pour

*Composition des astringens.*

arrêter le sang, il faut une pince faite en bec de corbin, sur laquelle il y a un fil noué en *lac de loup*, une autre pincette avec un anneau pour le serrer, quand on tient le bout de l'artere, des aiguilles, du fil ciré, de petites compresses, des astringens faits de bol d'Arménie, de terre sigillée, de sang-dragon, &c. mise en poudre & incorporée avec les blancs d'œuf dont on couvre les plumaceaux, & trois ou quatre boutons de vitriol en cas de nécessité. 3°. Pour panser le malade, on a trois petites compresses quarrées pour appuyer sur les bouts des vaisseaux, deux plumaceaux imbibés d'esprit-de-vin, pour mettre sur les os coupés, quantité de plumaceaux chargés d'astringens, dont on couvre toute la plaie, une étoupade couverte d'astringens, faite d'étoupes, de la grandeur du cul d'une assiette, pour embrasser tout le moignon, une vessie, dans le fond de laquelle il y a des poudres astringentes, & qui est fendue pour y mettre le moignon ;

une grande emplâtre & une compresse fendue en croix de Malthe, quatre compresses longitudinales de demi-aune de long, & de deux travers de doigts de largeur, une bande roulée à un chef, une autre de quatre ou cinq aunes de long, large de quatre doigts, & roulée à deux chefs, pour faire le bandage qu'on appelle la capeline, & plusieurs serviettes pour les besoins.

On fait situer le malade assis sur un des bord, ou sur le bout du lit, une serviteur à genou sur le lit le soutient par derriere, en l'appuyant sur son estomac ; on fait asseoir un autre serviteur à côté du malade, qui est du même côté qu'on doit faire l'opération, lequel empoignant de ses deux mains le bas de la cuisse, en tire la peau en haut le plus qu'il peut, pendant que l'Opérateur pose les ligatures ; on enveloppe la jambe d'une serviette D. quasi jusqu'à l'endroit où on va faire l'incision, & on la fait tenir par un troisiéme serviteur placé vis-à-vis le malade, ayant un genou en terre, qui la soutient dans une hauteur convenable : un quatriéme est chargé des instrumens auprés de l'Opérateur, & on fait tenir l'appareil tout prêt pour le pansement par un autre serviteur : on ne peut pas se passer d'un sixiéme pour obéir aux ordres de celui qui opere ; c'est pourquoi le grand nombre de serviteurs est nécessaire dans ces occasions.



L'Opérateur doit encourager son malade, & lui ayant fait donner un demi-verre de vin pour mieux soutenir la douleur, il faut qu'il se place entre ses jambes, parce qu'ayant les deux os à scier en même-tems, cette situation est la plus commode, soit qu'il ait à faire l'amputation de la jambe droite ou de la gauche : s'il étoit placé en dehors, il faudroit scier le tibia le premier, & ensuite le péroné qui étant très-foible, pourroit se casser ou s'éclater avant que d'être scié ;

& de plus, en fciant les deux os l'un après l'autre, l'opération en feroit plus longue, & le Patient en fouffriroit plus long-tems. Le tout ainfi
difpofé, voyons comment il faut fe conduire dans
l'opération.



On commence par une compreffe E. longue d'un
demi-pied, étroite & épaiffe qu'on pofe fous le
jarret, & qu'on laiffe defcendre jufqu'à l'endroit
où on doit faire la feconde ligature : on met une
autre compreffe circulaire F. trois travers de doigts
au - deffus du genou, laquelle paffe par - deffus la
partie fupérieure de la longitudinale, afin de faire
la compreffion des vaiffeaux. Sur cette derniere compreffe, on met la ligature G. qui doit faire le tourniquet, on paffe fous cette ligature deux petits bâtons
HH. l'un en dedans de la cuiffe, l'autre en dehors,
on les tourne jufqu'à ce que l'on trouve que la
cuiffe foit fuffifamment ferré, & on donne ces deux
bâtons à tenir au même ferviteur, qui en empoignant la cuiffe, en tiroit la peau en haut (a). On

(a) Les Modernes ne fe fervent plus pour tourniquet,
que d'un petit bâton ou garot; ils les mettent deffous une
plaque de corne ou d'écaille un peu courbe, pour empêcher qu'il ne pince la peau, & le placent, autant qu'il
eft poffible, fur la partie oppofée à celle où l'on doit
faire la compreffion. Le tourniquet de M. Petit a de
grands avantages. Il comprime moins les parties latérales que le tourniquet ordinaire; on n'a pas befoin d'aide
pour le tenir, ni pour le ferrer, ou pour le lâcher :
l'Opérateur peut lui-même, par le moyen de la vis, arrêter plus ou moins le cours du fang dans l'artere. Quand
on craint l'hémorragie après l'opération faite, on le laiffe
fur la partie, & fi elle furvient, on le ferre autant qu'il eft
néceffaire, ce que toute perfonne, & le malade lui-même
peut faire, on le laiffe de même après l'opération de l'a-
névrifme, pour rallentir le mouvement du fang dans le
tronc de l'artere.

Ce tourniquet N. eft compofé de trois pieces de
bois, fçavoir de deux plaques prefque femblables, &
d'une vis qui paffe au travers de la plaque qui eft mo-

prend une seconde ligature I. qu'on met à trois
doigts au-dessus du genou pour contenir la peau
& les muscles dans le tems de l'incision, on releve
les bouts de cette ligature après en avoir fait deux
ou trois tours & l'avoir nouée, en embrassant au-
dessous le bout inférieur de la compresse longitudinale, parce que si on les laissoit pencher, ils pourroient nuire dans le tems de l'incision. On prend
aussi-tôt avec la main droite le couteau courbe K.
qu'on passe par-dessous la jambe, & le posant sur
la crête du tibia, on appuie sur le dos avec la main
gauche (a), puis descendant sous la jambe, &
remontant par le dedans jusqu'à l'endroit où on a
commencé, ce qui fait une incision circulaire; on
coupe toutes les chairs jusqu'aux os, on quitte le
couteau, & on prend le scalpel L. avec lequel on
coupe les chairs qui sont entre les deux os, & on
repasse le scalpel autour du tibia, pour en couper le

bile, & s'appuie sur la plaque qui est immobile. Cette
vis, dont les pas sont écartés, sert à éloigner ou à rapprocher de la plaque immobile, la plaque qui est mobile. On entoure la partie avec une bande de chamois 5.
large de quatre travers de doigts, à laquelle tient une
pelotte mobile qu'on applique sur les vaisseaux, & une
espece de petit coussin fixe, sur lequel on met le tourniquet. On entoure aussi la partie avec un lac qu'on fait passer sur la piéce mobile, & qu'on arrête par des nœuds.
En tournant la vis du tourniquet, appliquée autant qu'il
est possible sur la partie opposée à celle où est la pelotte,
on éloigne la plaque mobile & le lac, en appliquant la
pelotte sur le cordon des vaisseaux, les comprime autant
qu'on le juge à propos.

L'étendue de deux plaques du tourniquet, & l'épaisseur
de la pelotte concourent ensemble à diminuer la compression du lac sur les parties latérales du membre.

Quelques personnes se défiant de la solidité d'un écrou
& d'une vis de bois, ont fait fabriquer en fer de semblables tourniquets. On en fait aussi de petits pour le
bras.

(a) Il faut prendre garde que le couteau ne touche à
l'os, qui pourroit en émousser le tranchant, ce qui l'empêcheroit de couper nettement les chairs.

périofte, s'il ne l'étoit pas, parce que fi les dents de la fcie étoient obligées de déchirer le périofte & les chairs qui occupent l'efpace qui eft entre les deux os, ce feroit une augmentation de douleur pour le malade.

*Trait fingulier de pratique.* Quelques Praticiens veulent qu'on prenne un morceau de linge, qu'on le fende par un de fes chefs, de maniere qu'il y en ait trois, que les deux bouts fendus, on les paffe entre les levres de la plaie, pendant que celui qui ne l'eft pas demeure en deffous, & que pendant qu'on fcie les os, on faffe par un ferviteur tirer ces trois bouts de bande en enhaut; ils prétendent que par ce trait de pratique on en reçoit deux avantages; l'un, qu'en reculant les chairs, on en fcie les os plus haut, ce qui empêche que les bouts des os n'excedent les chairs après l'opération; & l'autre, que ce linge empêche la fcie de toucher aux chairs, on évite beaucoup de douleur au malade, & d'autant plus, difent-ils, que l'opération n'eft pas retardée d'une minutte.

*Maniere de fcier.* Avec cette fcie M. on fe met en devoir de fcier les os au plutôt, l'ayant pofée deffus, & la main gauche étant appuyée fur la jambe, on va doucement, jufqu'à ce qu'elle ait un peu anticipé; on va plus vîte quand on fent qu'elle a mordu dans l'os, & on va très-vîte quand elle eft dans le corps de l'os. Si celui qui tient la jambe la levoit dans ce tems, il ferreroit la fcie, ce qui l'empêcheroit de marcher; c'eft pourquoi il lui faut dire de la baiffer, afin de faciliter la voie de la fcie, & qu'elle puiffe aller & venir fans aucun empêchement.

*Ce qu'il y a à faire après l'amputation de la jambe.* La jambe étant féparée, on défait auffi-tôt la ligature qui eft au deffous du genou; on prend une pince à bec de corbin N. ou cette pincette O. qui a un anneau pour la ferrer quand on tient le vaiffeau. Sur chacune des pinces, il y a un fil noué Q Q. prêt à lier le vaiffeau, & aux bouts de ce fil, à cha-

'cun une aiguille RR. On dit au ferviteur qui tient
le tourniquet, de le lâcher un peu, pour voir par le
dardement du fang l'endroit où eft le vaiffeau, obfervant de ne pas fe mettre vis à-vis le moignon, fi
on ne veut pas avoir du fang dans le nez, mais un
peu à côté: ayant pincé le vaiffeau, on donne l'inftrument à tenir à un ferviteur, pendant qu'on fait
la ligature, de la maniere que j'ai dit ci-deffus. Si on
ne pouvoit pas attraper le vaiffeau, alors avec ces
deux aiguilles SS. enfilées d'un même fil T. & paffées à fes côtés, puis forties par deffous le jarret,
on s'en affureroit en y liant les deux bouts du fil fur
une compreffe V. comme j'ai déja dit, ou bien on
pourroit, par un troifiéme moyen, fe rendre maître
du vaiffeau, qui eft de prendre une grande aiguille
courbe enfilée, la fourrer d'un côté du vaiffeau, &
la retirer de l'autre, en prenant un peu des chairs,
& liant les deux bouts du fil fur une compreffe,
on arrête ainfi le fang en peu de tems, comme je
l'ai fait & vu faire plufieurs fois dans les Hôpitaux des Armées (a). La ligature bien faite, de rechef on ordonne de lâcher le tourniquet, & fi le fang
ne s'élance plus, on eft alors content de fon opération; mais fi par malheur la ligature manquoit, on
auroit recours à ces trois boutons de vitriol XXX.

(a) La ligature des vaiffeaux qu'Ambroife Paré a pratiquée le premier, eft une des circonftances les plus importantes de l'opération. Des trois manieres propofées par
l'Auteur, la derniere eft la meilleure; & la feule qui foit
à préfent en ufage. L'Opérateur prend une aiguille courbe
& enfilée d'une efpece de ruban, compofée de quatre ou
cinq brins de fil ciré; il l'enfonce affez avant dans les
chairs, à un des côtés du vaiffeau, & la retire; il la paffe
une feconde fois dans les chairs, à l'autre côté du vaiffeau,
& la retire de même: il noue le fil à deux nœuds, fans
y mettre de compreffe, & par ce moyen le vaiffeau qui
en eft entouré, fe trouve lié avec les chairs qui l'environnent, & comprimé exactement & mollement.
Il y a deux, & quelquefois trois arteres confidérables

Le sang doit
être arrêté au
plutôt.

Il est inutile d'ordonner de laisser couler une
certaine quantité de sang, pour laisser dégorger
la partie, il n'en sort toujours que trop, quelque
soin qu'on prenne pour l'arrêter; tout celui qui
étoit dans la jambe est perdu, & celui des veines de la cuisse se vuide presque tout, tant durant l'opération qu'après qu'elle est achevée, sans
qu'on le puisse empêcher; c'est pourquoi cette
quantité est suffisante, sans en laisser encore échapper volontairement, qui ne pourroit être que du
sang artériel qui affoibliroit le malade plutôt que
de le soulager; il faut donc l'arrêter le plutôt qu'on
peut par la ligature, & ainsi conserver les forces
du malade.

Après l'opération, il faut panser le malade, ce
qu'on doit faire avec beaucoup de diligence, tout
étant prêt pour cet effet; on ordonne au serviteur qui
tient le tourniquet, de le tenir toujours serré pendant le pansement, afin que l'impulsion du sang ne
pousse point dehors la ligature, qui n'est en état de
lui résister que quand elle est appuyée de tout l'ap-

Du panse-
ment du ma-
lade.

pareil, & c'est par où on commence, en appliquant
dessus deux petites compresses quarrées Y Y. pour
la soutenir contre les pulsations du sang artériel.
On met sur les deux bouts des os deux petits
plumaceaux plats, imbibés d'esprit-de-vin, on couvre toutes les chairs avec des plumaceaux *aaaa.*
épais & chargés d'astringens, & par-dessus l'étoupade *b.* qui couvre tout le moignon qu'on fait en-

qui donnent du sang, ce que l'on voit lorsqu'on a lâ-
ché le tourniquet. On fait la ligature de chacune séparément, de la maniere qu'on vient de dire. Si le conduit
qui est à la partie postérieure & presque supérieure du
tibia, dans lequel passe un rameau de l'artere tibiale, se
trouve à l'endroit où l'on coupe le tibia, on applique
sur ce conduit un bourdonnet trempé dans un styptique.
L'on peut arrêter ainsi le sang que fournit ce vaisseau,
dont on ne peut faire la ligature.

trer dans une veſſie *d* fendue exprès, & dans laquelle il y a des poudres aſtringentes. On poſe l'emplâtre *e* fendu en quatre, le milieu ſur le moignon & dont les quatre chefs embraſſent tout le genou, enſuite la grande compreſſe *f* qui eſt de même figure, & puis les quatre compreſſes longitudinales *gggg*, dont le milieu des trois premieres eſt poſé ſur le moignon où elles repréſentent une étoile, & la quatriéme fait quelques circulaires autour du moignon en embraſſant les ſix chefs des trois premieres (*a*).

Avant que de poſer les bandages, on fait un peu plier le genou pour mettre le moignon dans une figure convenable à s'appuyer ſur une jambe de bois, on prend la bande roulée *h* à un chef, avec lequel on fait quatre ou cinq circulaires autour du moignon, puis l'ayant paſſée ſur le genou, on la deſcend ſur le moignon, & la remontant ainſi & la deſcendant alternativement, on continue juſqu'à ce qu'elle ſoit finie ; puis on arrête le bout avec une épingle. On prend enſuite la bande roulée à deux chefs *d*, on tient un chef dans chaque main, on en poſe le milieu ſur le moignon, & montant les deux chefs en enhaut, on y en laiſſe un pour y faire des circulaires, on le fait tenir par un ſerviteur pendant qu'on ramene l'autre ſur le moignon, & que l'on retourne ſur le genou, pour être engagé



(*a*) On a bien ſimplifié l'appareil de l'amputation. On poſe ſur les ligatures des vaiſſeaux des petites compreſſes fort épaiſſes : ou de petits bourdonnets en aſſez grande quantité pour faire une ſaillie au-deſſus des os ; on met ſur le reſte des chairs des plumaceaux épais, ou de la charpie brute : on applique enſuite ſur le moignon une compreſſe quarré en pluſieurs doubles, une compreſſe cruciale ſimple, dont les chefs embraſſent le genou, une autre compreſſe quarrée un peu plus grande que la premiere, & enfin une ſeconde cruciale double, dont les chefs embraſſent le genou comme la premiere cruciale. On poſe enſuite les longuettes & la bande.

Bbb

par un nouveau circulaire, & revenir, puis après sur le moignon, & continuer ainsi jusqu'à ce qu'on soit parvenu au bout de la bande, & parce que ce bandage est un de ceux qu'on fait à la tête, on lui a donné le nom de capeline, dérivé de *caput*, tête. On ôte pour lors le tourniquet, mais comme le chef de la bande qui a fait les circulaires sur le genou n'est pas aussi-tôt fini que celui qui a fait les circonvolutions du moignon, on en fait des circulaires au bas de la cuisse, après avoir mis dessous une compresse fort épaisse, qui appuyant sur les vaisseaux, diminue l'impétuosité du sang vers la ligature.

*Bandages circulaires.*

Les bandes bien arrêtées avec plusieurs épingles, on recouche le malade dans son lit, on met dessous son jarret un ou deux oreillers pour tenir le moignon élevé. On fait appuyer le moignon d'une main par un serviteur, & le genou de l'autre pendant quelques jours, pour empêcher par ce pressement la sortie du sang & le relâchement des bandes, & afin d'avertir si le sang s'échappoit & venoit à percer les dandages. On fait donner un bouillon au malade, on le saigne deux ou trois heures après, & on fait observer un bon régime de vivre.

*Comment on accommode le malade dans son lit.*

On ne releve point cet appareil de deux ou trois jours, on attendroit même davantage si on ne craignoit l'hémorragie en le renouvellant, on leve doucement les plumaceaux, parce que le fil de la ligature des vaisseaux peut s'y être attaché : on peut alors se passer de la vessie, il n'est pas non plus nécessaire de couvrir les plumaceaux d'astringens, il faut leur en substituer d'autres couverts d'un digestif pour procurer la suppuration ; mais s'il y avoit eu disposition à gangrene, il faut animer le digestif & se servir de remedes spiritueux pour vivifier la plaie, & en bannir tous les pourrissans, on continue le pansement par les mondificatifs, les incarnatifs & les dessicatifs, on ne met point d'onguent

*Relevement de l'appareil.*

fur les bouts des os, mais des plumaceaux trempés dans l'efprit-de-vin en attendant l'exfoliation. Quand elle eſt faite, on travaille à cicatrifer la plaie, ce qui ne fe fait pas aifément, parce qu'étant ronde, il faut que la cicatrice s'approche depuis la circonférence jufqu'au point du milieu.

Prefque tous ceux à qui on a coupé un bras ou une jambe, fe plaignent de fentir de la douleur à la partie qu'ils n'ont plus, tantôt ils difent que c'eſt le gros orteil, tantôt que c'eſt le petit doigt du pied qui les a empêché de dormir. J'en ai vu qui difoient que ces fortes de douleurs leur étoient plus infupportables que celles de leurs plaies. Cela vient de ce que le cerveau fépare fans ceffe une certaine quantité d'efprits animaux qui s'écoule par les nerfs pour fervir aux fonctions du corps, & que ceux qui font deftiné pour les mouvemens & les fenfations de la partie qui n'exifte plus, & qui eſt féparée des autres, ne trouvant point d'emploi, doivent néceffairement refluer vers le cerveau. C'eſt ce malheureux reflux qui excite ces fentimens de douleur, ces fecouffes irrégulieres, & ces contractions involonlontaires, qui fatiguent plus les malades que la douleur caufée par la plaie.

Il y en a qui blâment l'ufage de la veffie de porc, difant qu'elle empêche qu'on ne s'apperçoive quand le fang s'échappe des vaiffeaux, parce qu'elle retient tout : d'autres prétendent que c'eſt la fin pour laquelle il faut s'en fervir, parce que ce fang échappé & retenu fe mêlant avec les poudres aftringentes, fait un maftic qui bouche les vaiffeaux, & empêche l'hémorragie.

Quelques Auteurs veulent qu'après l'amputation on paffe une aiguille enfilée à travers de la peau de la partie fupérieure du moignon, que la même aiguille en faffe autant à la partie inférieure pour nouer ces deux bouts de fil enfemble ; qu'on faffe la même chofe du côté droit au gauche, de forte que

Continuation du panement.

Des douleurs que le malade reffent dans un membre, qu'il n'a plus.

Controverfe fur l'ufage de la veffie de porc, & d'une aiguille après l'amputation.

ces fils paſſans en croix ſur la plaie tirent & approchent la peau pour empêcher que les chairs ne ſoient trop découvertes. Cette pratique n'eſt pas du goût de tous les Chirurgiens, diſant que quand l'opération eſt bien faite, la peau les chairs, & les os ſont coupés également, que c'eſt une nouvelle douleur qu'on fait ſouffrir par ces quatre points d'aiguille, & que ſi la peau découvroit trop les chairs, un bandage convenable pourroit remédier à cet inconvénient (a).

*Amputation avec un couteau brûlant.* Un de nos anciens a cru rencontrer à merveille en nous propoſant de faire l'amputation avec un grand couteau qu'on auroit fait rougir. Il a dit que par ce moyen on feroit d'une pierre deux coups, c'eſt-à dire, qu'on feroit l'inciſion, & qu'on cauteriſeroit les vaiſſeaux, mais cette méthode n'a été approuvée ni ſuivie de perſonne.

*Maniere d'amputer avec des couperets.* Botal décrit une autre maniere de couper une jambe; il veut qu'on mette la jambe entre deux couperets ſemblables à ceux des Bouchers, enchaſſés dans deux billots de bois, la jambe étant poſée ſur le tranchant de celui de deſſous, il veut qu'on laiſſe tomber l'autre ſur la jambe par le moyen d'une couliſſe, & il prétend que ces deux couperets ſépareront les chairs & les os plus promptement que la ſcie : il ajoûte qu'on a coupé pluſieurs jambes par cette méthode, & que les bleſſés ont été bien guéris, ſans ſentir dans l'opération qu'une très-légere douleur (b).

(a) Pour empécher que la peau ne découvre trop les chairs, on fait préſentement l'inciſion circulaire en deux tems, comme le conſeille M. Petit. On coupe d'abord la peau circulairement avec le couteau courbe, un bon pouce au-deſſous de l'endroit où l'on doit faire l'inciſion circulaire. Un aide retire enſuite les tégumens vers la partie ſupérieure, & l'Opérateur fait l'inciſion circulaire près de la peau qu'on a retirée.

(b) M. Verduin, Chirurgien Hollandois, & M. Sabou

Je ne vous rapporte pas ces divers fentimens pour vous exciter à les mettre en pratique ; mais feulement afin que vous foyez informés des différentes Sectes qui s'élevent dans la Chirurgie de tems en tems comme dans toutes les autres Profeſſions, & je vais finir cet article par le récit de ce qui fe paſſa aux Invalides il y a vingt ans, au fujet d'une cuiſſe coupée (a).

rin , Chirurgien Genevois, ont auſſi tous les deux dans le même-tems, vers la fin du fiecle paſſé , propofé une autre méthode d'amputer la jambe. On l'appelle amputation à lambeau, parce qu'en la faifant, on conferve une portion des mufcles jumeaux & folaires, & la peau qui la couvre.

Après avoir placé le malade , & s'être rendu maître du fang par le moyen du tourniquet de M. Petit , on fait à la peau & à la graiſſe fur le tibia & le péroné, deux travers de doigts au-deſſous de la tubérofité du tibia , une incifion demi-circulaire. On fait entrer au côté intérieur de la jambe à l'une des extrémités de l'incifion , un couteau plat à deux tranchans , & on le fait fortir de l'autre côté à l'autre extrémité de l'incifion. On coupe enfuite, en portant ce couteau vers le pied, les mufcles jufqu'au tendon d'Achile, de maniere qu'on forme du gras de la jambe un lambeau dont on couvre le moignon lorfqu'on a fcié l'os. Cette méthode a de grands avantages. Le lambeau s'applique fur l'embouchure des arteres, arrête l'hémorragie, & difpenfe par conféquent de la ligature des vaiſſeaux ; les os ne s'exfolient point ; la plaie eſt beaucoup plus petite qu'elle ne l'eſt lorfqu'on fait l'amputation à l'ordinaire , la fuppuration eſt par conféquent moins abondante , & la cure beaucoup plus prompte. On met fur la plaie plufieurs plumaceaux , & fur le lambeau une compreſſe épaiſſe , une emplâtre cruciale , & une petite plaque concave. On foutient tout l'appareil par une bande ferrée autant qu'il le faut pour appliquer exactement le lambeau fur le moignon & fur l'embouchure des vaiſſeaux. On laiſſe le tourniquet fur la cuiſſe , & on le lâche aſſez pour qu'une petite quantité de fang aille conferver la vie du moignon. On concevra aifément que cette méthode ne convient pas , lorfque la portion des chairs qui formeroit le lambeau n'eſt pas faine.

(a) Comme l'amputation de la jambe , celle de la

cuisse, celle de l'avant-bras & celle du bras ne different pas de beaucoup entr'elles, quant à la maniere de les faire, l'Auteur s'est contenté de parler de la premiere. Il est cependant une espece d'amputation du bras, dont la pratique est bien différente de celles des autres amputations, & qui par son importance & par sa difficulté, mérite qu'on en donne, quoiqu'en peu de mots, une idée exacte. Feu M. Morand le pere l'a pratiquée le premier, & depuis lui feu M. le Dran le pere.

On fait cette opération à l'articulation de l'humerus avec l'omoplate, ce qui lui a fait donner le nom d'amputation dans l'article. Elle est nécessaire lorsque la partie supérieure de l'humerus est fracassée, lorsque la tête ou le col de cet os est gonflé ou carié, &c.

Pour la faire, il faut comme dans toutes les autres amputations, se rendre d'abord maître du sang. C'est pourquoi l'on commence par faire la ligature des principaux vaisseaux, parce qu'on ne peut se servir de tourniquet. On fait asseoir le malade sur une chaise, on lui cache le visage avec une serviette, on éleve le bras qu'on doit amputer. Après avoir reconnu exactement la route des vaisseaux brachiaux, on prend l'aiguille enfilée d'un fil composé de six ou huit brins, on la fait entrer environ à la distance de trois travers de doigt du creux de l'aisselle, on la fait passer par dessous les vaisseaux, & sortir du côté opposé à celui où elle est entrée. On noue le fil à un nœud pour arrêter le sang, l'on touche l'artere au-dessous, & si l'on n'y sent point de battement, on fait un second nœud pour assujettir le premier. L'aiguille dont on se sert est fort grosse, tranchante sur les côtés & fort courbe, afin que la ligature ne renferme pas avec les vaisseaux, une trop grande portion des parties voisines. Il faut porter l'aiguille le plus près de l'os qu'il est possible, de peur d'offenser les vaisseaux.

Après avoir arrêté le sang, on baisse le bras, & l'on fait avec un bistouri, à la distance de trois ou quatre travers de doigt de l'acromion, une incision transversale, qui divise le muscle deltoïde, & pénetre jusqu'à l'os. On en fait deux autres de deux ou trois travers de doigt, l'une à la partie antérieure & l'autre à la partie postérieure. Ces deux dernieres doivent tomber perpendiculairement sur la premiere, & former avec elle une espece de lambeau, sous laquelle on porte un bistouri pour couper les deux têtes du muscle biceps vers leur attache supérieure & la capsule de l'articulation. On

Le nommé Rabel, dont je vous ai déja parlé, vint propoſer au Roi & à M. de Louvoy, une eau ſtiptique qu'il diſoit merveilleuſe & infaillible pour arrêter toutes ſortes d'hémorragie. Aucun bleſſé dans les Armées ne devoit plus mourir par des pertes de ſang avec cette eau, il demandoit la permiſſion d'en faire des expériences pour convaincre toute le monde de la bonté de ſon remede ; & il perſécuta tant M. de Louvoy, qu'il obtint ſon conſentement pour en faire l'épreuve ſur un Soldat

D'une expérience de Rabel.

porte deux doigts de la main gauche vers la partie ſupérieure de la tête de l'humerus, on la tire à ſoi, & l'on coupe la capſule & les autres parties qui ne l'ont pas encore été. Il faut prendre garde cependant de toucher aux vaiſſeaux qui ſont liés. On dégage entiérement la tête de l'os, on examine ſi la ligature eſt bien faite, on acheve de ſéparer entiérement le bras en coupant ce qui reſte de chairs & de peau au-deſſous de la ligature pour en former un autre lambeau. On fait près du corps une ſeconde ligature, dans laquelle on ne comprend que les vaiſſeaux ; on abaiſſe le lambeau ſupérieur pour couvrir & remplir la capacité de l'articulation, on releve le lambeau inférieur pour le joindre au ſupérieur, & comme il peut être trop grand, ou coupe avec des ciſeaux ce qui l'empêcheroit de l'ajuſter exactement. L'on coupe par conſéquent la premiere ligature, que la ſeconde rend inutile. Si quelque vaiſſeau donne du ſang pendant l'opération, on y fait appliquer le bout du doigt de quelqu'un des Aſſiſtans. On laiſſe pendre en dehors les bouts du fil de la ſeconde ligature, afin de la tirer lorſqu'elle ſe ſéparera. On met ſur les lambeaux ajuſtés beaucoup de charpie brute, afin de les appliquer exactement l'un à l'autre, & au fond de la cavité de l'article : on en remplit le creux de l'aiſſelle, pour faire ſur les vaiſſeaux une compreſſion exacte. On couvre cette charpie d'une emplâtre coupée en croix de Malthe, d'une compreſſe de même figure, & de trois longuettes, ſçavoir, de deux qui ſe croiſent, & dont les chefs vont juſqu'à l'autre épaule, les uns par devant, les autres pa derriere, & d'une troiſieme un peu plus large, qui les couvre, & dont les chefs ſe croiſent ſur l'épaule oppoſée. On ſoutient tout l'appareil avec le bandage appellé Spica deſcendant.

Bbb iv

des Invalides, à qui l'on devoit couper la cuisse.
M. Duchesne, premier Médecin des Princes, fut
préfent avec plusieurs autres Medecins & Chirurgiens, à l'amputation que fit le Chirurgien de la
Maifon. On livra le malade à Rabel qui avoit préparé l'appareil à fa mode; il appliqua fon remede
de la maniere qu'il s'étoit propofé, & fit tels bandages qu'il jugea néceffaires pour arrêter le fang;
mais à peine eut il fini qu'on vit le fang percer toutes les bandes. Il fut obligé de défaire cet appareil
pour en mettre un autre; il doubla la dofe de fon
eau, il fit de fon mieux pour tamponer la partie;
mais le fang continuant toujours à s'échapper, le
malade mourut entre fes mains, & en préfence de
tous les Affiftans. On fit au Roi & à M. de Louvoy,
le rapport de ce qui s'étoit paffé, & il fut defendu
à Rabel, fous de rigoureufes peines, de fe fervir
davantage de fon eau.

Quand le Chirurgien a été obligé de couper une
jambe ou une cuiffe pour fauver la vie à un bleffé,
quoiqu'il l'ait parfaitement bien guéri, cet homme
ne laiffe pas que de fe trouver dans l'impuiffance de
marcher par la privation d'une partie qui lui étoit
néceffaire pour cette action. Il ne fuffit donc pas
alors au Chirurgien de l'avoir tiré du tombeau, il
faut encore que par fon induftrie il ajoûte un organe femblable en compofition & en ufage à celui qui
manque.

De la pro-
thefe.

Cette opération eft rangée fous la quatriéme &
derniere efpece des opérations de Chirurgie qu'on
appelle *prothèfe*, ou *proftafis*, qui eft dérivé de *pros*
qui fignifie *devant*, & de *titein*, qui veut dire *mettre*,
parce que par le moyen de cette opération on met &
ajoûte au corps un inftrument à la place de quelque
partie qu'il a perdue. On tire deux utilités de cette
addition; la premiere, pour l'ornement, comme
quand on met un œil ou des dents artificielles: la
feconde, pour la néceffité, comme quand on ajoûte

un bras ou une jambe de bois ; c'est particuliérement cette derniere prothèse qui est nécessaire, puisque sans son secours l'homme ne pourroit point agir.

Chacun sçait comment doit être faite une jambe de bois pour marcher, les dernieres guerres ont réduit plusieurs personnes dans la nécessité d'en porter. Je vous dirai seulement qu'elle doit être proportionnée à la grandeur de l'autre jambe, que la partie supérieure doit être creusée pour embrasser le bas de la cuisse, qu'il y doit avoir des rubans pour la lier & l'assurer à la cuisse ; qu'il faut qu'elle soit garnie d'un coussinet à l'endroit où pose le genou, pour éviter qu'il ne soit blessé par la dureté du bois, qui ne doit point être cassant, mais ferme & liant pour la sûreté de celui qui la porte.

Quand on veut un peu en corriger la difformité, on en fait tailler une par un Sculpteur, de la même figure que l'autre, observant la même grandeur & grosseur, à laquelle on met un bas & un soulier comme à l'autre & si elle montoit jusqu'à la cuisse le genou ayant été coupé, on pourroit la faire plier quand on est assis, en ôtant une virole, & la remettant quand on voudroit sortir. Un Officier d'Armée s'étoit tellement habitué avec sa jambe de bois, qu'il montoit à cheval, & se trouvoit dans toutes les occasions les plus périlleuses. Il reçut un coup de mousquet qui lui cassa sa jambe de bois, il s'écria à l'ennemi qu'il étoit pris pour dupe, parce qu'il en avoit une autre dans sa valise.

Depuis un an ou deux, le R. P. Sébanien, Religieux Carme, qui est un des Académiciens honoraires de l'Académie des Sciences, a présenté un bras artificiel de son invention, fait de fer blanc, & rempli de plusieurs ressorts, par le moyen desquels il promet qu'étant attaché au moignon, on pourra conduire un cheval, écrire, & faire toutes les mêmes actions, comme si l'on avoit sa main naturelle, il assure que les mouvemens seuls du moi-

gnon faisant agir les ressorts, on fera mouvoir le
poignet & les doigts de la maniere qu'on voudra.
Cette machine n'étoit pas encore dans sa perfection quand il l'a présentée ; si elle réussit comme il
l'a promis, les manchots ne pourront assez lui donner de louanges.

## FIG. XLVIII. POUR L'OPÉRATION DES VARICES.

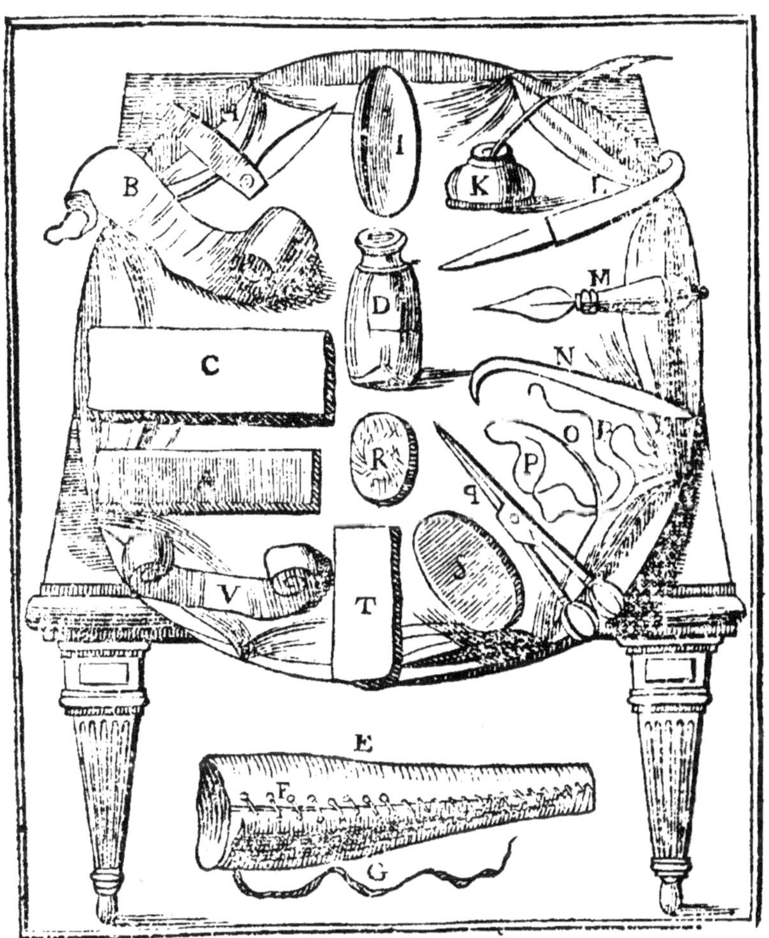

De l'opéra-
tion pour les
varices.

ON entend par le mot de varices des veines dilatées qui demandent une opération pour les
guérir, qu'on appelle *kirsotomie*, qui est dérivé de

*kirfos*, qui fignifie *varice*, & de *temnin*, qui veut dire *couper*, parce qu'elle confifte dans une ouverture qu'on fait à ces varices ou veines dilatées & gonflées.

Les Auteurs donnent deux caufes aux varices ; l'une interne, quand le fang devenu trop groffier par une confiftance épaiffe qu'il a acquife, ne pouvant pas couler dans les veines, s'y arrête dans quelqu'un de leur rameaux, où fe coagulant, il empêche celui qui le fuit de paffer, & qui le pouffant continuellement pour fe faire paffage, oblige la veine de fe dilater. L'autre caufe externe eft quand par quelqu'action violente, ou par de grands efforts, le fang a fait étendre les membranes d'une veine, & les contraint de former un petit fac où il peut féjourner avec liberté. Si elles étoient auffi fréquentes aux hommes qu'aux femmes, & fi nous ne remarquions pas que nous n'en trouvons qu'aux cuiffes & aux jambes de celles qui ont eu des enfans, nous admettrions ces deux caufes. Mais comme les varices font des fuites de la groffeffe, il ne faut point leur chercher d'autre caufe que la tumeur que fait la matrice lorfqu'elle contient un enfant, qui pefant fur les veines iliaques, empêche que le fang qui remonte des parties inférieures, ne puiffe entrer dans la veine-cave.

Il y a dans les veines des cuiffes & des jambes beaucoup plus de valvules que dans celles des autres parties. Ce font autant d'échelons pour aider au fang à monter & à lui faciliter fon retour vers fa fource. Quand le cours de ce fang eft arrêté par la groffeur de la matrice, il pefe fur ces valvules, il les dilate & fait ces petites tumeurs de couleur violette qu'on voit d'efpace en efpace, le long des extrémités inférieures, & qu'on appelle des varices.

On les connoît par leur couleur qui eft d'un violet brun, & en appuyant avec le doigt fur la tumeur. Quand elle eft faite de fang, elle difparoît, parce qu'il est poussé le long du vaisseau ; mais elle revient aussi tôt qu'on a levé le doigt. Elles sont toujours plus enflées le soir que le matin, parce que le sang, lorsqu'on est levé, a plus de peine à remonter en ligne directe, que quand on est couché ; c'est dans cette situation qu'il peut plus facilement continuer son cours. S'il y en a quelqu'une qui par la trop grande dilatation du sang commence à devenir douloureuse, ou qui par une extrême tension se soit crevée, il faut en en entreprendre la guérison.

*Trois moyens d'y remédier.*

La Chirurgie nous offre trois moyens pour remédier à cette sorte d'incommodité. Le premier est l'application des remedes astringens, capables de resserrer les membranes de la veine trop étendues, comme la folle farine, ou celles de féves, les poudres de bol d'Arménie, du sang-dragon, & de terre sigillée incorporées avec le blanc d'œuf mise dessus ce morceau de linge A. qui fait un circulaire à la jambe, & sera laissé long tems sans le relever ; ou bien l'emplâtre des hernies qui a beaucoup d'astriction.

*Deux manieres de pratiquer le second moyen.*

Le second, c'est le bandage qui se fait de deux manieres, ou avec une bande roulée B. large de trois travers de doigts, & longues de trois aunes, qu'on commence au pied par un étrier, & qu'on continue par doloires jusqu'au genou, ayant mis une grande compresse C. trempée dans une eau stiptique D. sur les élévations des varices, afin de plus comprimer en ces endroits qu'ailleurs. L'autre maniere est de faire une espece de botine E. ou de gros linge, ou de peau de chien, qui aille depuis les malléoles jusqu'au genou, taillée & proportionnée à la grosseur de la jambe, où il y ait des œillets F. pour la lacer en dehors de la jambe avec un petit cordon G. Ce bandage étant bien fait se recouvre le jour d'un bas, & se laisse la nuit sans incommoder. Je préfere ce dernier à l'autre, parce qu'il fait une compression égale, qu'il ne peut pas se relâcher, & qu'on n'est point obligé de le renouveller que quand on le veût ; & qu'au premier , quoique bien appofé , les circonvolutions fe dérangent toujours en fe chauffant ou fe déchauffant , ce qui oblige de le raccommoder fouvent. Le troifiéme moyen eft l'incifion qui confifte à faire une ouverture à la varice pour la défemplir , ce qu'on fait de deux manieres.

La premiere eft d'ouvrir la varice avec une lan-cette à faigner H. de faire l'ouverture felon la lon-gueur de la veine , & de la faire plus grande que celle d'une faignée , de vuider tout le fang que la tumeur contient , & s'il y en a de grumelé , de le faire fortir , de mettre un aftringent fur la partie , ou bien une petite plaque de plomb I. de la bien bander , & de la laiffer long tems fans y toucher ; c'eft-à-dire , pendant quelques mois , fi le malade n'en eft point incommodé.

Premiere maniere de pratiquer le fecond moyen.

La feconde maniere eft fort ancienne , mais peu pratiquée , c'eft de marquer avec de l'encre K. la peau qui eft fur la varice , & de la marquer de la longueur de trois travers de doigts , de foulever encore cette peau en la pinçant , d'en tenir un côté & de faire tenir l'autre par un ferviteur , puis avec ce biftouri L. de couper la peau à l'endroit mar-qué , & l'ayant relâchée , de diffequer avec un fcal-pel M. ou un déchauffoir N. le vaiffeau variqueux , de paffer par-deffous une aiguille O. enfilée de deux fils PP. de couper ces fils proche l'aiguille , & d'en couler un au-deffus de la varice , & l'autre au-def-fous , de lier ces deux fils à un bon pouce l'un de l'autre pour avoir la liberté de couper la veine entre les deux fils avec des cifeaux Q. ou de la laiffer fi on le juge à propos. On panfe cette plaie comme les autres , en y mettant un petit plumaceau R. couvert d'un défenfif , le premier our , puis l'emplâtre S. la compreffe T. & le bandage V. à deux chefs , pour mieux comprimer. On procure la fup-puration avec un digeftif , on attend la chûte des

Seconde maniere aujourd'hui peu pratiquée.

deux fils, & on mondifie, incarne & cicatrife la plaie.

Je m'étonne de ce que nos Anciens ne nous ont pas ordonné le cautere actuel pour barrer ces veines comme on fait aux chevaux, & qu'ils fe foient contentés de confeiller de nous fervir du cautere potentiel, car ils veulent qu'on en mette une groffe pierre fur la varice; que l'efcarre étant tombée, on procure la génération d'une bonne chair qui rempliffe le vuide ou le fac de la varice : ils difent que c'est un moyen fûr de la guérir.

*Choix de ces moyens.* De tous ces moyens le meilleur est le bandage en forme de bottine. Quand même on auroit beaucoup de confiance aux aftringens, & qu'on voudroit s'en fervir, ils feroient peu d'effet s'ils n'étoient pas appuyés du bandage, & de plus, une jambe feroit toute parfemée de varices, que le bandage bien fait les contiendroit également, & même lui feul peut les guérir fans avoir befoin d'aucun autre fecours.

*La lancette est plus commode pour ouvrir le vaiffeau.* Mais fi une varice est telle qu'on ne puiffe fe difpenfer d'en faire l'ouverture, je confeille de la faire fimplement avec la lancette, & non pas par cette cruelle & douloureufe opération enfeignée & pratiquée par nos Anciens. La fimple incifion conferve l'ufage de la veine, elle peut, l'ouverture refermée, redonner au fang fon chemin ordinaire; mais par l'ancienne maniere, les ligatures coupant la veine, c'est un canal retranché au fang qui a befoin de toutes fes routes pour retourner à fa fource, & les fuites de ce retranchement ne peuvent devenir que fâcheufes.

## Fig. XLIX. POUR LA SAIGNÉE DU PIED.

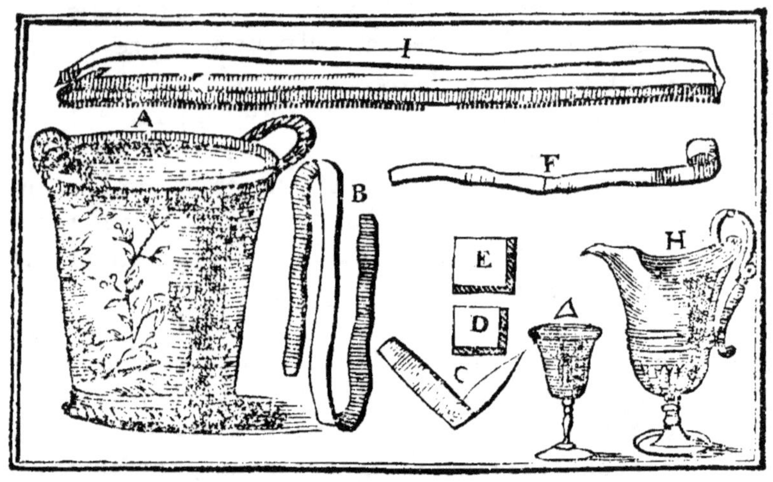

J'Ai tâché de vous inftruire hier de tous ce qui regarde la faignée en général Je vous ai montré
comment il falloit faire celle du bras. Si je ne vous
ai point parlé de celle du pied, & fi j'ai attendu à
le faire aujourd'hui, deux raifons m'y ont obligé.
L'une, c'eft qu'elle fe fait fur une partie qui devoit
être le fujet des opérations de ce jour; & l'autre,
c'eft qu'elle eft accompagnée de circonftances différentes de celle du bras, qui demandoient qu'on
en fît un article féparé.

La premiere chofe en quoi ces faignées different
l'une de l'autre, c'eft fur les tems de les faire; celle
du bras fe doit faire le matin, & celle du pied le
foir. La premiere demande du repos, & l'autre de
l'action avant que de les faire. Cela fe doit entendre quand on eft le maître de choifir le tems, car
dans une néceffité preffante les unes & les autres fe
font dans toutes les heures de la journée. Ce n'eft
pas fans raifon qu'on choifit le matin pour la faignée du bras, elle en eft meilleure, parce que le
fang ayant circulé librement pendant la nuit,

les veines s'enflent mieux, & le sang sort avec plus de vivacité quand la veine est ouverte. Il est encore plus à propos de la faire, dans le lit, que levé, parce que la chaleur du lit contribue à la mieux faire qu'après s'être refroidi en se levant; mais au contraire, pour celle du pied il faut marcher, afin que le sang descendant en bas, puisse faire paroître les veines en les grossissant, & qu'il puisse sortir avec plus d'abondance qu'il ne feroit si on s'étoit reposé. L'expérience journaliere prouve ce que je dis, & tout le monde en se déchaussant les soirs, trouve les veines de ses pieds plus enflées qu'elles n'étoient le matin quand on s'est levé.

*Election des heures pour ces saignées.*

Ces saignées sont encore différentes sur la maniere de les faire; on saigne le pied dans l'eau chaude, ce qu'on ne pratique pas au bras, c'est pour en faire gonfler les veines, qui étant plus éloignées du cœur, sont moins grosses que celles du bras : il en est de même que des branches des arbres, qui sont plus grosses plus elles sont proches du tronc, & qui diminuent à mesure qu'elles s'en éloignent, c'est pourquoi on se sert d'eau chaude au pied pour suppléer à la petitesse des veines & à leur éloignement du cœur.

*Circonstance pour la saignée du pied.*

Aussi tôt qu'on est entré dans la chambre du malade, il faut ordonner qu'on fasse chauffer de l'eau en cas qu'on n'ait pas eu la précaution de le faire avant l'arrivée du Chirurgien; pendant qu'elle chauffe, il faut préparer un autre vaisseau, pour faire la saignée, dans lequel on met une serviette pour la propreté, afin que les pieds ne touchent point le vaisseau qui est ordinairement de bois ou de cuivre, comme un sceau ou un chaudron; & pour plus grande propreté, il faut mettre une autre serviette sur le vaisseau pour passer l'eau en la versant, afin d'en séparer les ordures qui pourroient être tombée de la cheminée en la chauffant

chauffant. Il ne faut point faire la saignée dans le même chaudron qui aura chauffé l'eau, parce qu'ayant été sur le feu, il brûleroit les pieds ou les jambes du malade. Les vaisseaux les plus commodes sont ces sceaux de fayance A. dont les Dames se servent pour se laver les pieds : outre qu'ils sont très propres, & qu'il n'est pas besoin d'y mettre de serviette, c'est qu'étant profonds, les jambes trempent dans l'eau jusqu'à la jarretiere.

L'eau étant versée avant que de l'approcher du malade, le Chirurgien doit voir si elle est de bonne chaleur, observant qu'elle soit un peu plus chaude qu'il ne faut, parce qu'elle a quelquefois le loisir de refroidir avant que le malade ait mis les pieds dedans, & avec un peu d'eau froide, il la met dans le degré de chaleur qu'il convient. Quoiqu'on ne saigne qu'un pied, il faut faire mettre les deux pieds dans l'eau pour trois raisons ; la premiere, c'est qu'il est plus commode au malade d'y avoir les deux pieds, qu'un seul ; la seconde, c'est que le sang se porte plus volontiers vers les extrémités inférieures, quand elles sont toutes les deux échauffées, que quand il n'y en a qu'une ; & la troisiéme, c'est que si le Chirurgien trouvoit un pied trop difficile, l'autre est tout prêt pour le prendre, & ainsi il peut choisir celui qu'il trouve le plus facile, sans être obligé de faire remettre l'autre dans l'eau, & d'attendre qu'il soit échauffé.

Pourquoi l'on fait mettre dans l'eau chaude les deux pieds du malade.

C'est un abus de croire qu'il faille plutôt saigner d'un pied que de l'autre, dans de certaines maladies. La grosse artere qui reçoit le sang du cœur pour l'envoyer à toute la machine : se divise au-dessus de l'os sacrum en deux grosses branches qui vont dans les cuisses, de là dans les jambes, de sorte que le sang de l'une, & celui de l'autre venant de la même source, il est indifférent de quel pied on le tire. C'est pourquoi quand le malade demande au Médecin qui ordonne la saignée, de quel pied on la fera, il doit répondre de celui que le Chirurgien voudra, parce que si le pied qu'il prescrit se trouve si difficile, qu'il soit impossible de le saigner, le malade ne veut point consentir qu'on prenne l'autre, ou s'il y consent, par les raisons que lui donne le Chirurgien, ce n'est qu'avec peine, & s'il ne tire pas de cette saignée tous les avantages qu'il s'étoit proposé, il en attribue la cause à ce changement; & quelquefois étant obligé de la faire au pied qui a été ordonné, on ne la fait pas si bonne & si copieuse, parce que les veines y sont trop petites, au lieu que si on avoit laissé la liberté au Chirurgien de la faire à l'autre dont les veines sont peut-être plus grosses, il y auroit fait une saignée plus agréable au malade.

Précautions à prendre. Les pieds du malade étant dans l'eau, il faut les laisser une espace de tems pour les échauffer, & pendant ce tems, il faut dire à quelqu'un d'en faire chauffer d'autre dans un coquemar ou un poëlon, afin d'en avoir toujours de toute chaude, en cas qu'on fût trop long-tems à chercher la veine, ou pour la réchauffer quand le malade trop délicat n'aura pas voulu d'abord la souffrir autant chaude qu'elle doit être pour gonfler la veine. Le Chirurgien se fait donner un siége pour s'asseoir vis-à-vis le malade, ayant mis une nappe pliée en plusieurs doubles sur ses genoux, il frotte les jambes du malade en enbas, pour faciliter la descente du sang vers le pied.

Lorsque le Chirurgien croit les veines suffisamment gonflées, il fait sortir de l'eau le pied qu'il croit devoir saigner, & l'ayant mis sur son genou gauche, si c'est le pied droit, ou sur son genou droit, si c'est le gauche, il l'essuie avec la nappe qui est sur lui, & ensuite il pose la ligature B. à deux travers de doigts au-dessus des malléoles, qu'il ne serre que médiocrement; il en fait deux tours comme au bras, & la noue d'un nœud coulant vers

la malléole externe, puis ayant touché pour connoître si les veines répondent, il remet le pied dans
l'eau, pour l'y laisser encore quelque tems (*a*).

Je vous ai dit, en vous montrant la saignée du
bras, que la ligature devoit être de drap ; mais
pour celle du pied, il faut qu'elle soit d'un tissu
de fil, ou de soie écarlate, parce que le drap étant
mouillé se relâche, ce que le tissu ne fait point,
& qu'une ligature de drap, quand on est obligé
de beaucoup serrer, ne manque point de se casser, ce qui embarrasse & retarde la saignée, quand
il faut chercher une autre ligature (*b*). Pendant
que le pied est dans l'eau cette seconde fois, les
veines achevent de se gonfler, & pendant ce tems,
le Chirurgien prend dans son étui une lancette C.
qu'il ouvre & qu'il met à sa bouche comme à la saignée du bras.

Il prend le pied qu'il remet sur son genou, &
dont il serre la ligature plus fortement, pour tenir la peau & la veine plus sujette ; & ayant pris
sur la lumiere les mêmes précautions que j'ai dit
ailleurs, il la pose à son point de vue, ou en dehors, ou en dedans du pied, comme elle lui convient, & après avoir examiné les veines, il se détermine par celle qui est la plus apparente, & qui
lui répond le mieux, qui est ordinairement celle

(*a*) Cette ligature ne comprime pas quelquefois les
vaisseaux assez exactement, pour empêcher le retour du
sang. On a recours alors à quelque expédient *. Les uns
mettent sur la veine un petit morceau de carton & une
compresse de linge épaisse, sur laquelle ils appliquent à
l'ordinaire la ligature. D'autres se servent d'un tourniquet
d'yvoire, fait sur le modele de celui de M. Petit.

(*b*) Au lieu de faire la ligature au-dessus de malléoles, je la pose au-dessous du genou, à l'endroit où quelque personnes mettent leurs jarretieres. La ligature
mise dans cet endroit n'est point mouillée, & fait une
compression plus exacte, sur les veines intérieures, ce
qui y intercepte la circulation, & fait par conséquent
mieux gonfler & paroître la saphene & ses ramifications.

C c c ij

qu'on appelle la saphene, qu'il ouvre, ou au-des-
fus, ou au deffous de la malléole fans trop enfoncer, de crainte de piquer le périofte, qui n'en
eft pas beaucoup éloigné.

**Marques de la quantité de fang.** La veine ouverte, on fait remettre le pied dans
l'eau. Si on croit la ligature trop ferrée, on la lâche
un peu ; mais fi le fang forti pouffe bien en arcade,
on n'y touche point, parce que c'eft une preuve
qu'elle n'eft point trop ferrée : on laiffe fortir la
quantité de fang ordonnée, on en juge par le tems
qu'il y a qu'il fort, par la couleur de l'eau plus ou
moins rouge, & par la teinture que le coin d'une
ferviette trempée dans cette eau en reçoit. Sur la
fin de la faignée, on voit nâger dans l'eau de petits
tourbillons blancs, ce font les fibres du fang, dont
la liqueur rouge a été détrempé par l'eau, qui formant des pelotons glaireux, en maniere de tourbillons, nâgent de côté & d'autres, & s'attachent aux
jambes : quand on les voit paroître c'eft un figne
affuré que la quantité du fang forti eft fuffifante,
& qu'il y en a du moins trois poëlettes. Pour lors
on défait la ligature, pendant que le pied refte encore dans l'eau, où on le tient quelques momens
pour laiffer dégorger la veine.

**Conduite après la faignée.** Le pied enfuite retiré de l'eau & effuyé, on met
fur l'ouverture une petite compreffe quarrée, un
peu épaiffe E & avec une bande F. un peu plus longue que pour le bras, on en fait un bandage qu'on
appelle l'étrier, parce qu'il en a la figure, & tel
qu'il eft repréfenté dans la feptieme planche de la
premiere démonftration marquée G. on effuie
l'autre pied, & on remet au lit le malade, à
qui on fait donner un verre d'eau V. immédiatement après la faignée.

**Imagination fur la fym-pathie.** On doit garder le fang, afin que le Médecin venant faire fa vifite puiffe juger de fa qualité & de la
quantité qu'on en a tiré. Aux perfonnes qui ont de
la foi pour la fympathie, on peut verfer une aiguiere

d'eau froide H. dans leur sang ; si le sang qui reste
dans les veines peut être échauffé, en mêlant avec
de l'eau chaude celui qu'on a tiré, par la même
raison il peut être rafraîchi, en versant de l'eau
froide sur ce même sang : il est facile de les contenter là dessus, & c'est guérir leur imagination
à peu de frais ; ensuite avec la serviette on essuie la
lancette, & on se retire.

Je finis l'article de la saignée du pied, en avertis-
sant le jeune Chirurgien de n'en point faire aux filles
& aux femmes que par le conseil du Médecin. Il
y en a qui feignant une suppression de leurs ordinaires, ou quelqu'autre maladie, envoyent querir
un Chirurgien pour les saigner du pied, dans le
dessein de se faire avorter. Mais il ne faut pas que
le Chirurgien donne dans ce piége, & que par trop
de bonne foi il fasse ce qu'on exige de lui ; il en est
arrivé des affaires cruelles à des Chirurgiens, qu'on
a voulu, quoiqu'innocens, rendre coupables du crime de certaines filles, qui avortoient après de
semblables saignées, c'est pourquoi dans les cas
soupçonneux, il n'en doit jamais faire qu'il ne soit
muni d'une ordonnance du Médecin.

Avis sur
cette saignée.

## Fig. L. POUR LES PIEDS CONTREFAITS.

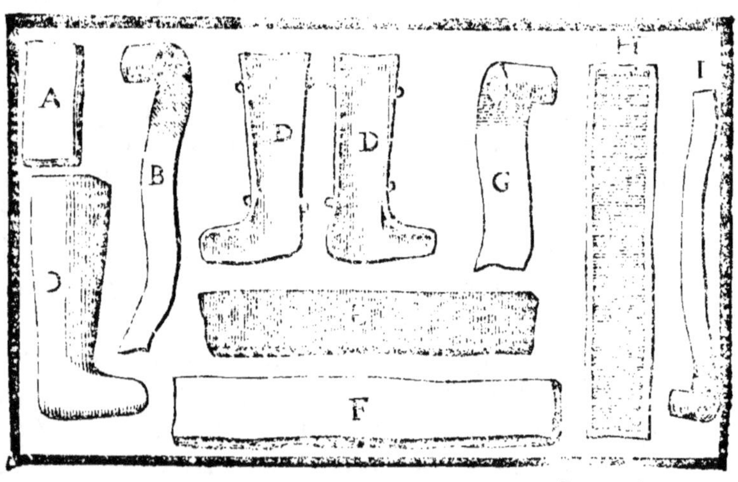

ON voit des gens qui ont les pieds mal tournés & contrefaits; ce défaut ne cause pas seulement de la difformité, mais il incommode encore beaucoup en marchant. Les uns les ont tournés en dehors, & s'appellent en Latin *valgi*; les autres en dedans, & se nomment *vari*, le vulgaire les connoît sous le nom de *pied-bots*.

Ces sortes de tournures de pieds viennent de trois choses, ou de naissance, comme quand un enfant vient au monde les pieds mal figurés, ou d'accident, comme par une luxation, un coup ou un dépôt d'humeurs qui aura formé une anchilose, ou d'habitude, comme quand un enfant s'accoutume à tourner les pieds en dedans. Lorsque ces mauvaises dispositions viennent de naissance, elles sont difficiles à guérir; mais quand elles sont causées par une méchante habitude qu'aura contracté l'enfant, on peut y remédier, en mettant un petit carton A. pour redresser le pied qu'on soutient d'une petite bande B. un peu serrée, & par les soins que doit prendre la nourrice en remuant l'enfant, de lui mettre les pieds dans une bonne figure, & de les y tenir par les bandes qu'elle serrera plus à l'endroit des pieds qu'ailleurs; au lieu que quand il est mal fabriqué dès la premiere conformation, ( comme il est arrivé à un de mes parens, dont la mere grosse de lui avoit regardé attentivement un gueux, qui avoit le pied tout à fait tourné en dedans : car il naquit avec un pied fait comme celui du gueux; alors on employa toutes sortes de moyens, sans pouvoir corriger ce défaut, & aujourd'hui que le parent dont je viens de parler a trente ans, son pied est comme il l'a apporté au monde.

Quand un pied a perdu sa figure naturelle par quelque accident, comme une luxation, une plaie de feu qui en aura brisé les os, ou une anchilose causée par une humeur glaireuse desséchée, qui

prive de leurs mouvemens ordinaires les os qui les
compofent , c'eft au Chirurgien à bien examiner
l'embaras qu'il y trouve, & à fe fervir des remedes
capables d'amolir les ligamens & les cicatrices qui
font caufes de cette méchante conformation , comme font les fomentations fréquentes de bouillons
de tripes , les frictions oléagineufes , & les cataplafmes faits avec les herbes & le racines émollientes & mucilagineufes , comme les guimauves , le
fenugrec , la racine de lin cuite avec le beurre frais
ou l'huile de lys. Pendant l'ufage de ces remedes ,
on fait tous les jours une douce violence au pied ,
pour le mouvoir & le tourner , & on met de forts
cartons , des attelles de bois , ou de petites platines
de fer , qu'on ferre avec une bande , pour le tenir
dans l'état où on a deffein de l'amener.

Si par ces moyens on croit ne pouvoir pas obtenir ce qu'on fouhaite, on a recours aux machines ,
qui font des bottines de cuir ou de fer C. qu'on fait
faire proportionnées à la difpofition du pied qu'on
veut redreffer ; mais comme il arrive fouvent que
dans les bottines toutes d'une piece, on a de la
peine à faire entrer le pied mal figuré, ou que
quand il y eft, il peut n'être pas comprimé également ni fuffifamment, pour le mettre dans fa premiere figure, il faut pour lors les faire faire de
deux pieces DD. & femblables à ces étuis , dans
lefquels on enferme quelque piece d'argenterie fa-
çonnée, & d'inégale groffeur dans fon étendue, à
laquelle on proportionne ces étuis, qui fe divifent
par la moitié fuivant leur longueur, & qu'on ferme
avec de petits crochets ; on enchaffe le pied dans
une des moitiés , & mettant enfuite l'autre retenue
par des crochets, le pied fe trouve emboëté, de maniere qu'il eft contraint de reprendre dans la fuite
du tems fa figure naturelle. Enfin, fi les callofités
& les contractions des ligamens ne cedent point à
ces remedes & à ces machines, il faut envoyer les

Ufage de
bottines.

Effets des
boues de cer-
taines eaux.

C c c iv

malades, ou à Bourbonne, où [...] dont les boues des eaux ont une vertu balfamique qui peut rendre le mouvement à ces parties, & dont on a vu de bons effets fur plufieurs Officiers d'Armée, qui après de grandes bleffures dans les articles, en font revenus au moins foulagés, quand ils n'en ont pas pu obtenir une guérifon parfaite.

*De la grof-
feur des ar-
ticles.*

Il arrive fouvent qu'on voit des enfans qui ont les jointures plus groffes qu'elles ne doivent être ; ce font des extrémités d'os où font les articulations, qui étant poreufes plus que le refte de l'os, & les porofités étant pleines d'un fuc médullaire ne font pas deffechées auffi tôt aux uns qu'aux autres, foit par foibleffe, foit par l'imbécillité de la chaleur naturelle, ce qui fait que ces jointures demeurent groffes, jufqu'à ce que la chaleur ait pris le deffus, qu'elle ait offifié ces parties, & qu'elle leur ait donné le degré de dureté qu'elles doivent avoir ; la nature de ces os eft pour lors femblable à celles des os du jarret d'un veau qu'on trouve pleins d'un fuc moëlleux, & tellement tendres & poreux, qu'ils s'écrafent aifément fous la dent, c'eft pourquoi ils ne faut pas être furpris, fi ceux de certains enfans qui font auffi tendres, font plus tardifs à acquérir leur folidité naturelle.

*Des os qui
fe courbent.*

On voit encore des enfans, dont les os des cuiffes & des jambes fe courbent, & prennent la figure d'un arc : quand cela arrive, c'eft la faute des meres & des nourrices, qui par l'empreffement de voir leurs enfans marcher de bonne heure, font foutenir par ces parties toute la maffe du corps, en les chargeant d'un poids plus pefant que leur force ne leur permet de porter, & qui contraint les os des jambes & des cuiffes de plier fous le faix, & de fe cambrer peu à peu, quand on s'obftine à les vouloir faire marcher avant que d'en avoir la force, & on remarque que ces pauvres enfans cherchent à appuyer leurs genoux l'un contre l'autre, pour fe pouvoir foutenir, ce qui leur rend les jambes mal-tournées pour toute leur vie.

Quand un enfant est noué, pour parler le langage vulgaire, & quand on apperçoit de la courbure à cet os, il n'y a point d'opération à faire; il faut tenir l'enfant couché, ou assis dans une chaise, & ne le point obliger à marcher; il faut attendre que ces jointures ayent pris leur état naturel, & que ces os soient parvenus dans une ossification parfaite : c'est le tems, avec le secours de la chaleur naturelle, qui fait l'un & l'autre. C'est pourquoi il ne faut point avoir d'impatience sur le marcher de l'enfant, avant que ces os soient perfectionnés, & qu'ils ayent assez de force pour porter le poids du corps, car il ne faut pas leur demander plus qu'ils ne peuvent.

L'Entorse est un effort qui se fait dans l'articula-tion du pied, par une extension violente & douloureuse des ligamens qui l'attachent aux os de la jambe. *Définition de l'entorse.*

Il y en a deux sortes; l'une quand ce sont les li-gamens de la malléole externe qui ont souffert, & l'autre, quand ce sont ceux de la malléole interne : la premiere se fait quand le pied s'est tourné en dehors; celle-ci ne se fait que rarement, mais l'au-tre arrive très-souvent.

L'une & l'autre sont causées par des faux pas qu'on fait en marchant, en courant, ou en sautant; *Ses causes.* si le pied ne trouve pas un terrein égal, il panche & se courbe du côté de la pente du terrein, comme il arriva à Bordeaux à un Officier des Cent-Suisses du Roi, qui voulant sauter d'une barque sur le Port, trouva un pavé inégal & penché, qu'il lui fit une entorse des plus furieuses que j'aye jamais vues, la pesanteur de son corps qui est des plus puissans, contribua à la rendre plus grande; il se fit une extra-vasion de sang dans tout le pied & toute la jambe, ce qui m'obligea de le saigner cinq fois, j'appréhendai même la mortification par l'engorgement qui étoit dans toutes la jambe : il fut obligé de demeurer à Bordeaux , & ne nous vint rejoindre qu'à Toulouse.

Il y en a qui , pour premier appareil, font mettre le pied dans un sceau d'eau de puits bien froide ; ils prétendent qu'il n'y a point de répercussifs plus puissans , & que la froideur de l'eau resserre les ligamens trop allongés , & empêche la fluxion sur la partie ; d'autres conseillent, comme un remede infaillible , de prendre un harang salé , de le piler dans un mortier, & de le mettre sur l'entorse en cataplasme. Pour moi je me sert d'un petit defensif fait avec le planc d'œuf, l'huile rosat & la poudre d'alun , que je mets sur un linge E. les deux premiers jours , avec une compresse F. & un bandage G. un peut serré.

Des remede qu'on y fait

Le troisiéme jour je fais un vin aromatique & astringent avec le gros vin , les roses , l'absynthe , le romarin , l'écorce de grenades , les noix de galles, l'alun & le sel commun. Je fomente le pied avec ce vin bien chaud , & je mets dessus une compresse trempée dans ce même vin , avec un bandage que je serre encore plus que le premier jour.

Utilité de la compresse & bandage.

L'application de la compresse & du bandage contribue autant à la guérison de l'entorse , que les remedes, c'est pourquoi il la faut faire avec méthode. La compresse doit être en quatre double , large de quatre travers de doigts , & longue d'une demi-aune ; on la pose par son milieu sous la plante du pied, les deux chefs viennent se croiser sur le coude du pied, & vont finir chacune par un circulaire qui embrasse les malléoles. La bande doit être large de deux travers de doigts , & longue de deux aunes ; on pose le premier chef à l'opposite de l'entorse , afin

Maniere de les appliquer

qu'ayant passé sous le pied, elle le releve & le tienne dans une situation droite ; on continue les circonvolutions qui se croisent toutes sur le coude du pied, on finit par un circulaire au-deſſus des malléoles, & afin que le bandage ſoit fait avec élégance, il doit repréſenter un ſpica ſur le pied rajuſté.

Quand on s'eſt ſervi de ce vin pendant dix ou douze jours, on met deſſus un ciroine aſtringent H. étendu ſur un morceau de cuir, on met par-deſſus une ſimple bande I. moins longue & moins large que la premiere, avec laquelle on fait les mêmes circonvolutions, & dont on coud le dernier chef, afin de la laiſſer juſqu'à ce que le malade ſente que ſon pied n'a plus beſoin d'être bandé.

Ce tems ne vient pas toujours auſſi-tôt qu'on le ſouhaiteroit; car quand l'entorſe a été grande, on s'en reſſent quelquefois des années entieres, & pour peu qu'on marche ſur un terrein penchant, on trouve de la diſpoſition dans ſon pied, de ſe jetter du côté où il a déja été tourné; c'eſt pourquoi il faut, avec attention, regarder où on poſe ſon pied, juſqu'à ce que le tems lui ait fait reprendre ſa premiere force.

## FIG. LI. POUL LES DURILLONS ET LES CORS.

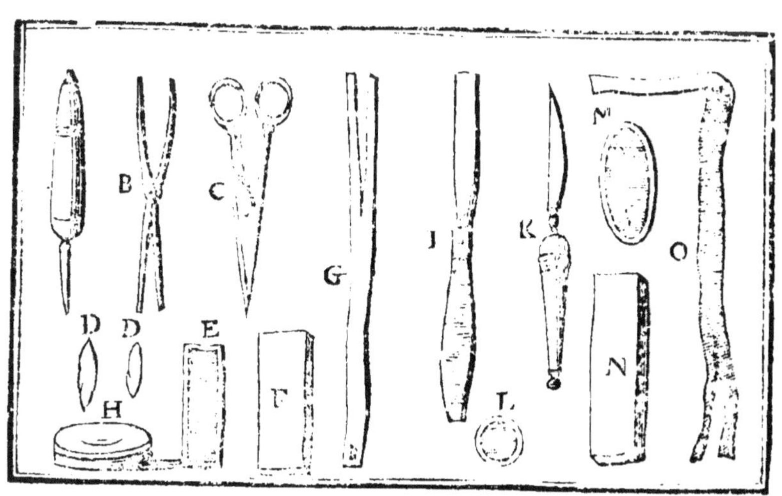



Excroiſſan-
ce vicieuſe de
l'ongle du
gros orteil.

L'Ongle du gros doigt du pied croît quelquefois tellement par ſes côtés, qu'il entre dans la chair, & qu'en la piquant, il y cauſe une douleur continuelle, ce qui fait qu'on ne peut marcher qu'avec peine : à cette chaire entammée, il s'y fait une excroiſſance qui remonte juſques ſur le corps de l'ongle. C'eſt la coutume de conſumer cette chair ſuperflue avec de la poudre d'alun calciné, d'y mettre des emplâtres deſſicative, & de tâcher d'y produire une cicatrice ; mais on travaille en vain, tant que les pointes de l'ongle ſubſiſtent, & on ne peut point guérir, qu'on n'ait ôté ces corps devenus étrangers par leur grandeur, quand elle excede celle qui leur eſt naturelle, & par la preſſion extrêmement douloureuſe qu'elles font à ces parties,

Cette incommodité eſt encore cauſée par un pâton du ſoulier trop dur, qui preſſant le gros doigt contre la ſemelle pouſſe un des côtés de l'ongle, ou

Une des cau-
ſes de cette
indiſpoſition.

tous les deux dans les chairs ; c'eſt ce preſſement continuel qui les oblige de s'entammer, de croître & de faire cette indiſpoſition, qui aux yeux des autres paroît très-légere, & qui néanmoins au rapport de ceux qui en font affligés, eft infupportable. Pour éviter ce petit malheur, il faut porter des fouliers dont le pâton foit mollet & élevé, & particuliere- ment ceux qui ont l'ongle du gros orteil dur & épais, afin qu'il ne foit point trop preffé : on re- marque que les Religieux déchauffés ne font point fujets à cette incommodité, le gros ongle n'étant point contraint par un foulier, a la liberté de pouf- fer en dehors autant qu'il le veut.

Tous les remedes de la Chirurgie ne peuvent point guérir fans l'opération, il n'y a ici que ce feul moyen pour y parvenir, qui eft de couper de l'on- gle tout ce qui eft entré dans la chair. On commence par faire tremper le pied dans l'eau chaude pendant quelque tems, afin d'amollir un peu l'ongle qu'on veut couper ; le malade affis fur un fiége plus haut que celui fur lequel fe met le Chirurgien vis-à-vis de lui, avec une ferviette fur fon genou, il y fait mettre le pied du malade, & avec un biftouri A. en forme de ganif, il coupe en long la partie de l'on- gle qu'il croit devoir ôter ; quand il l'a féparée du corps de l'ongle il la prend avec des pincette B. & la tire avec douceur, de crainte de faire trop de douleur, s'il la tiroit avec violence ; fi elle étoit encore trop attachée, il faudroit la féparer douce- ment avant que de la tirer dehors.

*Des opéra- tions qu'on y fait.*

Je trouve les cifeaux C. plus commodes que le biftouri ; j'en ai coupé plufieurs, en mettant une des pointes des cifeaux fous l'ongle, & l'autre def- fus, & coupant à plufieurs fois jufqu'à ce que je fuffe parvenu à la racine, & que j'euffe féparé cette partie du refte de l'ongle que j'ôtois avec des pin- cettes en la tirant fans violence.

*Les cifeaux y font plus propres que le biftouri.*

Cette opération, quoique petite, eft très-dou- loureufe, les malades ne la fouffrent point fans crier ; mais il ne faut point que le Chirurgien s'en allar- me, il doit aller fon chemin, & la faire très-promp-

*Du panfe- ment qu'on fait après.*

tement ; car auſſi-tôt que la piéce de l'ongle eſt ôtée, la douleur finit, & le malade paſſe d'un état de ſouffrance dans un autre tranquille, qui lui fait oublier la douleur qu'il vient de ſouffrir. On met à l'endroit de l'ongle coupé un de ces petits bourdonnets DD. trempé dans de l'eau de chaux, ou quelqu'autre deſſicative, une emplâtre de céruſe ou de minium E. une compreſſe F. & une petite bande G. dont on fait pluſieurs circonvolutions autour du doigt : on conſeille au malade de demeurer quelques jours ſans marcher, pour éviter la fluxion, & on le panſe tous les jours juſqu'à ce qu'il ſoit venu une cicatrice qui rempliſſe la place de l'ongle coupé. S'il ſurvenoit quelques petites excroiſſances de chair, on la conſumeroit avec l'alun brûlé qui eſt dans cette boëte H.

Il ne ſuffit pas d'avoir guéri le mal préſent, il faut empêcher qu'il ne revienne, ce qui ne manque pas d'arriver quand l'ongle vient à repouſſer. Il y a un moyen infaillible pour prévenir la récidive, dont quelques-uns faiſoient un ſecret, c'eſt de ratiſſer l'ongle tous les mois avec un morceau de verre, & ainſi l'émincer, juſqu'à ce qu'on ſente qu'il obéït au toucher : c'eſt un fait fondé ſur la raiſon & ſur l'expérience, parce que l'ongle étant affoibli dans ſon milieu, les deux côtés s'approchent du centre, & s'éloignent ainſi des chairs ; & de plus, la nourriture de l'ongle eſt employée à réparer ce que le verre en a ôté, & non pas à l'accroître par ſes côtés, ce qui l'empêche de bleſſer les chairs voiſines, ce qui doit encore plus obliger de ſe ſervir de ce moyen, c'eſt que tous ceux qui ſont dans cet uſage, diſent qu'avant que de le pratiquer, ils étoient contraints de tems en tems d'avoir recours à l'opération ; mais que depuis qu'ils ſe font ratiſſer les ongles, ils n'en ſont plus incommodés.

LEs durillons qui viennent à la plante du pied Des durillons. ne font pas regardés comme maladies, mais comme de légeres incommodités qui fatiguent dans le marcher ; ce font des corps dures, femblables à de la corne , qui viennent en plufieurs endroits de la plante du pied : les Dames qui vont toujours en carroffe n'en ont point ; mais ceux qui marchent beaucoup , y font fort fujets, & par la même raifon , qu'il en vient aux feffes de ceux qui courent la pofte très-fouvent , il s'en forme aux pieds de ceux qui font dans un exercice continuel de marcher.

Quand ces durillons font devenus épais, & qu'ils fe font defféchés & durcis comme de la corne , ils font de la douleur en marchant, parce qu'ils meurtriffent les chairs voifines par la pefanteur du corps qui appuie deffus. Par la douleur caufée par ces fortes de meurtriffures , j'en ai vu furvenir des fluxions accompagnées de tumeur & de rougeur, & quelquefois d'abfcès, particuliérement fous l'articulation du gros doigt avec le premier os du métatarfe , qui eft l'endroit où ces durillons fe forment le plus fouvent.

L'opération qui leur convient eft très-facile , De l'opération qu'on y fait. puifque chacun la peut faire foi-même , elle ne confifte qu'à les couper avec un rafoir I. ou un petit couteau K. fait exprès , après avoir fait tremper les pieds dans l'eau tiéde , ou au forti du bain : ceux qui ne veulent point apporter tant de précautions, fe les coupent, ou fe les font couper le foir en fe déchauffant parce que dans ce tems là , le pied étand humide, on le fait plus aifément que le matin , lorfqu'il eft defféché : il faut le couper doucement , & l'enlever feuille à feuille , comme font les Maréchaux quand ils parent le pied d'un cheval ; il faut prendre garde de ne point couper trop avant , parce qu'outre la douleur que cela feroit, il en pourroit arriver des suites fâcheuses ; comme on ne l'a vu que trop souvent à ceux qui s'étoient coupés jusqu'au sang.

Renouvelle-
ment de cette
opération.

Quand on a une fois commencé à se parer les pieds, il faut continuer à le faire de tems en tems, parce que ces durillons croissent & reviennent comme les ongles ; on ne peut pas le prescrire, c'est selon le plus ou le moins de tems qu'ils ont été à revenir ; on en est averti par la douleur qu'on commence à ressentir en marchant, laquelle augmente à mesure qu'ils durcissent, & qu'on ne fait cesser qu'en les coupant de rechef : je conseillerai toujours de faire couper ces durillons par un garçon Chirurgien, qui est dans l'habitude de manier un rasoir & un bistouri, plûtôt que de l'entreprendre soi-même, parce que se mettant dans le hazard de se blesser, on s'expose témérairement aux suites cruelles qu'on en a vu arriver.

Des cors
aux pieds.

La plante du pied n'est pas seule attaquée par ces durillons, il en vient encore aux doigts du pied qu'on appelle des cors ; ceux qui en ont, disent communément qu'ils ont des cors aux pieds : ce sont de petites duretés rondes & calleuses, dont une partie excede en dehors, & l'autre est enracinée dans le doigt, qui font de la douleur quand elles sont pressées, & plus dans de certains tems que dans d'autres ; c'est ce qui fait dire que tous ceux qui en sont incommodés ont un almanach aux pieds, qui leur marque & annonce les changemens de tems.

Je viens de vous dire que les femmes qui ne marchoient gueres, n'avoient point de durillons à la plante du pied ; mais comme elles veulent porter des souliers mignons & pointus qui leur serrent extrêmement les doigts du pied, elles y ont beaucoup de cors qui leur font de la douleur, & qu'elles aiment mieux endurer, que de se résoudre à porter un soulier mal fait. Les hommes qui ont
voulu

voulu porter des souliers étroits, n'en sont pas plus exempts, que les femmes; ceux qui sont chaussés au large ne connoissent pas cette incommodité, qui ne vient que pour avoir eu les pieds trop serrés : la preuve en est certaine par les Religieux déchaussés, qui n'ont point de cors aux pieds.

Il y a autant de remedes pour les cors, qu'il y a de personne qui en ont ; chacun a le sien, dont il se sert par préférence aux autres : on éprouve ordinairement tous ceux qu'on enseigne, & on s'en tient à celui qu'on croit avoir donné plus de soulagement; mais en général, tout ce qui les peut amollir y fait du bien, parce qu'on peut les arracher ou les couper avec plus de facilité, & que c'est leur dureté qui cause de la douleur. La feuille de souci, de galenga, ou de quelqu'autre plante, la cire molle, l'emplâtre de mucilage ou de diapalme L. tenus dessus continuellement, conviennent fort à l'intention qu'on a de les amollir, & d'appaiser la douleur. 

J'ai vu des gens, qui avec leurs ongles arrachoient une partie du corps; au bout de quelque tems, quand il avoit repris sa premiere grosseur, ils recommençoient la même chose: j'aimerois mieux le faire couper avec le petit couteau K. par un Chirurgien adroit & stilé dans cette opération, qui n'est pas tout-à-fait indifférente, car quand le cors est sur la jointure d'un des doigts, si on en coupoit trop avant on pourroit blesser le tendon extenseur des doigts, & alors il surviendroit des accidens fâcheux; c'est pourquoi il vaut mieux n'en pas trop couper, & le faire plus souvent, que de risquer de toucher ce tendon, ce qui seroit d'une dangereuse conséquence. On y met l'emplâtre M. la compresse N. & la petite bande O. pendant quelques jours. 

J'ai vu autrefois un homme à Paris, qui se promenant toute la journée dans les rues, disoit sans cesse ( je tire les cors aux pieds sans mal ni douleur, ) je ne sçais point s'il exécutoit sa promesse ; mais s'il le 

Ddd

faifoit, on le payoit bien mal, car il étoit très mal vêtu, & paroiffoit fort gueux. Je crois qu'on pouvoit mettre cet homme au rang des arracheurs de dents, qui promettent toujours de ne point faire de douleur quoiqu'ils foient perfuadés du contraire ; c'eft pourquoi on dit : *Il ment comme un arracheur de dents* ; car s'il avoit eu le talent ou l'adreffe d'ôter les cors fans douleur, comme il difoit, il auroit dû aller en carroffe.

PUifque nous fommes à ces grands faifeurs de promeffes, je vais, en finiffant cette Démonftration, vous dire quelque chofe de ceux qui ont paru fur les rangs depuis quelque tems, outre ceux dont je vous ai parlé dans le cours de ces Démonftrations ; il y en a encore dix ou douze dont je vais vous en faire les portraits.

Caretto mérite la premiere place, parce qu'il fe faifoit appeller Marquis. C'étoit un Italien, qui après avoir publié un remede merveilleux de fa façon, qu'il vendoit deux louis d'or la goutte, voulut traiter Madame la Dauphine, & entreprendre M. le Maréchal de Luxembourg, qu'il empêcha de faigner dans une inflammation de poitrine, dont ce Maréchal mourut, & parce que lui ayant donné deux onces de diacode, il calma un peu fon agitation pendant quelques heures ; on difoit qu'il lui falloit élever une ftatue d'or : mais la mort qui furvint fit changer de langage, & lui fit perdre cette haute réputation, où l'avoit élevé un certain nombre de Courtifans, qui imprudemment s'étoient déclarés fes Protecteurs.

De deux Capucins empiriques.

Deux capucins parurent, qui firent dire au Roi qu'ils apportoient des Pays Étrangers où ils avoient voyagé, des fecrets inconnus aux autres hommes. Le Roi les fit loger au Louvre, & leur faifoit donner quinze cens livres par an pour faire leurs remedes ; le charme de la nouvauté leur attira tout Paris, ils diftribuoient quantité de remedes, dont on ne vit

point de miracles. Quelque tems après ils se jette-
rent dans l'Ordre de Cluny; l'un se fit appeller l'Abbé Rousseau, qui aima mieux mourir courageuse-
ment, que de se laisser saigner, parce qu'il avoit pris
le partie de déclamer contre la saignée; l'autre est M.
l'Abbé Aignan : qui passoit pour avoir un excellent
remede contre la petite vérole, qu'il dit très-sur, soit
pour empêcher qu'il ne vienne des pustules, ou
qu'on ne soit marqué. Sont remede fut prôné d'abord
par plusieurs personnes, qui le prirent seulement par
la crainte d'avoir la petite vérole. Cependant depuis
quinze mois, deux personnes de la premiere qualité
ayant eu cette maladie, se sont servis du même remede, ils ont eu un sort assez différent ; l'un est M.
le Duc de Roquelaure, qui en est réchappé, &
l'autre M. le Prince d'Epinoy qui en est mort ; quoiqu'ils l'ayent pris tous deux avec l'exactitude recommandée par un imprimé que cet Abbé prenoit
soin de donner à ses malades.

Le Médecin de Bœufs ( c'est ainsi qu'on appelloit
une espece de Médecin à Seignelay en Bourgogne)
prétendoit par l'inspection des urines, connoître
toutes sortes de maladies. Les messagers venoient de
toutes part lui apporter des phioles pleines d'urines : on lui en envoyoit beaucoup de Paris avec de
l'argent, pour payer la consultation : il faisoit à chacun la réponse comme il le jugeoit à propos, &
comme ceux qui disent la bonne avanture en regardant dans la main, il disoit tant de choses, qu'il
rencontroit dans quelques-unes. Il suffisoit qu'il eût
dit vrai quelquefois pour le croire un Oracle. Je
l'ai vu à Paris, d'où il s'en retourna au plutôt, peu
content des Parisiens. Depuis ce voyage, les urines
ne marchoient plus si fréquemment, peu à peu elles
oublierent le chemin, & à l'exemple de Paris, on
n'y en envoyoit plus gueres, & quelques années
après, il ne fut plus mention de lui.

Le Pere Guiton, Cordeliers appris dans un Livre

de Chymie à faire des remedes, il chercha à les dif-
tribuer ; ses Supérieurs lui permirent de les vendre,
& d'en garder le profit, pourvu qu'il en fournît
gratis à ceux du Couvent qui en auroient besoin.
Comme il ne manquoit pas d'esprit, & qu'il étoit
hardi, il se fit quelques amis qui lui rendirent
service, dans le dessein qu'il avoit d'entrer dans
l'Ordre de Cluny, & peu de tems après on le vit habillé en Abbé. M. le Prince d'Isenghen, & plusieurs
autres, éprouverent ses remedes ; mais on sçait avec
quel succès. Il continua à faire la Medecine sur le
pavé de Paris, sous le nom de M. l'Abbé Guiton.

Un Apothicaire du Comtat d'Avignon parut il y a
quelques années à Paris, avec une pastille de nouvelle invention ; c'étoit un secret, à ce qu'il disoit,
qui devoit faire sa fortune, il n'étoit point de maladie qui ne dût céder à l'effet de ce remede. Il obtint le privilege d'en distribuer ; il fit afficher partout
Paris, & en vendit beaucoup dans le commencement, parce qu'il les donnoit à cinq sols piéce ; mais
comme cette pastille étoit composée d'un peu de sucre incorporé avec un grain d'arsenic, qui est le plus
puissant poison que nous ayons, les effet en furent
funestes à quantité de ceux qui en prirent, & d'autant
plus que pour faire par exemple mille pastilles, il
prenoit mille grains d'arsenic, qu'il faisoit cuire
avec autant de sucre qu'il en falloit pour faire mille
pastilles. Mais le partage de cette poudre ne se faisoit
pas si exactement, qu'il n'y en eût quelques-unes qui
n'en fussent chargées que de très-peu, & d'autres de
deux grains & plus : ceux à qui étoient échues celles
qui avoient le moins de ce poison, en étoient peu
incommodés ; mais ceux qui prenoient celles où il y
avoit plus d'un grain d'arsenic, en étoient presque
empoisonnés, & trop heureux quand ils en étoient
quittes pour des vomissemens jusqu'au sang. Ces
cruels effets ont détrompé le Public, qui a cessé
d'en acheter & d'en prendre.

Le Frere Ange, Capucin du Couvent du Fauxbourg Saint Jacques, avoit été garçon Apothicaire ;
toute sa science ne consistoit que dans la composition de quelques remedes, & principalement d'un
syrop qu'il appelloit mésenterique, & qu'il faisoit
prendre à tous ceux qui avoient recours à lui, il
donnoit à ce syrop l'esprit de purger avec choix les
humeurs qu'il falloit faire sortir : il avoit encore un
sel végétal qu'il élevoit au-dessus de tous les remédes de la Medecine. C'étoit un bon homme qui
parloit de bonne foi ; car il le croyoit comme il le
disoit. Avec ces remedes, il passoit pour habile dans
son Fauxbourg ; de-là, sa réputation se répandit
dans Paris, & enfin à la Cour, où Madame la Dauphine qui étoit indisposée, le voulut voir sur le récit
qu'on lui fit de la bonté de ses remedes ; il ne fit
point de difficulté de dire aux Médecins les drogues
dont ils étoient composés ; les Médecins ne s'op-
poserent point aussi à la résolution que Madame la
Dauphine avoit prise de s'en servir. Elle en usa
pendant quinze jours, ne trouvant point de soulagement, elle fit plusieurs questions au Frere Ange,
qui le déconcerterent, & elle le congédia. Enfin, il
s'en retourna dans son Couvent bien chagrin de ce
que Madame la Dauphine n'avoit pas eu autant de
confiance en ses remedes, qu'en avoient les bonnes
gens de son quartier.

Du Frere Ange.

De son sy- rop, & de son sel végétal.

L'Abbé de Belzé étoit un Prêtre Normand, qui
s'avisa de se dire Médecin : il fut introduit par M. le
Maréchal de Bellefont auprès de Madame la Dauphine, il la purga vingt-deux fois dans l'espace de
deux mois, & dans le tems où il est défendu de faire
des remedes aux Dames, il la traitoit à sa mode, il
faisoit le Médecin & l'Apothicaire tout ensemble ; il
ne consultoit personne, & enfin, après quatre mois
il la laissa plus mal qu'elle n'étoit quand il l'avoit
entreprise. On lui donna cinq cens pistoles avec son
congé. Mademoiselle Besola & Mademoiselle Pa-

L'Histoire de l'Abbé de Belzé.

Sa mauvaise conduite.

D d d iij

trocle, toutes deux femmes de chambre de Madame la Dauphine, & les confidentes, voulant faire leur cours à leur maîtresse, essayerent des remedes de l'Abbé de Belzé, mais elle tomberent en langueur, & eurent un dévoyement continuel, dont elles sont mortes l'une après l'autre, peu de tems après Madame la Dauphine.

Effets des remedes d'une garde de femme en couche.

Madame la Barriere, garde de femme en couche à Paris, fut proposée à Madame la Dauphine, on fit venir cette femme, qui pendant quinze jours fit les fomentations & les autres remedes qui sont du ressort des gardes d'accouchées; mais ces remedes ayant plutôt échauffé que soulagé, on la renvoya avec deux cens pistoles.

Autres Histoire d'un Empirique.

Le sieur du Cerf étoit un Médecin Empirique, au moins qui se disoit tel à Paris, ou avec une huile ou essence de gayac dont il faisoit un secret, il devoit rendre les gens immortels, parce que soit qu'on en prît intérieurement, ou qu'on s'en frotât extérieurement, il n'y avoit point de maladie qui ne dût disparoître aussi-tôt. Un des Aumoniers de Madame la Dauphine le proposa comme un homme qui la guériroit infailliblement. Monseigneur voulut le voir, & après l'avoir entendue parler, il fit dire à Madame la Dauphine qu'il ne lui conseilloit pas de se servir de cet homme. Cependant deux mois après qui étoit le jour du décès de Madame la Dauphine, on le vit paroître, & s'étant fait introduire de nouveau par le même Aumônier, après avoir touché le pouls & le ventre à Madame la Dauphine, il lui dit qu'il en avoit guéri de plus malade qu'Elle, & qu'avec un lavement, dans lequel il alloit mettre de son essence, il lui feroit vuider toutes les impuretés dont son ventre étoit farci. Il alla chez M. Riqueur préparer ce lavement; mais quand il revint pour lui faire donner, il la trouva dans les convulsions de l'agonie, & elle mourut deux heures après. Il s'en retourna à Paris en disant hautement qu'elle ne seroit point morte, si elle avoit pu prendre de son remede. Le Public n'a pas profité long-tems de ce rare secret qui devoit immortaliser les hommes ; car lui-même trois mois après reconduisant une personne il tomba dans son escalier, & s'étant blessé dangereusement, il mourut peu de tems ensuite.

Le Médecin de Chaudrais a fait autant de bruit, & a été autant à la mode qu'aucun autre qui l'ait précédé. Chaudrais est un petit hameau composé de cinq ou six maisons auprès de Mante : là s'est trouvé un Paysan d'assez bon sens, qui conseilloit aux autres de se servir tantôt d'une herbe, tantôt d'une racine, selon les maux qu'ils avoient, & parce qu'ils se trouvoient bien de ses ordonnances, ils l'honorerent du nom de Médecin, & il ne fut plus connu que sous le nom de Médecin de Chaudrais. Sa réputation se répandit dans sa Province, & vola jusqu'à Paris, d'où les malades accoururent en foule à Chaudrais, où on fut obligé de faire bâtir des maisons pour se loger. Ceux qui n'avoient que des maladies légeres, guérissoient par l'usage de ses remedes, qui ne consistoient qu'en plantes pulvérisées, ou racines desséchées ; mais les maladies rebelles & enracinées ne cédoient point à ces remedes. Ce torrent de malades a duré pendant trois ou quatre ans, il s'est diminué de jour en jour par le peu de secours qu'ils en recevoient, & insensiblement le Médecin de Chaudrais est devenu à rien. On ne peut pas se plaindre de ce bon homme, il ne s'est point donné pour plus qu'il n'étoit, il n'a point été chercher les malades, il n'a point fait afficher ses remedes, il n'a point promis plus qu'il ne pouvoit tenir. C'étoit le Public prévenu en sa faveur qui l'avoit élevé ; c'est le Public désabusé qui l'abandonne aujourd'hui.

Il y a environ dix ans qu'il parut à Versailles un homme qui disoit avoir des secrets particuliers, &

D d d iv

des purgatifs qui emportoient toutes les maladies de quelque nature qu'elles fuſſent. Il trouva de la protection auprès de quelques perſonnes de la premiere qualité, qui le logerent au Cheni, qui vanterent ſon mérite, & qui en parlerent au Roi très-avantageuſement. Ce commencement heureux lui attira des pratiques qui n'eurent pas ſujet de s'en louer, par les mauvais effets que produiſirent ſes remedes ; mais ce qui le fit échouer en peu de tems, ce fut un purgatif qu'il donna à Madame Durafort, Dame d'atour de Madame, pour une douleur de rhumatiſme pour laquelle je l'avois ſaignée deux jours auparavant. Cette Dame étoit pleine, groſſe, & d'une ſanté à devoir faire l'Epitaphe du monde. Ce purgatif lui cauſa une diarrhee continuelle, avec des douleurs effroyables dans le ventre, qui lui faiſoient couler le ſang tout pur ; elle lui vuida une eſpece de boyau, de la longueur d'une demi-aune, qui fut examiné par les Medecins & les Chirurgiens de la Cour. On jugea que c'étoit la membrane interne du rectum, & d'une partie du colon, qui s'étoit ſéparée & déchirée par la violence de ce remede, & enfin elle mourut après avoir ſouffert comme une martyre, ce qui fit chaſſer ce diſtributeur de remede, avec défenſes de plus faire le Médecin.

Le ſieur Chambon, autrefois Chirurgien de Galeres à Marſeille, enſuite Médecin en Pologne, où il avoit voyagé, étant à Paris, ſe mit à diſtribuer des remedes qu'il donnoit à bon marché ; mais ſoit que ce fût un coup du hazard, ou qu'effectivement des gens en euſſent été ſoulagés, il y en eut qui croyant lui avoir obligation de la vie, prônerent par-tout ſon mérite perſonnel, & l'excellence de ſon remede. Ses pratiques augmenterent, on le venoit conſulter de toutes parts, il ne pouvoit pas aller voir la moitié de ceux qui le demandoient, & en moins d'un an, ſon nom retentiſſoit par-tout Paris ; mais peu de tems après ſa réputation dimi nua, il fut mis en prison, & on ne parla plus de lui.

Le sieur Bouret est le dernier qui ait parut sur la scène. Il vint il y a environ un an à Versailles, avec une composition de pillules qu'il disoit merveilleuses pour toutes sortes de maladies. Quelques personnes de qualité qui en avoient pris, en publioient le mérite : on en parla à M. Fagon, qui répondit que si elles étoient aussi bonnes qu'on disoit, il étoit juste que le Roi fît un présent au sieur Bouret, afin d'en donner la composition au Public. Il fut même présenté au Roi, qui lui ordonna de dire à son premier Médecin de quoi elles étoient composées, & qu'il le récompenseroit ; mais il craignit l'examen d'un esprit aussi éclairé que M. le premier Médecin, il n'exécuta point ce que le Roi lui avoit dit, & il garda son secret. Il s'en repentit bientôt après, & dans le tems qu'ils travailloit, par le moyen de ses amis, à obtenir ce qu'il avoit refusé, il tomba malade à Versailles d'une inflammation de bas-ventre ; & comme il étoit fort replet, & qu'il avoit de la fiévre, on lui conseilla de se faire saigner, il n'en voulut rien faire, ni tenter aucun autres remede, que de prendre tous les jours de ses pillules, qui augmenterent tellement l'inflammation de ses entrailles, qu'il mourut le quatriéme jour de sa maladie, emportant avec lui son secret dans l'autre monde.



Ce ne sont pas là tous ceux dont nous pourrions parler, il y en a encore plusieurs autres dont nous ne parlons point, parce qu'il faudroit rendre publiques les intrigues & les moyens dont ils se sont servis, pour obtenir des premiers Médecins la permission d'afficher, de vendre & débiter leurs remedes. Il y a eu de tous tems des Charlatans, il y en a aujourd'hui plus que jamais, & Dieu veuille que le nombre n'en augmente pas, pour le salut du Public ; mais par le récit fidele que je viens de vous faire de ces dix ou douze personnes à secrets, on doit connoître combien il est dangereux de se livrer encre les mains de tels gens, qui, tête baissée, entreprennent tout ce qui se présente; il faut toujours aller à la source. Les Médecins & les Chirurgiens, qui toute leur vie se sont attachés à étudier l'homme & les maladies dont il est attaqué, sont plus capables de les guérir, que des gens qui n'ont aucune teinture de ces Sciences.

Il y a encore des Médecins & des Chirurgiens qui pour avoir acquis quelque réputation dans leurs Provinces, se persuadent qu'ils brilleront à Paris ou à la Cour. Ils écoutent des amis qui leur disent, que s'ils y étoient connus, ils effaceroient tous ceux qui y sont. Dans cette confiance ils partent, & viennent ici échouer, comme on l'a vu assez de fois, & comme on le voit encore aujourd'hui par quelques exemples. Je vais vous en rapporter trois ou quatre par où je terminerai cette journée; mais nous ne parlerons que des morts on des absens, nous laisserons les autres.



M. Rainsant, Médecin de Reims, étoit regardé comme l'Hypocrate de la Champagne. Il étoit appellé & consulté dans toutes les rencontres. Il vint à Paris, où il commença à voir les malades; mais celui qui avoit été un Héros dans sa Province, fut ici à peine regardé, personne ne se confioit en lui. La commission de Garde des Médailles du Roi vint à vaquer. M. de Louvoy lui donna cet emploi, qui lui convenoit mieux, & qu'il a exercé tant qu'il a vécu, & lorsqu'il est mort, on avoit oublié qu'il eût jamais été Médecin.



M. Pallieux, fameux Médecin de Languedoc fut consulté sur la maladie de M. le Marquis de Seignelay, par un écrit qu'on lui envoya sur la grande réputation qu'il avoit acquise dans cette Province.

Par la réponse qu'il fit, il rendoit la cure de cette maladie si aisée, & il en fit un projet si facile à exécuter, que toute la famille prit la résolution de le faire venir, pour la traiter lui-même, & d'autant plus que les Médécins de la Cour en avoient fait un prognoftic tout oppofé. Il parti dans l'efpérance de le guérir, & fon remede pour y parvenir, étoit l'ufage du lait de femme, qu'il lui confeilla auffitôt qu'il fut arrivé. M. Fagon qui eut quelques conférences avec lui, commença de lui faire le plan de la maladie telle qu'elle étoit, & des queftions qui ne l'embarraffoient pas peu. M. Pallieux répondit feulement qu'il avoit vu de bons effets du lait de femme & qu'il croyoit qu'il en feroit de même ici. Il ne s'avança pas d'avantage, & c'eft ce qu'il fit de mieux, car il connut bien qu'il avoit affaire à des Médecins éclairés. Enfin le lait n'ayant pas réuffi, il ne dit jamais autre chofe, finon que cela manquant, il ne fçavoit point d'autre remede. Il demanda fon congé quelques jours après, & l'ayant obtenu, il partit le plutôt qu'il pût, dans la réfolution de ne plus s'expofer à une fi rude épreuve.

Le fieur Saint-Donat, Chirurgien de Cifteron en Provence, où il étoit eftimé & regardé comme très-habile, parut à la Cour il y a dix ou douze ans. Il débuta par Madame la Maréchale de Rochefort, à qui il donna des remedes pour une efpece de colique néphrétique; il en donna encore à quelques autres Dames, il fut quelque tems à la mode, & il goûta le plaifir de la nouveauté; mais fes remedes ayant échoués contre la maladie de Madame la Maréchale de Rochefort, & contre beaucoup d'autres, après huit mois de féjour à Paris, il s'y vit autant négligé, qu'il y avoit été recherché. Il crut qu'il réuffiroit mieux à l'Armée, qu'auprès des Dames. Il demanda à y aller: fes amis lui obtinrent le pofte qu'il demandoit; & comme il n'y avoit pas un Chirurgien dans les Hôpitaux de l'Armée qui ne le valût bien, M. l'Intendant de l'Armée, qui rend un compte fidele de ce qui s'y paffe, n'écrivit pas en fa faveur. N'étant pas content, il revint à la fin de la Campagne, & prit le parti de s'en retourner à Cisteron, se plaignant du mauvais goût du siécle, qui ne lui rendoit pas la justice qu'il croyoit mériter.

Le récit que vous venez d'entendre conduit à la conclusion que nous en devons tirer, qui est qu'il faut que chacun demeure chez soi, & que quand on a été assez heureux pour se distinguer des autres dans un endroit où il ne manque rien des commodités de la vie, il faut y rester & jouir paisiblement de l'état où on se trouve placé. La Faculté de Médecine de Paris est composée de plus de cent Docteurs, tous très-habiles, & la Compagnie de Saint Côme de plus de deux cens Maîtres Chirurgiens, qui tous ont donné des marques de leur habileté par un chef-d'œuvre de vingt-cinq actes, tant sur la théorie que sur la pratique qu'ils ont fait avant que d'être incorporés dans cette célebre Compagnie. Ces deux Corps fertiles en gens doctes & expérimentés, ont toujours surpassé tous les autres de l'Europe, & tous ceux qui par un esprit de présomption se sont voulu mesurer avec eux, ont été obligés d'en reconnoître la supériorité.

*Fin de la Neuvieme Démonstration.*

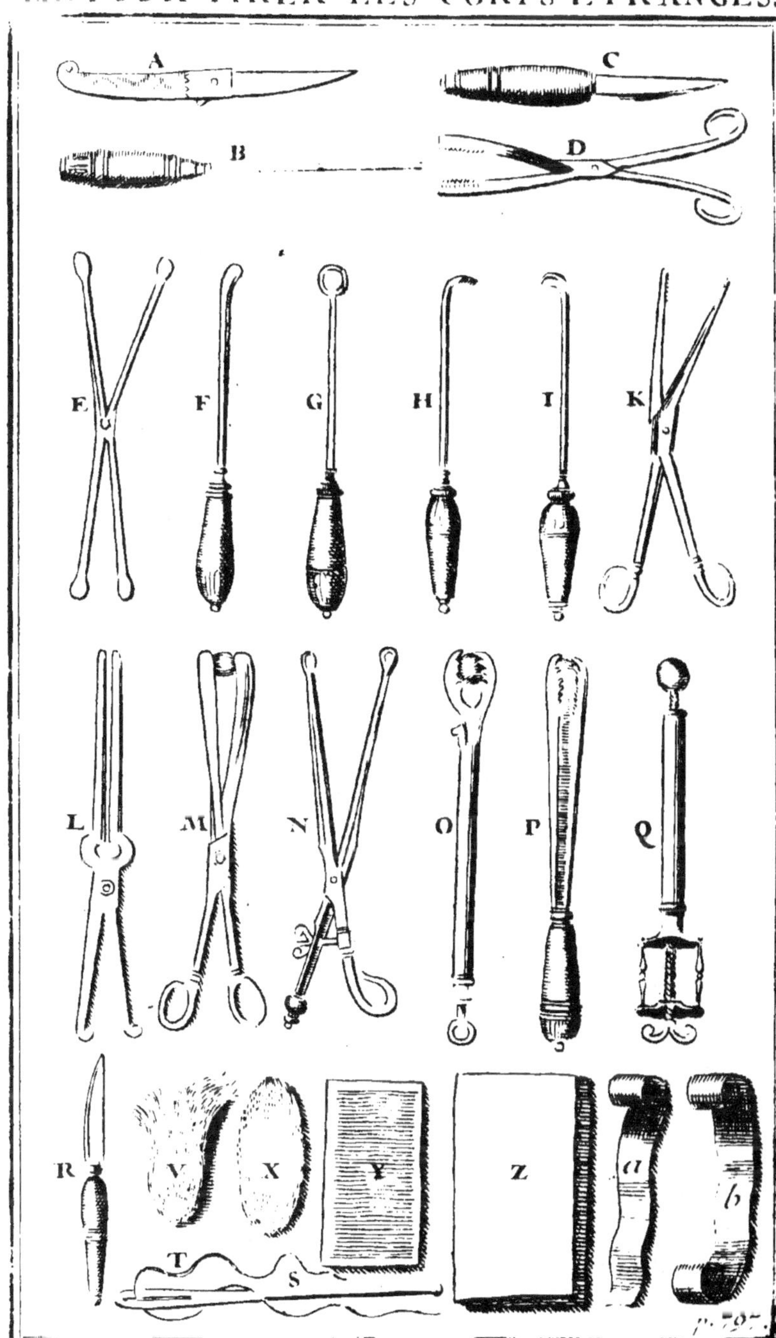

A
C
B
D
E
F
G
H
I
K
L
M
N
O
P
Q
R
V
X
Y
Z
a
b
T
S

# OPERATIONS
## DE
# CHIRURGIE.

### DIXIEME DÉMONSTRATION.

*De celles qui se pratiquent sur toutes les parties du Corps.*

## DE L'EXTRACTION
### DES CORPS ÉTRANGERS.

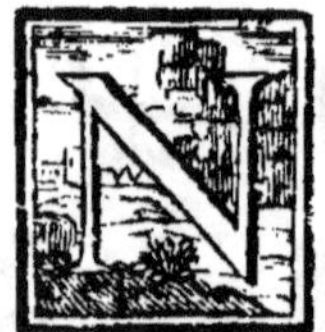Ous avons fait, Messieurs, dans les Démonstrations précédentes, toutes les Opérations qui conviennent à chaque partie en particulier; nous allons aujourd'hui, dans cette dixiéme & derniere, vous montrer celle qui se se font sur toutes les parties en général. On avoit coutume de les mêler avec les Opérations particulieres; mais j'ai cru plus à propos d'en faire une démonstration séparée, parce que toutes les autres se sont trouvées suffisamment remplies: outre que cet ordre

m'a paru plus inſtructif & plus commode pour les Etudians en Chirurgie.

*Multitude des opérations générales.* Les opérations générales ſont en aſſez grand nombre, pour devoir nous occuper plus d'une Démonſtration ; mais comme je me ſuis borné au nombre de dix, & que notre ſujet ne ſe pourroit pas conſerver plus long-tems, je les renfermerai toutes dans celle-ci, & je n'oublirai pourtant aucune des circonſtances qui leur ſont eſſentielles.

Je vais commencer par vous montrer comment il faut tirer ce qui reſte aſſez ſouvent dans le corps après les combats, comme des morceaux de fleches & de dards, des pointes d'épées, des balles de mouſquets, des éclats de bombes & de grenades.

*Extraction des armes du tems.* Nos premiers Chirurgiens ne nous ont parlé que de fleches, de dards & d'épées, parce que de leur tems on ne ſe ſervoit que de ces inſtrumens dans les actions de guerre, c'eſt pourquoi il ne faut pas s'étonner s'ils ne nous ont rien dit des canons, des mouſquets, des bombes & des grenades : ces inſtrumens leur étoient inconnus ; la fureur des hommes ne les avoit pas encore inventés, & comme s'ils n'avoient pas eu aſſez de moyens de ſe tuer les uns les autres, ils ont cru avoir beſoin de forger ces derniers, qui exterminent la moitié des hommes.

Quoique les fléches & les dards ne ſoient plus en uſage dans nos Armées, le Chirurgien doit être inſtruit du moyen de les tirer, parce qu'il peut aller dans les Pays étrangers, où les Peuples barbares s'en ſervent faute d'autres armes, & il doit ſçavoir que les fers de ces inſtrumens reſtés dans une plaie, ſont plus difficiles à retirer qu'une balle de mouſquet ou éclat de grenades, parce qu'on peut retirer ces derniers de la même plaie par où ils ſont entrés, & que les autres, à cauſe de leurs figure triangulaire, ne peuvent ſortir que par une nouvelle plaie oppoſée à leur entrée, quand ils ſont

placés dans des endroits qu'on ne peut, où qu'on
ne doit pas dilater.

Les fléches sont envoyées de loin, par le moyen
d'un arc, les dards sont lancées de près avec la
main. Quand quelqu'un est blessé de l'un ou de
l'autre de ces instruments, il faut tâcher de l'arracher de l'endroit où il est enfoncé ; mais par les efforts qu'on fait pour l'avoir, ou la fléche se rompt,
ou le fer du dard se sépare du bout du bâton
auquel il étoit attaché, parce que ces fers sont
faits d'une maniere qu'ils ne peuvent pas ordinairement revenir par le même endroit par où ils sont
entrés. C'est au Chirurgien à connoître s'il les
peut avoir par la plaie, & alors il la faut dilater
avec le bistouri A. sans quoi il ne pourroit pas y
réussir, ou s'il doit avoir ce corps étranger par la
partie opposite, alors il faut y faire une nouvelle plaie, & le pousser dehors par le moyen de
cet impulsoir B. la plaie étant suffisamment dilatée.
Quand c'est dans un bras ou dans une cuisse, il ne
faut point balancer à le faire passer de part en-part ;
ensuite on passe dans la plaie un séton qui contribue à sa guérison plus promptement que si on l'avoit
retiré par la plaie.

Quand un dard est enfoncé dans la poitrine, ou
dans le ventre, il n'est pas aisé de le retirer : si le
blessé se contentoit de le soutenir, & d'attendre
qu'il ait un Chirurgien pour le panser, en dilatant
la plaie, il pourroit le faire sortir doucement ; mais
par l'impatience du blessé qui retourne de tous
côtés ce corps étranger pour l'avoir, il se fait une
dilatation de ces parties, qui fait que ces plaies deviennent mortelles. Dans une répétition d'un ca-
rousel à Versailles, un garçon fut blessé d'un dard
qu'on lançoit sur une Méduse ; un Chirurgien di-
lata aussi-tôt la plaie, & retira le dard, il en guérit
en peu de tems.

On accuse les Sauvages d'empoisonner le fer de

leurs fleches, & on dit que dans des combats, il y en a eu qui se sont servis de balles empoisonnées : je crois les Sauvages capables de le faire ; mais ie ne crois pas qu'il y ait d'autres hommes assez méchans, pour pousser leur rage jusqu'à ce point. Si le Chirurgien soupçonnoit par la plaie & par les accidens, qu'il y eût du poison, il faudroit donner des cordiaux, & panser la plaie avec un onguent fait avec la thériaque, la térébentine & l'huile de millepertuis.

**Extraction d'une pointe d'épée.**

Il arrive souvent que la pointe d'une épée se casse quand elle a trouvé un os qui lui a résisté. Si on peut avoir l'épée cassée, le Chirurgien se la fait représenter, pour juger de la quantité qui est restée, si c'est après un combat, il faut qu'il en juge sans ce secours. S'il sent le morceau de l'épée avec la sonde, il faut commencer par dilater la plaie, & avec des pincettes, tâcher de le retirer ; s'il est fiché dans un os, il faut avec des pincettes faites en bec de corbin, le prendre & le faire sortir en droite ligne, de peur qu'il ne touche à quelque vaisseau, ou à quelque nerf, en le retirant : quand le corps étranger est sorti, on panse la plaie, selon la méthode ordinaire (a).

(a) Le Chirurgien doit souvent tirer de son génie seul les moyens d'extraire les corps étrangers arrêtés ou enclavés dans une partie. On rapportera à ce sujet une observation fort curieuse.

*** V. l'Ext. d'une Séance publique de l'Ac. de Chirurgie. Mercure de Juin 1713.**

» * Un homme âgé de vingt-sept ans, ayant reçu un » violent coup de couteau sur la partie antérieure de la » quatriéme des vraies côtes, fut pansé très-simple- » ment pendant les trois premiers jours ; mais une » toux extraordinaire, & un crachement de sang abon- » dant étant survenus, on eut recours à M. Gerad. Il » reconnut que les accidens dépendoient de la présence » d'une portion de la lame du couteau qui traversoit la côte » dont la pointe excédoit d'environ six lignes dans la cavité » de la poitrine. Ce corps étranger débordoit si peu l'ex- » térieure de la côte, & y étoit tellement fixé, qu'il ne » fut pas possible de le tirer avec différentes pincettes

*Depuis*

Depuis quelques siécles, il est sorti des enfers un monstre habillé en Moine, qui travaillant à la Chymie, a trouvé une composition de salpêtre & de soufre, qu'on appelle de la poudre à canon. Cette invention diabolique a fait que l'homme a fabriqué des armes à feu de toutes especes, & non content des pistolets, des fusils & des mousquets, qui ne tuent les hommes qu'un à un, il s'est avisé de forger des canons capables d'en tuer dix ou douze à la fois, & de détruire & d'abattre les

Invention de la poudre à canon.

» ou tenailles, ni même de l'ébranler au moyen des ci-
» seaux & du marteau de plomb, & quoique dans un cas
» aussi pressant il semble qu'on n'eût d'autre parti à pren-
» dre que de scier ou de couper la côte, M. Gerard crut,
» avant d'en venir à cet extrémité, devoir tenter de dé-
» gager ce corps étranger, en le poussant de dedans en
» dehors.

» Dans ce dessein, il alla choisir un dé, dont les Tail-
» leurs se servent pour coudre ; il en prit par préférence
» un de fer, un peu épais, & fermé par le bout ; il y fit
» creuser une petite gouttiere, pour y mieux fixer la
» pointe du couteau, & ayant suffisamment assujetti ce dé
» sur son doigt index, il porta ce doigt ainsi armé dans la
» cavité de la poitrine, & réussit par ce moyen à chasser
» le morceau de couteau, en le poussant avec force de de-
» dans en dehors.

» Ayant tiré le corps étranger, il quitta le dé, & remit
» le doigt index à nud dans la poitrine, pour examiner si
» le couteau en traversant la côte ne l'auroit point fait
» éclater en dedans ; il trouva un éclat capable de piquer,
» & qui tenoit trop fortement au corps de la côte, pour
» qu'on pût l'en séparer entiérement ; il prit donc le parti
» de l'en rapprocher, & pour le tenir au niveau de la
» côte, il se servit du doigt qui étoit dans la poitrine,
» pour conduire une aiguille courbe enfilée d'un fil ciré.
» Il fit sortir cette aiguille au-dessus de la côté, qui par ce
» moyen se trouva embarrassée par le fil en dehors de la
» poitrine, sur une compresse épaisse d'un pouce, & serra
» assez le nœud, pour appliquer exactement, & remettre
» au niveau l'esquille saillante.

» On sent aisément que l'effet d'une manœuvre aussi in-
» génieuse a dû être non-seulement la cessation des acci-
» dens, mais encore une prompte guérison.

E e e

remparts qu'il avoit élevés pour sa sûreté ; & depuis dix ans, il a encore paru à la Cour un autre Moine, qui a cru qu'il ne suffisoit pas d'exterminer dix hommes avec un boulet de canon, mais qu'il falloit en tuer au moins trente ; c'est pourquoi il est venu exprès pour en produire une nouvelle fabrique, composée de trois canons joints ensemble, qui chacun chargé d'un boulet, tirent en même-tems qu'on a mis le feu à leur lumiere commune.

*Des balles de mousquet restées dans le corps.* On charge les fusils, les mousquets & les carabines avec des balles de toutes sortes de calibres ou de grosseurs : suivant le diamétre du canon : ces balles de plomb, quand le coup a été tiré de près, passent au travers du corps, ou d'un bras, ou d'une jambe, à moins qu'elles n'ayent trouvé quelques os qui les ait arrêtées. Mais quand elles viennent de loin, étant à la fin de leur portée, elles demeurent dans les endroits du corps où elles sont entrées ; c'est pour lors que le Chirurgien doit travailler à les retirer ; car tant que le corps étranger sera dans la plaie, il n'est pas dans son pouvoir de la guérir, parce qu'il est un obstacle à sa réunion, qui est la fin qu'on se propose dans la guérison de toutes les plaies.

Il ne faut pas néanmoins prendre à la lettre ce que je dis ; je sçais qu'il y en a qui ont guéri, quoique la bale soit demeurée dans la plaie, mais cela arrive si rarement, que prenant ce qui arrive le plus souvent comme une regle générale ; nous pouvons dire que tous les corps étrangers restés dans les plaies, empêchent qu'elles ne guérissent, & qu'il faut employer tous les moyens que la Chirurgie nous présente pour les avoir au plutôt ; car si on differe, la partie se tuméfie, & on a beaucoup plus de peine, que si on s'y étoit pris peu de tems après qu'on a été blessé : il faut donc, avant que de poser le premier appareil, retirer le corps

étranger, à moins qu’on n’y trouve de grandes difficultés, ou que le Chirurgien n’ait pas pour lors
les inſtrumens néceſſaires.

La Chirurgie ſecondée des préceptes genéraux ,
nous montre comment il faut faire ſortir les corps
étrangers, & elle a inventé pluſieurs inſtrumens
de différentes eſpeces pour les retirer. Il faut que
le Chirurgien ſoit inſtruit des unes & des autres ,
mais particuliérement ceux qui ſont deſtinés pour
les armées, & ſur-tout dans ce tems-ci, plus que
dans aucun autre, où il y a tous les jours des occaſions de pratiquer cette opération , par le grand
nombre de combats & de ſiéges, où tant de géné-
reux François expoſent leur vie pour le ſervice &
la gloire du Roi. Mais quelque inſtruction qu’un
Chirurgien ait priſe dans les Ecoles, il en apprend
encore plus dans les armées, & il faut ſouvent qu’il
compte plus ſur ſon génie , que ſur ce qu’on lui a
dit, parce qu’il y a tant de plaies différentes & ſi
extraordinaires, qu’il ne peut être guidé pour lors
que par ſon bon ſens & ſon induſtrie.



La premiere choſe que le Chirurgien doit faire ,
c’eſt de s’informer de la diſtance qu’il y avoit entre les combattans, pour juger de la profondeur
de la balle ; il faut auſſi qu’il faſſe mettre le bleſſé
dans la même ſituation qu’il étoit, afin de pouvoir conduire la ſonde par le même chemin que
la balle a fait, il faut enſuite porter la main à la
partie oppoſée, pour voir ſi on ne ſentira point la
balle ; car ſouvent après avoir traverſé la partie ,
elle s’arrête ſous la peau qu’elle aura pouſſé ſeulement ; n’ayant plus eu aſſez de force pour la
percer. Si on la ſent à la partie oppoſée à ſon entrée , il faut avec un biſtouri C. faire ſur cette
balle une inciſion proportionnée à ſa groſſeur , &
avec une petite tenette D. la faire ſortir. On donne
à l’entrée de la plaie deux petits coups de biſtouri, l’un en haut, & l’autre en bas, pour changer

sa figure en longitudinale, on passe un séton au travers de la plaie, & on la panse en la maniere accoutumée.

Si la balle est restée dans les chairs, & qu'on la sente avec la sonde, il faut commencer par dilater la plaie, sans quoi on ne pourroit pas la faire revenir par le même chemin. Cette dilatation est encore nécessaire pour introduire l'instrument avec lequel on la doit tirer en dehors. De ces instrumens, il y en a de plusieurs especes, qu'on appelle des tire-balles : en voici douze de différentes figures, que j'ai fait graver sur la planche qui est à la tête de cette Démonstration.

Divers instrumens pour l'extraction.
1. Le dilatatoire.

Le premier est un dilatatoire E. qui sert à deux fins, qui sont ; 1°. de dilater & d'élargir la plaie, tant pour voir ce qui est au fond, que pour donner lieu à quelque autre instrument de prendre & de faire sortir le corps étranger avec plus de facilité ; 2°. de servir lui-même de tire-balle, car il la peut prendre, la serrer & la conduire de hors, sans le secours d'aucun autre instrument, avec cette différence qu'aux autres tire-balles, il faut serrer les deux branches qui sont hors de la plaie, & qu'à celui-ci il faut les écarter.

2. Le tire-balle à cuiller.

La seconde est un tire-balle à cuiller F. ainsi appellé, parce qu'il en a la figure ; cet instrument a un manche, afin de le tenir avec plus de fermeté ; il est long pour aller jusqu'au corps étranger, & ayant fait entrer la balle dans la cavité qui est un peu recourbée, on la conduit dehors, en lui faisant faire ce chemin sans trop se presser.

3 A anneau.

Le troisiéme est le tire-balle à anneau G. qui a ce nom, parce que le bout qui va chercher la balle est rond & fait comme un anneau : c'est lui qui embrasse la balle, & qui, quand on le retire, l'amene dehors avec la même facilité qu'elle y est entrée.

4 A crochet mousse.

Le quatriéme est un tire-balle à crochet mousse

H. qui ayant accroché la balle, la conduit dehors ;
il eſt long pour aller juſqu'à la balle, & emmanché pour s'en ſervir avec plus de commodité.

Le cinquiéme eſt un tire balle à crochet fendu I. *5. A crochet fendu.*
dont les pointes ſont mouſſes, pour ne point bleſſer
de parties ; il peut ſervir pour tirer & accrocher les
morceaux de la chemiſe ou du vêtement que les
balles font preſque toujours entrer avec elles juſqu'au fond des plaies.

Le ſixiéme eſt un inſtrument appellé bec de *6. Bec de corbin.*
corbin K. dont les branches qui entrent dans la
plaie pour chercher les corps étrangers ſont très-
longues pour pouvoir s'en ſervir en toutes ſortes
d'occaſions.

Le ſeptiéme eſt nommé le bec de grue L. parce *7. De grue.*
qu'il lui reſſemble ; il y a un reſſort pour le dilater
quand il eſt entré dans la plaie, afin de pouvoir
charger la balle facilement, & la retirer enſuite.

Le huitiéme s'appelle bec de canne M. ou bec *8 De canne*
large ; ſes extrémités ſont dentelées, afin de tenir
la balle ferme & arrêtée, deſorte qu'elle ne puiſſe
pas s'échapper.

Le neuviéme eſt un bec de canne à vis N. qui *9 De canne à vis.*
par le moyen de cette vis ſerre tellement la balle
quand elles eſt chargée, qu'il faut qu'elle ſorte avec
l'inſtrument.

Le dixiéme eſt appellé bec de lézard O. à cauſe *10. De lézard.*
de la reſſemblance qu'il a avec la têté d'un lézard :
il n'y a que ſon extrémité qui s'ouvre par le moyen
d'un reſſort qu'on pouſſe, & qui ſe ferme en retirant le même reſſort qui eſt renfermé dans une cannulle creuſée dans le corps de l'inſtrument.

L'onziéme eſt un inſtrument auquel on a donné *11. Alphonſin.*
le nom d'alphonſin P. parce qu'il a été inventé
par Alphonſe Ferrier, Médecin de Naples : il eſt
compoſé de trois branches, qu'on ſerre par le
moyen d'un anneau qui les embraſſe ; l'inſtru-

ment ainſi ſerré, eſt introduit dans la plaie juſques ſur la balle, & retirant pour lors l'anneau vers le manche, ces branches s'écartent & ſaiſiſſent le corps étranger : on repouſſe enſuite l'anneau, qui en reſſerrant ces trois branches, enferme ſi bien la balle, qu'elle ne peut manquer de ſortir avec l'inſtrument.

La douziéme eſt la tariere, ou tire-fond Q. dont la pointe eſt une petite vis qu'on fait entrer dans la balle, en la tournant, par le moyen d'un écrou conduit dans une cannule, qui eſt dans toute la longueur de l'inſtrument, il eſt particulier pour les balles qui ſont enchaſſées dans les os, car il ne convient pas à celles qui ſont dans les chairs, parce qu'il faut qu'elles ſoient appuyées, afin que la vis puiſſe faire ſon trou dans les balles.

De tous ces inſtrumens, on ne peut point preſcrire celui auquel on doit donner la préférence ; ils ont tous leur utilité particuliere, ſelon les différentes parties dont on doit tirer les balles ; c'eſt au Chirurgien de faire choix de celui qui lui convient le mieux, après avoir reconnu la nature du corps étranger, & l'endroit où il eſt.

Quoique la Chirurgie ſoit fertile en inſtrument, par le grand nombre qu'elle nous en préſente, il ſe trouve néanmoins des occaſions où ils nous ſont de peu de ſecours ; il faut alors que le Chirurgien en invente de nouveaux, qu'il en faſſe des modeles, pour les faire faire par le Coutelier, de la grandeur & de la figure qui peut être capables de tirer les balles de quelque endroit du corps où elles ſoient entrées, car il ne faut point qu'un Chirurgien ſe rebute, & qu'il renonce à les avoir, à moins d'une impoſſibilité abſolue.

On ne doit pas ſeulement entreprendre de tirer une balle, ou un autre corps étranger, mais on le doit faire au plutôt, on trouve dans les bleſſés beaucoup plus de ſoumiſſion dans le premier ap-

pareil, que dans la suite du pansement ; ils se laisse-
sent faire pour lors toutes les incisions que le Chirurgien trouve à propos. J'ai vu dans les armées
des soldats, qui non-seulement ne faisoient pas un
cri, mais qui ne sourcilloient pas, quelque douleur qu'on leur fît, ou pour avoir une balle & un
éclat de grenade, ou pour leur faire les incisions
nécessaires ; il faut donc que le Chirurgien profite
de cette disposition, parce qu'il arrive souvent que
le lendemain, ou un autre jour, on ne les trouve
plus dans la même résignation, à la volonté de leur
Chirurgien.

Le retardement peut encore être préjudiciable Danger du<br>retardement.
sur la facilité d'avoir la balle. Immédiatement après
la blessure, en suivant son chemin, on peut la trouver aisément ; mais si le blessé a marché ou agi,
elle peut avoir changé de place ; & si elle est dans
un bras ou dans une cuisse, par son propre poids
elle peut descendre, & alors on est obligé de faire
de plus grandes incisions, qui peuvent même devenir inutiles, quand elle a trouvé un espace entre
deux muscles pour se glisser.

Il y a encore une troisiéme raison qui ne permet pas au Chirurgien de différer ; c'est que le
premier jour la partie n'étant point encore enflée ;
on peut plus facilement découvrir le corps étranger, & le faire sortir sans beaucoup de peine ; mais
lorsqu'on attend au lendemain, ou à un autre jour,
on la trouve tellement tuméfiée par la fluxion qui
s'est jettée dessus, qu'on a de la peine à suivre la
trace qu'elle a faite, parce que l'entrée s'est ré-
trécie, & les chairs se sont boursoufflées, si on
ne peut pas se dispenser de faire quelques incisions, elles sont pour lors beaucoup plus douloureuses qu'elles n'auroient été dans le premier appareil.

C'est un abus de croire qu'il y ait des médica- Il n'y a point<br>de médica-<br>ment attrac-<br>tif.
mens capables d'attirer les corps étrangers : il y a

E e e iv

néanmoins des Auteurs qui en font de deux fortes ; ils difent qu'il y en a qui agiffent par une qualité manifefte, d'autres par une qualité occulte :
les premiers font la poix, le galbanum, & plufieurs
autres gommes : les feconds font l'ambre jaune,
l'aimant, & quelques autres. Un bon Chirurgien
ne doit attendre aucun fecours de ces médicamens,
il doit avoir plus de foi aux inftrumens, qu'à toutes
les drogues de la Pharmacie.

*Il ne faut point attendre la fuppuration.*

On trouve des Chirurgiens, qui fans trop s'em-
barraffer, attendent la fortie de la balle par les accidens qui furviennent aux plaies d'arquebufades,
ils prétendent même avoir beaucoup fait quand ils
y ont mis du levain, de la fiente de pigeons, & d'autres remedes pourriffans qui y procurent une grande
fuppuration ou un abfcès, dans le deffein que le
pus entraînera avec lui la balle, en lui traçant le
chemin par où elle doit fortir. Ce moyen me paroît dangereux, puifqu'il ne fe fait point d'abfcès
fans de violentes douleurs qui caufent la fiévre, &
qui rendent la cure longue & difficile, & qu'on ne
peut l'efpérer fans faire des ouvertures pour donner iffue à la matiere & au corps étranger, c'eft
pourquoi il faut éviter cette pratique qui ne peut
être fuivie que par des Chirurgiens timides, qui ont
plus de crainte en faifant des incifions, que le malade n'en a en les fouffrant.

*Obfervation.*

Lorfqu'on a tiré une balle, on n'a pas quelquefois tout fait, les foldats en chargeant leurs mouf-
quets, y en mettent fouvent deux ou trois : j'en ai
vu qui ayant des balles d'un trop gros calibre, les
coupoient en quatre, & qui mettoient ces quatre
quartiers dans leurs fufils, c'eft la raifon pourquoi
il faut examiner s'il y en a plufieurs, avant que
de panfer le bleffé. Un Officier Suiffe fut bleffé à
l'attaque de la Citadelle de Cambray, d'un coup de
moufquet à la partie antérieure & moyenne de la
cuiffe. Le Chirurgien ayant fenti à la partie pofté-

rieure une balle qui n'avoit pas percé la peau, il fit une petite incision sur cette balle qu'il tira par cet endroit; il crut, n'y ayant qu'une entrée, qu'il n'y avoit qu'une balle; mais il y en avoit deux, dont l'une ayant rencontré le fémur, n'avoit pas percé comme la premiere: cette derniere balle tomba peu à peu au bas de la cuisse, & elle ne sortit que six mois après, par un abscès qui se fit au genou.

Toutes les balles ôtées, il reste encore des corps étrangers qu'il faut avoir, ce sont des morceaux de l'habit & de la chemise, que les balles emportent & poussent devant elles jusqu'au fond des plaies. En examinant l'habit du blessé, si on en trouve une piéce emportée de la figure de la balle, on est sûr qu'elle est dans la plaie, c'est pourquoi il en faut faire l'extraction promptement, sans quoi il seroit impossible de guérir, comme il arriva à M. de Ponti, qui fut blessé en Irlande; au Siége de Londonderi, d'un coup de mousquet qui avoit porté un morceau de son juste-au-corps dans la plaie. La balle ayant été tirée, on ne sçavoit à quoi attribuer le retardement de sa guérison; il se faisoit de tems en tems des abscès, qui épuisant ses forces, l'avoient mis dans une maigreur effroyable, l'orsqu'il arriva un Chirurgien de France qui fit de nouvelles incisions, qui tira la piéce d'étoffe qui faisoit tous les désordres, & qui le guérit en peu de tems.



En chargeant un fusil, on met sur la poudre un tampon de papier, & la balle par-dessus. Dans un coup tiré de près, la balle aura passé à travers la partie, & le tampon qui l'aura suivi, peut être demeuré dans la plaie; c'est une circonstance sur laquelle le Chirurgien doit faire attention, parce que ce fait est arrivé très-souvent, & qu'il seroit impossible de guérir, tant que ce corps étranger seroit dans la plaie, il faut non-seulement ôter tout ce qui est venu de dehors, mais encore les es-quilles d'os, qui, quand elles sont séparées, piquent les chairs, font de la douleur, irritent la plaie, & en empêchent la réunion.

L'hémorra-<br>gie est<br>aux plaies de<br>feu.

Aux plaies de feu, il sort peu de sang, & il est rare qu'il arrive une hémorragie, parce que la balle brûlant (a) ce qu'elle touche, y fait une escarre qui empêche que le sang ne s'écoule, quand même elle auroit touché quelque, vaisseau ; mais l'escarre venant à tomber, il se fait quelquefois des hémorragies qui feroient périr le blessé, si le Chirurgien ne les arrêtoit promptement, c'est pourquoi il doit être sur ses gardes, & ne rien assurer avant que les escarres soient entièrement séparées, qui proche des gros vaisseaux, font d'une dangereuse conséquence.

Les dépôts y<br>font grands.

Les fluxions & les dépôts sur des parties blessées d'armes à feu, sont toujours plus grands que sur les plaies faites par des instrumens tranchans. Ces derniers ne font que couper & séparer les parties ; mais les autres en rompant & déchirant les fibres d'un muscle, y causent un tiraillement qui oblige les humeurs de tomber dessus, & de faire

(a) On croyoit autrefois qu'une balle de fusil brûloit, mais plusieurs expériences ont désabusé de cette opinion. Elle déchire les parties, elle les contond, elle les tiraille plus ou mois, à proportion de leur résistance , elle ne cause point d'hémorragie, à moins qu'elle ne rencontre quelque gros vaisseau, parce qu'en déchirant ceux qui ne font pas considérables, elle en raproche assez les parois, pour que le sang ne puisse par couler. Le déchirement des vaisseaux forme une escarre qui arrête bientôt la circulation du sang, ce qui occasionne aux environs de la plaie un engorgement & un gonflement, auxquels la rupture de plusieurs petits vaisseaux causée par le tiraillement des parties , contribue beaucoup. Le noir , le bleu, & les autres différentes couleurs qu'on voit aux environs de la plaie, ne font pas des marques de brûlure, mais d'épanchement de sang dans l'intérieur de la partie blessée. Ainsi, il faut regarder les blessures faites par les armes à feu, comme des plaies compliquées d'apostêmes. C'est ce que l'Auteur donne à entendre, lorsqu'il dit que les dépôts y font grands.

des abfcès qui rendent la cure très difficile. Il ne
faut donc pas prétendre guérir un coup de moufquet auffi tôt qu'un coup d'épée, & il faut être attentif fur les accidens qui y furviennent, qui font
toujours très fâcheux.

Si une balle étoit enfoncée dans un os, il faudroit effayer de la tirer avec un tire-fond, ou une
tariere; mais fi elle étoit enclavée fi fortement
qu'on ne pût pas l'avoir, il faudroit plutôt la laiffer, que de tourmenter le bleffé en faifant des efforts trop violens; il faudroit pour lors attendre
l'exfoliation de l'os, parce que ce qui en a été
touché venant à fe féparer, entraîne la balle avec
lui.

Si un os eft à plomb lorfqu'il vient à être frappé
d'une balle, il en arrête le coup; mais s'il eft penché, elle coule le long de l'os, de maniere qu'elle
monte ou defcend, fuivant la pente qu'elle trouve
à l'os en le frappant: nous en avons vu deux exemples funeftes; l'un à M. le Prince de Rohan, bleffé
au genou, dont la balle fe coula en montant le long
du fémur, l'autre en M. de Saint-Mars, qui avoit
le coup au pied, & dont la balle monta le long du
tibia: ils en font morts tous deux, & quoique les
Chirurgiens aient apporté tous leurs foins pour les
en garantir, on leur en a imputé la caufe, pour
n'avoir pas cherché ces balles dans les endroits où
on les a trouvées après leur mort.

A ceux dont le crâne a été frappé par une balle,
il s'y fait un étonnement de cerveau. Le nombre
de ceux qui en meurent eft plus grand que de ceux
qui en réchappent, parce que la commotion fait
toujours extravafer le fang des petites venules, qui
dans cette partie font très-délicates; il n'y a que
le trépan qui puiffe donner iffue à ce fang, & par
conféquent qui puiffe garantir de la mort; c'eft
pourquoi, pour peu que le crâne ait été touché &
découvert par la balle, il faut trépaner, & quoique

je vous dife que ces fortes de plaies foient très-pé-
rilleufes, nous avons des exemples de plufieurs
qui en font guéris.

*Des plaies des éclats de grenades.*

Il y a encore des éclats de bombes & de grenades qui font des défordres épouvantables, en
tuant ou bleffant tous ceux qu'ils frappent. Je ne
vous parlerai point des éclats de bombes, parce
que ceux qui en font bleffés n'ont pas befoin d'être
panfés; la mort fuit de fi près ces fortes de plaies,
que la Chirurgie ne peut leur être d'aucun fecours.
Mais pour ceux de grenade j'en ai panfé beaucoup,
& j'en ai tiré des éclats qui fe fichent dans toutes
les les parties du corps, excepté la tête, dont tous
ceux qui en font frappés meurent, par le grand fracas qu'elles font au crâne, & par l'ébranlement
qu'elles caufent au cerveau, qui en demeure étourdi & affoupi, comme s'il avoit été frappé d'un coup
de maffue.

La grenade en crevant fe caffe en plufieurs morceaux, dont les éclats entrent dans les chairs plus
ou moins, felon qu'ils font petits ou gros, ou felon
qu'on eft éloigné de l'endroit où elle a crevé. Au
Siége de Cambray, j'en tirai un de la grandeur de
la paume de la main, qui étoit entré fi avant dans la
feffe d'un Officier, qu'on ne le voyoit point. M.
Belliere m'a dit en avoir vu qui s'étoit placé dans
le fcrotum; mais enfin, en quelque partie qu'ils
foit, il faut en délivrer le bleffé au plutôt, ce qui
demande des incifions qu'on ne peut pas prefcrire
ici, & que le Chirurgien fera, felon la fituation de
la plaie & la nature du corps étrangers.

*Des boulets de canon.*

On ne met point les boulets de canon au nombre
des corps étrangers dont on doive faire l'extraction, ils envoyent au tombeau tous ceux qu'ils
touchent, & ils n'y a point d'exemples qu'il en foit
demeuré dans le corps de quelqu'un qui ait eu befoin d'un Chirurgien : c'eft une efpece de bonheur
à ceux qui fe trouvent dans fon chemin, quand il

ne leur emporte qu'un bras ou une jambe ; nous avons parlé de ces fortes de plaies hier en faifant l'amputation.

Une balle, ou un autre corps étrangers étant reti-  ré, il faut avant que de panfer la plaie, avoir égard à deux ou trois circonftances, qui font ; 1°. de changer la figure ronde de la plaie en une longitu-dinale par deux coups de biftouri R. qu'on donne, l'un en haut, & l'autre en bas, felon la rectitude des fibres des mufcles ; 2°. de faire un égout à la plaie, en l'aggrandiffant en bas, afin que le pus puiffe s'écouler facilement ; & qu'on ne foit point obligé de la faire par la fuite ; 3°. de paffer une ai-guille S. enfilée du féton T. dans la plaie, fi elle traverfe la partie, afin d'y pouvoir porter les re-medes avec facilité.



On fe fert dans les commencemens d'un digeftif pour aider à la féparation des efcarres ; mais il faut qu'il foit animé, & non pas fi pourriffant que ce-lui dont on fe fert au plaies contufes, afin de ne pas procurer une trop grande fuppuration. Quand les efcarres font tombées, on fupprime le digeftif, on travaille à deffécher la plaie avec de l'eau vul-néraire, qui eft excellente à ces fortes de plaies, & à laquelle pour cette raifon on a donné le nom d'eau d'arquebufade.



Le Chirurgien met cette tente de charpie V. dans la plaie, quand il y a une néceffité qui le demande, & il ne s'en fert point du tout quand il y a paffé un féton : on met fur la plaie un plumaceaux X. plat, couvert du digeftif, puis une emplâtre Y. & une compreffe Z. trempée dans de l'eau-de-vie ou du vin aromatique, & on finit par la bande a. ou par un bandage uniffant fait avec cette bande b. roulée à deux chefs : on continue enfuite le pan-fement de la maniere que la bonne Chirurgie l'or-donne.

## FIG. LIII. POUR L'APPLICATION DU SÉTON.

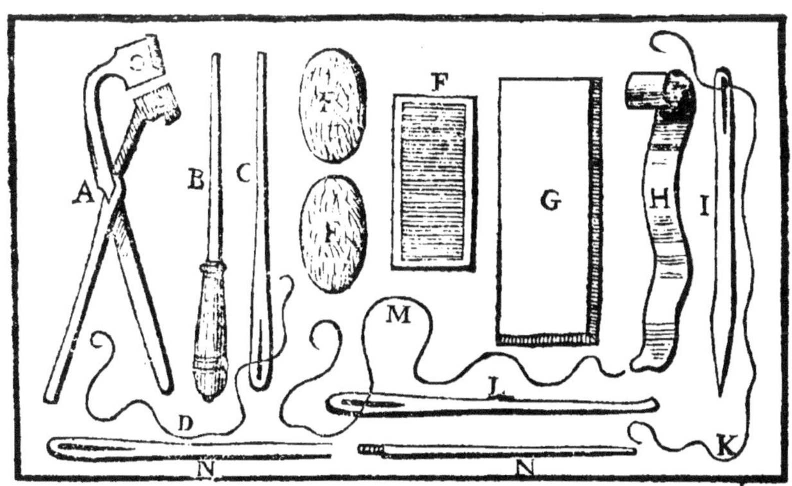

LE féton eft une opération de Chirurgie qui fait deux trous à la peau, par le moyen d'une groffe aiguille enfilée : ce nom de féton eft dérivé du mot latin *feta*, qui veut dire foie de cochon, parce que les premiers Chirurgiens s'en fervoient pour la paffer à travers les deux plaies faites par l'aiguille.

*Différentes manieres du féton.* Ceux qui ont fuccédé aux Inventeurs de cette opération, ont prétendu avoir mieux rencontré, en fe fervant du crin de cheval, parce qu'il eft plus long, & par conféquent plus commode. Les fucceffeurs de ceux-ci ont fupprimé le crin, difant qu'il étoit trop dur dans une plaie, qu'il ne facilitoit pas affez la filtration des humeurs, qui eft la fin qu'on fe propofe : ils ont mis à fa place une méche de coton, comme plus douce & plus capable d'exécuter leur intention. Et enfin il s'eft trouvé d'autres Chirurgiens qui ont fait le procès à la méche de coton, prétendant qu'il a de petites pointes, qui picotant fans ceffe la plaie, la fatiguent & l'incommodent, & ils veulent qu'on fe ferve de fil de lin retors qui n'ait point encore passé la lessive.

Le séton se peut appliquer en toutes les parties du corps, mais celles où nos Anciens l'appliquoient ordinairement, étoit à la nuque du col, dont ils espéroient des avantages considérables : ils le croyoient excellent pour le mal caduc, pour les hydrocéphales, & pour toutes les fluxions sur toutes les parties du visage, & Fabricius Hildanus dit en avoir fait des guérisons qui peuvent passer pour des miracles.

On se servoit anciennement du fer ardent pour percer la peau, & voici comment on s'y prenoit. On faisoit asseoir le malade sur un siége sans dos, on lui faisoit pencher la tête un peu en arriere, afin de pouvoir pincer la peau du cou, on la mettoit entre les deux platines de cette tenaille A. faite en forme de gofrier, & percée pour y faire passer l'aiguille : en tenant ainsi de la main gauche la peau serrée dans les tenailles, on prenoit de la droite un cautere actuel B. tout rouge, qu'on fourroit dans les trous de la tenaille, & qui par ce moyen faisoit deux trous à la peau. Le cautere actuel ayant suffisamment aggrandi les trous, on le retiroit, & l'ayant donné à un serviteur, on prenoit de la même main une grosse aiguille C. faite comme des carrelets des Cordonniers, enfilée d'une méche D. & on la passoit par ces trous avant que de lâcher la tenaille. La méche passée, on ôtoit la tenaille & l'aiguille, laissant la méche dans les plaies, après l'avoir imbibée d'un médicament fait avec l'huile & le jaune d'œuf, pour aider à la séparation des escarres : on mettoit sur ces plaies un des plumaceaux E E. trempé dans le même remede, puis l'emplâtre F. la compresse G. & la bande H. avec laquelle on faisoit le bandage circulaire autour de la tête ; on tiroit tous les jours un peu de la même méche, pour conduire du nouveau médicament dans les plaies ; après la chûte des escarres, on continuoit ce changement de place à la méche, & quand elle étoit usée, on en attachoit une autre à son bout pour la renouveller, & cela tant qu'on jugeoit la distillation des humeurs nécessaire pour la guérison des maladies qui avoient obligé de l'appliquer.

*Inutilité du féton.* Il y a eu de la contestation entre les partisans de cette opération, sçavoir si on devoit pincer la peau en long, ou en travers, c'est-à-dire, si les deux trous doivent être à côté l'un de l'autre, ou l'un au-dessus de l'autre; c'est un fait d'une si petite conséquence, qu'il ne mérite pas qu'on s'y arrête, d'autant plus que cette opération ne se pratique plus aujourd'hui. Quand il y a une nécessité de donner un égout à ces humeurs, qui font toutes ces maladies de la tête, nous appliquons une pierre à cautere dons la fossette du col, & par ce moyen nous leur donnons issue, & se filtrant sans cesse, ces maladies se guérissent aussi-bien que par le séton.

Les Italiens ont été grands amateurs de cette opération; mais il m'a paru qu'ils sont beaucoup revenus de cette opinion; car étant en Italie, j'en ai vu beaucoup qui portoient des cauteres aux bras. Le séton n'est pas seulement cruel dans son application, mais il est encore fort embarrassant dans ses suites: le cautere ne demande point tant de préparatifs, il fait moins de douleur en le posant, on le panse avec plus de commodité, & on en reçoit les mêmes utilités; ce n'est donc pas sans raison que les Italiens & les François l'ont substitué à la place du séton.

Enfin, s'il se trouvoit quelqu'un tellement prévenu en faveur du séton, qu'il le préférât au cautere, je conseillerois pour lors au Chirurgien de ne se point servir, ni de tenaille, ni du fer ardent, mais seulement de cette aiguille I. large & tranchante, enfilée de ce cordonnet K. & de la passer à

travers

travers la peau de la nuque du col, en la pinçant
seulement avec les doigts de la main gauche : de
cette maniere, cette opération se fait en un moment, il n'y a point d'escarres à tomber, & le malade en reçoit les mêmes utilités.

On entend encore par ce mot de séton, une petite bandelette de linge fort étroite, qu'on passe avec
le secours d'une aiguille à travers des plaies qui ont
une entrée & une sortie : je vous ai dit tantôt qu'il
en falloit passer un dans les plaies dont on avoit tiré
les balles ou les autres corps étrangers, par la partie
opposite.

On prend cette aiguille à séton L. qui est mousse
par le bout, pour ne point blesser, & qui est enfilée de cette bandelette M. qu'on fait passer par la
plaie de part en part, imbibée de tel médicament
qu'on a jugé à propos ; voilà une autre aiguille NN.
plus longue, composée de deux piéces, pour être
plus portative, & qu'on joint ensemble par le
moyen d'une petite vis, & dont on se sert dans les
plaies qui traversent les cuisses. Le séton placé, on
ôte l'aiguille, & on continue le pansement, comme nous l'avons déjà dit.

## Fig. LIV. POUR L'OUVERTURE D'UN ABSCÈS.

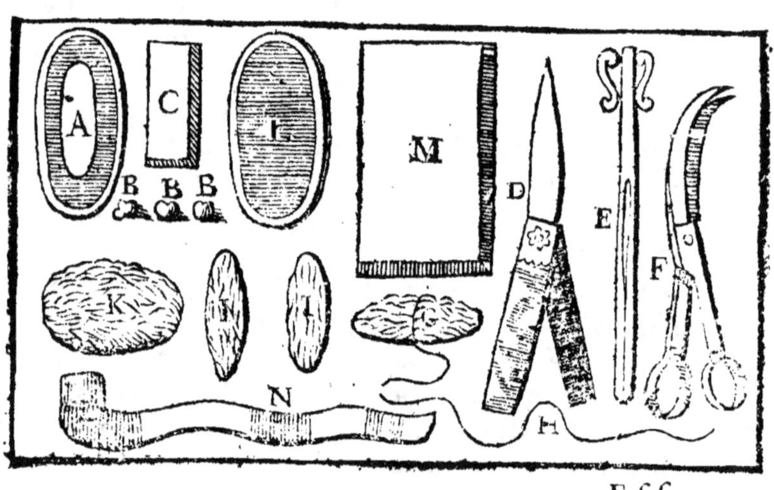

L'Ouverture d'un abſcès eſt appellée onkoto-mie, qui eſt dérivé de deux mots Grecs, d'*onkos*, qui ſignifie amas de matiere, & de *temnein*, qui veut dire couper, de ſorte que cette opération conſiſte à faire une inciſion dans l'endroit où il y a de la matiere amaſſée.

*Elle eſt des plus uſitées.* C'eſt l'opération que le Chirurgien fait le plus fréquemment, il a tous les jours des occaſions d'ouvrir quelque tumeur, ou quelque abſcès. Je n'entrerai point dans le détail des cauſes des tumeurs contre nature, je ſuppoſe que le Chirurgien doit avoir lu ce que tant de célebres Auteurs nous en ont écrit, & qu'il eſt inſtruit de tout ce qui les regarde en général, & des remedes qu'il convient de faire pour les diſſiper par la voie de la réſolution. Je me bornerai à dire ſeulement ce qu'il faut faire, lorſqu'elles ne peuvent point guérir que par le moyen de la ſuppuration.

*Examen qui ſe ſuppoſe.* Quand un Chirurgien entreprend de traiter une tumeur qui doit finir par la ſuppuration, il faut qu'il examine bien les ſignes qui marquent en quel état elle eſt, les uns montrent que la matiere ſe fait, & les autres qu'elle eſt faite.

*Signe de la matiere for-mée.* Ceux qui indiquent qu'elle ſe fait, ſont tumeur, douleur & rougeur à la partie, le malade ſent un battement dans la tumeur, il ne dort point, & il a de la fiévre. Hyppocrate nous dit que lorſque la matiere ſe fait, la fiévre & les douleurs ſurviennent. Si le Chirurgien touche la tumeur, & qu'il ne ſente point de fluctuation, c'eſt ſigne que la matiere n'eſt pas encore cuite, & alors il lui doit aider par des maturatifs & des pourriſſans. Si la tumeur eſt petite, il ſe contentera d'y mettre une emplâtre de diachilon gommé, avec un peu de baſilicon, mais ſi elle eſt groſſe, dure & éloignée de la coction, il faut qu'il ſe ſerve de remedes plus puiſſans, & qu'il emploie les cataplaſmes faits avec

l'oſeille, l'oignon de lys, les racines de guimauve,
le levain de pâte & la fiente de pigeons, le tout
cuit avec laxonge de porc.

Les ſignes qui lui montrent que la matiere eſt
faite, ſont, diminution de tenſion, de rougeur &
de douleur. La tumeur s'éleve un peu en pointe,
elle ſemble marquer l'endroit par où la matiere veut
ſortir, en mettant les deux doigts indices deſſus,
& les appuyant alternativement, on ſent la matiere
flotter dans la tumeur, ce qui eſt un ſigne indubitable qu'elle eſt en maturité, & qu'il en faut faire
l'ouverture au plutôt. *Signes de la matiere formée en pus.*

Les bons Praticiens nous propoſent deux manieres pour ouvrir les abſcès, ou avec les pierres à cauteres, ou avec la lancette, ces deux moyens ſont
également bons ; mais il eſt des tumeurs où le premier eſt néceſſaire, & il en eſt d'autres où la lan-
cette eſt préférable. Les voici en peu de mots. *Deux manieres d'ouvrir les abſcès.*

Quand la tumeur eſt faite d'humeurs froides, &
qu'elle a été lente à ſe mûrir, il faut en différer
l'ouverture le plus de tems que faire ſe peut, on ne
riſque rien pour attendre ; car la matiere faite d'humeurs froides & douces ne peut point faire d'eſcarres, ni le même déſordre que feroit celle d'une humeur chaude. De plus, ſi on ouvroit ces ſortes de
tumeurs auſſi-tôt qu'on ſent de la fluctuation dans
le milieu, il reſteroit de la dureté qu'on auroit peine
à amolir par la ſuite ; c'eſt pourquoi il faut retarder,
juſqu'à ce que le tout ſoit en état d'être vuidé, parce
que la matiere fait la matiere, & ce qui eſt déjà
cuit, aide à cuire ce qui reſte, & pour lors il faut,
ſur toute la longueur de la tumeur, appliquer une
traînée de cauteres, pour deux raiſons ; la premiere,
parce que la chaleur des cauteres perfectionne la
coction de l'humeur ; & la ſeconde, parce que les
eſcarres tombées, il y a une ouverture ſuffiſante
pour porter des remedes capables de fondre & de
conſumer les duretés qui n'auroient pas pu être *En quel cas on doit retarder.*

*A quoi les cauteres ſont ici utiles.*

amollies par la fuppuration. Aux abfcès profonds, il faut encore fe fervir des pierres à cauteres, parce qu'elles font une ouverture plus large que la lancette, & qu'elle facilitent ainfi les moyens de porter les remedes dans toute la cavité de l'abfcès.

Mais quand la tumeur mûrit promptement, & que par fa molleffe on connoît que la matiere a pris un coction parfaite, on ne doit pas attendre qu'elle ait rongé la peau, pour fe donner une iffue elle-même; car par fon féjour, elle peut faire du défordre en rongeant les fibres des chairs qui font plus tendres que celles de la peau; il faut alors fe fervir de la lancette, & fans différer, faire une ouverture fuffifante pour vuider tout le pus contenu dans la tumeur.

D'un biftouri enchaffé dans un anneau.

Il y a des Auteurs qui ont inventé un anneau, dans lequel eft enchaffé un petit biftouri; ils s'en fervoient pour ouvrir des abfcès aux enfans craintifs, & aux perfonnes qu'ils ne trouvoient pas affez dociles pour fouffrir ce qu'ils jugeoient à propos de leur faire. Ils mettoient cet anneau dans un de leurs doigts, & fous prétexte de toucher la tumeur, ils la perçoient avec ce biftouri, & ainfi ils trompoient adroitement leurs malades. Ce procédé me paroît tenir un peu du Charlatan, je ne confeillerai jamais de s'en fervir. Si c'eft à un enfant qu'il faille faire cette opération, il n'y a qu'à le faire tenir fûrement. Si c'eft une grande perfonne qui foit affez poltrone pour ne la vouloir pas fouffrir, il faut la laiffer, & l'abandonner à fon propre fort, fans fe donner la peine de chercher quelque ftratagême pour la furprendre.

Comment on fe fert du cautere.

Si on a réfolu de fe fervir du cautere, on prend l'emplâtre A. qu'on pofe fur le milieu de la tumeur, il eft fendu de la longueur qu'on veut faire l'ouverture, on pofe deux ou trois des pierres à cauteres BBB. dans la fente de l'emplâtre, & par deffus on met cette petite compreffe longuette C. qu'on a mouillée, afin qu'elle faffe plutôt fondre les pierres. On met une feconde emplâtre qu'on couvre

d'une compresse, & avec une bande, on tient tout
l'appareil. On laisse agir les cauteres pendant deux
ou trois heures, mais si on veut qu'ils cavent beaucoup, on les laisse plus de tems. Après avoir relevé
le tout, on fait avec une lancette sur le milieu de
l'escarre, une incision jusqu'à la matiere, dont on
laisse sortir tout autant qu'il s'en présente, & tout
autant qu'il y en a dans la tumeur; car on est désabusé de l'erreur des Anciens, qui craignoient d'affoiblir leurs malades en vuidant un abscès tout d'un
coup, nous voyons, au contraire, que plus on fait
sortir de matiere, plus ils en sont soulagés, sur-tout
quand le pus est tout formé. L'expérience des hy-
dropiques détruit encore leur opinion ; ils ne vui-
doient les eaux qu'à quatre ou cinq reprises, disant
qu'il ne falloit pas aller d'une extrême réplétion, à
une extrême inanition; & aujourd'hui, on leur vuide
jusqu'à la derniere goutte, sans qu'ils donnent aucune marque de foiblesse, & nous en voyons venir
chez les Chirurgiens se faire faire la ponction, &
s'en retourner chez eux avec la même vigueur qu'ils
en sont sortis.

Si on a résolu d'ouvrir la tumeur avec la lancette,
il faut prendre celle-ci marquée D. qui est plus
longue & plus large que celle dont ont se sert pour
la saignée ; c'est pourquoi on l'appelle lancette à abscès : l'ayant ouverte, & à demi-pliée, on la met
à sa bouche, on examine l'endroit de la matiere,
& l'ayant remarqué avec le pouce & le doigt indice
de la main gauche, on étend la peau, afin qu'elle ne
vacille pas dans le tems de l'opération, & de la
droite, on prend la lancette qu'on enfonce jusqu'à la
matiere, & faisant une élévation en la poussant en
haut, on fait cette ouverture suffisamment grande,
pour donner issue au pus qu'on voit sortir aussi-tôt,
& qu'on reçoit dans une poëlette, ou quelqu'autre
vaisseau qu'on a préparé pour cet effet ; on presse
un peu la tumeur par les deux côtés, pour la faire

F f f iij

dégorger. Ayant jugé par la quantité de la maniere sortie, qu'il doit y avoir un grand vuide, on tâche, avec cette sonde creuse. E. qu'on introduit dans la plaie, de reconnoître de quel côté le vuide est le plus grand, & avec ces ciseaux courbes F. on ouvre du côté du vuide, & particuliérement quand il est en en-bas, de maniere que cette sonde creuse sert à deux fins, l'une, pour être éclairci de la grandeur & de la nature de la cavité, & l'autre, pour introduire la pointe des ciseaux qui la doivent dilater. Quelques Praticiens qui ne se piquent pas de politesse, après la premiere ouverture faite avec la lancette, portent leur doigt dans l'abscès, pour être informés de sa largeur & de sa profondeur, & s'il faut, par quelque incision, en aggrandir l'ouverture, leur doigt faisant la fonction de la sonde, sert de conducteur à la pointe des ces ciseaux.

Circonstances à observer. Ces sortes d'ouvertures demandent trois circonstances qui sont très-essentielles; la premiere, de les faire toujours selon la rectitude des fibres des muscles, & jamais en travers, de crainte d'estropier les malades; la seconde, de les faire toujours à la partie déclive ou la plus basse, afin que n'y restant aucun sacs, la matiere puisse sortir d'elle-même; & la troisiéme, de les faire dès le premier jour, suffisamment grandes, tant pour n'être pas obligé de faire de nouvelles incisions dans la suite, que pour porter facilement les remedes dans toute la cavité de l'abscès.

L'ouverture faite telle que je vous l'ai marqué, & la matiere vuidée, on panse le malade. On ne se sert au premier appareil que de charpie séche, afin d'imbiber mieux les restes du pus; on en fait des bourdonnets de grosseur proportionnée à la grandeur de la cavité. Celui qu'on met dans le fond, marqué H. doit avoir un fil, afin qu'en repansant le malade, on soit assuré que l'ayant ôté, il n'en reste plus dans la plaie. Ayant mis ces deux autres I I.

on la couvre avec ce plumaceau plat K. & cette em- Du panse-ment.
plâtre L. qui est composée de diachilon, afin de
fondre les restes de l'humeur endurcie, & par-dessus la compresse M. & enfin la bande N. dont on
fait des circulaires qui tiennent tout l'appareil.

Le lendemain on couvre les bourdonnets avec
des onguens mondificatifs d'ache ou d'apostolo-
rum, avec lequel on met un peu d'ægiptiac, en cas
qu'il y eût des chairs pourries qu'on voulût consumer. On travaille à déterger & nettoyer tout le
fond de l'abscès, qu'on laisse ensuite remplir de
chair. Etant suffisamment incarné, on se sert de remedes, dessicatifs, pour pouvoir y procurer une
bonne cicatrice, qui est la fin qu'on s'est proposée
dès le commencement.

Les abscès qui viennent aux visage n'embarrassent
pas peu le Chirurgien, parce qu'il se trouve dans
la nécessité d'y faire des incisions, pour donner issue
à la matiere, qui laissant des cicatrices, causent de
la difformité à cette partie. On a été dans cet em-
barra au sujet de Monseigneur le Duc de Berry,
qui, le 3 du mois d'Octobre 1706, revint de la
chasse avec la joue droite fort enflée, on le saigna,
on lui mit des cataplasmes pour tâcher de résoudre
l'humeur qui causoit cette enflure : on le saigna une
seconde fois; mais cette tumeur qui provenoit d'une
infinité de contusions faites par la crosse du fusil appuyée sur cette partie, ne cédant point aux remedes,
ont connut qu'elle prenoit le chemin de la suppuration par sa rougeur ; l'augmentation de la douleur, le peu de repos qu'elle lui donnoit, & par le
bouffissement de l'œil, du nez & des lévres ; & de
fait, Monseigneur le Duc de Berry, pendant trois
mois avant cet accident, avoit fait tant de parties
de chasse, où il tiroit quatre ou cinq cens coups
de fusil, & d'où il rapportoit jusqu'à deux cens
cinquante piéces de gibier, que sa joue se trouva
tellement meurtrie, qu'il y avoit peu d'apparence

F ff iv

d'en espérer la résolution. Le Mardi, 10 du mois, M. Maréchal sentit de la fluctuation dans la tumeur, & me l'ayant fait toucher, nous convinmes de la nécessité de l'ouvrir, & de l'endroit où il la falloit faire ; on prit heure pour l'après-midi à deux heures, & ayant mis Mgr le Duc de Berry dans un fauteuil, étant dans la situation la plus commode, pendant que je lui tenoit la tête, M. Maréchal, en présence & de l'avis de M. Fagon, lui plongea une lancette dans l'endroit le plus bas de la tumeur, & par l'élévation qu'il fit, il l'ouvrit de la longueur d'une épingle. Le pus sortit aussitôt, & en assez grande quantité pour emplir la coquille d'un gros œuf. M. Maréchal mit un doigt dans la plaie, qu'il promena dans la cavité de la tumeur, pour sçavoir si les os n'étoient point découverts, & ayant trouvé le périoste attaché aux os de la pommette & de la mâchoire supérieure, il le pansa : on y a mis pendant les premiers jours une tente mollette avec l'emplâtre de mucilages : on a continué de le panser avec des injections détersives qui ont nettoyé le fond de l'abscès, qui s'est rempli de bonnes chairs en très-peu de tems, puisqu'en vingt jours il a été parfaitement guéri ; & comme on a fait l'ouverture la moins grande qu'on a pu, & autant proche de l'oreille que la tumeur l'a permis, il n'y est resté qu'une petite cicatrice longitudinale, qui sera cachée par le bord de la perruque.

Du charbon, & de l'anthrax.

L E carboncle, que le vulgaire appelle charbon, est ainsi appellé, parce qu'on y sent une douleur brûlante, & que les effets qui s'en ensuivent sont semblables à ceux qu'on sent quand on a mis un charbon ardent sur quelque partie. La plûpart des Auteurs confondent le carboncle avec l'anthrax, prétendant que l'un & l'autre de ces deux maux sont causés par un sang attrabilaire &

bouillant, qu'ils ne diffèrent qu'en quelques dégrés & circonstances, & que selon la version du mot Grec *anthrax*, il signifie en François *carboncle*, ou *charbon* : vous trouverez néanmoins par la description que je vais vous faire, qu'il faut les rapporter à deux genres qui demandent des remedes & des opérations différentes pour les guérir.

Le carboncle est défini une pustule noire & cendrée, avec rougeur & douleur, ardeur & chaleur à l'entour, qui s'éleve en vessie, brûlant le lieu où elle est, & qui en se crevant, laisse une escarre, tel que font les cauteres & les brûlures. *Définition du charbon.*

Il y en a de deux sortes ; l'un simple & benin, qui est causé par une sérosité âcre, d'un sang attrabilaire & bouillant, qui fait impression à la peau par où elle passe ; & qui s'amassant sous l'épiderme, y fait une grosse pustule, semblable à celle que font les brûlures ; l'autre est malin & pestilentiel, il vient d'une sérosité brûlante comme de l'eau forte, qui fait une escarre plus profonde que le précédent ; il arrive en tems de peste, & il est presque toujours mortel. *Ses especes.*

Je ne vous parlerai point des remedes généraux, c'est aux Médecins à les ordonner, ni de ce qu'il faut faire au charbon pestilentiel ; il faut avoir recours à ceux qui nous ont donné des Traités de la peste, ils nous en ont suffisamment instruit : je me renferme dans la maniere de traiter par la Chirurgie les carboncles qui sont guérissables. *Ouverture qu'on fait à la pustule.*

Si la pustule n'est par ouverte, il faut l'ouvrir au plutôt, afin que la sérosité, par un plus long séjour, ne fasse pas une plus longue impression à la peau ; il faut faire avec une lancette des scarifications jusqu'au vif, sur-tout ce qu'on voit de livide & de noir : pendant que la sérosité & le sang s'écoulent, il faut dissoudre un peu de thériaque *De l'eau phagédénique.*

dans de l'eau-de-vie, en imbiber un plumaceau, & en couvrir les scarifications qu'on a faites; il le faut renouveller de six en six heures, & saigner le malade. S'il est replet & robuste, il faut réitérer la saignée plusieurs fois, il lui faut faire prendre des cordiaux, & lui faire observer un bon régime de vivre.

Le lendemain, si le malade ne sentoit point de douleur à la partie, & qu'on vit la noirceur s'aggrandir, il faudroit redoubler les scarifications, les faire si profondes, que le malade les sentit vivement, & mettre dessus l'eau phagédenique, qu'on appelle l'eau jaune, qui est composée avec de l'eau de chaux & le sublimé; c'est un puissant remede pour s'opposer à la mortification. M. de Lulli, ce grand Musicien, est mort ensuite d'une pareille pustule qui lui vint à l'un des doigts du pied.



Mais si on voit qu'il se fasse un petit cercle dans la circonférence de ce qui est noir, c'est signe que la chaleur naturelle subsiste dans la partie, & que l'escarre s'en veut séparer, il faut pour lors en procurer la séparation par des remedes onctueux, mais toujours animés, de peur de la trop grande suppuration. L'escarre étant tombée, il faut mondifier, incarner & cicatriser, & sur-tout après la guérison, il faut bien purger le malade pour vuider cette sérosité brûlante; & par ce moyen empêcher la récidive.



L'Anthrax, ou Antrakion, est une tumeur dans les chairs, causée par une humeur brûlante qui les gonfle, & les pousse en dehors, comme si c'étoit une grenade ou une bombe qui voulût crever.



Le mot d'anthrax est dévivé de deux dictions Grecs, d'*ana*, qui veut dire *en haut*, & de *thorein*, qui signifie *sauteur*, desorte que la tumeur qu'il fait étant pleine de liqueurs échauffées & enflammées, elle forme une élévation brûlante en maniere de montagne, qui s'efforce de vomir les feux, les flammes, & la matiere qu'elle contient.

Les tumeurs qui font des abfcès, ne font ordi-nairement qu'un trou par où elles fe donnent une iffue, quand on leur en laiffe le tems ; mais celle qui forme l'anthrax eft fi corrofive, qu'elle en fait plufieurs pour pouvoir s'échapper. J'en ai vu juf-qu'à fept ou huit ; elle eft fi chaude, qu'elle brûle toutes les chairs qu'elle abbreuve, c'eft pourquoi il ne faut pas s'étonner fi les malades ne dorment point, s'ils s'impatientent, & s'ils font des cris continuels, car de toutes les tumeurs, c'eft fans conteftation la plus douloureufe. Suite de l'humeur qui fe forme.

Ce mal peut arriver en toutes les parties du corps. Lorfqu'il fe place proche des parties tendineufes ou membraneufes, il eft plus douloureux que dans les mufculeufes, s'il vient au col, il fe fait encore plus fentir qu'ailleurs, comme je l'ai vu à trois per-fonnes de la Cour, dont je les ai panfé & guéri. L'un à M. de Chamarante, premier Maître d'Hôtel de Madame la Dauphine ; l'autre à M. le Chevalier Dudicour, & un autre à M. Duchefne, Chef ordi-naire du Gobelet du Roi. Ces trois anthrax étoient à la partie poftérieure du col, proche la bafe du crâne, où ne pouvant pas trop s'étendre, ils fai-foient une tenfion infupportable. Endroits où il fe produit.

Les premiers jours la tumeur étant dure, rouge & élevée en dehors, je mis des maturatifs ; mais la matiere ne tarda pas à fe faire jour par plufieurs trous qu'elle fit à la peau : de tous ces trous, je n'en fis qu'un, & je continuai par des incifions cruciales, pour découvrir toute cette chair brûlée, & lui don-ner moyen de fortir par gros bourbillons, comme elle faifoit tous les jours, & qu'elle continua, juf-qu'à ce qu'elle fut détachée & fortie entiérement. Auffi-tôt que les incifions furent faites, la douleur Conduite de l'opération qu'on y fait.

ne fut plus si grande, & elle diminuoit à mesure
que cette séparation se faisoit : les escarres tombées,
il y avoit un creux à mettre un œuf, je le laissai
remplir de chairs : & j'achevai ces cures, comme
celle des autres abscès.

Nous en avons un exemple mémorable en la
personne du Roi, il eut un anthrax au même endroit en l'année 1697 ; & comme aux personnes de
ce rang, on tâche de ménager les incisions, on les
différa le plus qu'on pût ; mais les bourbillons qui
se détachoient du fond, ne pouvant sortir par les
petits trous ouverts, on fut obligé de faire les incisions, ce qui réussit heureusement. Je ne vous
rapporte ces faits, que pour vous faire voir qu'on
ne peut pas guérir un anthrax sans incision.

## Fig. LV. POUR LES TUMEURS ENKISTÉES.

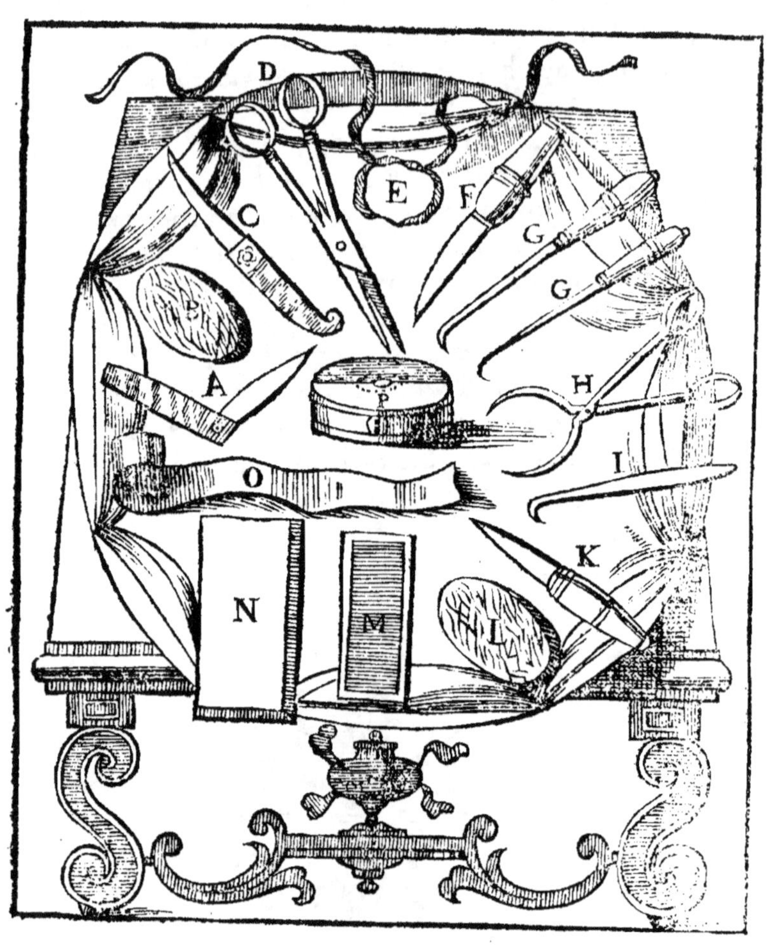

LEs tumeurs enkistées sont celles dont la matiere est enfermée dans une petite vessie, ou
membrane, qu'on nomme *kyste*. Ce mot vient de
*kystis*, qui signifie vessie ; il est dérivé de *kyin*, verbe
grec, qui veut dire *cacher*, parce que cette petite
vessie nous cache la matiere qu'elle renferme.

Nous connoissons ces tumeurs sous le nom de
loupes, dont il y a plusieurs especes, & à la plû- Diverses especes de lou-
pes.

part defquelles on a donné des noms tirés des mots grecs, qui fignifient les chofes à quoi leur matiere a du rapport. Quand elles arrivent aux parties tendineufes, comme à la main, à l'avant bras & aux pieds, on les appelle *ganglion*, & qu'on elles font remplies d'une matiere femblabe à de la boulie, on les nomme *artheromes*; quand elles renferment une humeur qui reffemble à du miel, on leur donne le nom de *melliceris*; lorfque cette matiere eft plus folide, & qu'elle a la confiftance du fuif, elles font appellées *ftéatomes*; & quand elles font dures, & qu'elles ont la figure d'un maron, on les regarde comme des *glandes endurcies*.

Origine de ces tumeurs. Il y en a qui prétendent que le kyfte qui renferme ces différentes matieres, eft formé par la dilatation de quelque vaiffeau lymphatique, où la lymphe fe coagulant, fe change en plufieurs fortes de matieres, felon fon différent mêlange avec d'autres liqueurs; mais il y a plus d'apparence que le principe de ces tumeurs eft une petite glande, parce que l'action des glandes étant de filtrer fans ceffe quelque humeur, s'il fe trouve obftruction au vaiffeau excrétoire, alors l'humeur eft obligé de demeurer dans la glande, & en la gonflant, de contraindre la membrane de la glande de s'étendre, ce qui forme ce kyfte dont nous venons de parler. L'expérience confirme cette opinion; car fi on fait une incifion à une de ces tumeurs, & qu'après en avoir vuidé la matiere; on ne confume pas la membrane qui la contenoit, il s'y filtre une nouvelle humeur, qui, avec le tems, fait une nouvelle.

Indolence de ces tumeurs. Ces cinq fortes de tumeurs dont je vous parle, ne font point de douleur, parce que la matiere qui les compofe eft douce & benigne, & que n'étant point chaude ni piquante, elle ne caufe ni inflammation, ni prurit ou demangeaifon; c'eft ce qui fait qu'on peut les porter toute fa vie, fans en être incommodé quand elles ne viennent pas d'une groffeur démefurée, & qu’elles ne font pas dans un endroit où elles nuifent à quelque mouvement naturel. La plûpart néanmoins de ceux qui en ont, s’inquiétent & s’impatientent de voir toujours cette légere difformité, ils veulent à quelque prix que ce foit ; en être délivrés, & pour cet effet, ils ont recours au Chirurgien.

La Chirurgie nous préfente quatre moyens pour guérir les tumeurs enkiftées ; le premier, par réfolution en les diffipant ; le fecond par fuppuration, en les ouvrant ; le troifiéme, par ligature, quand la bafe en eft étroite ; & le quatriéme, par l’extirpation.

La réfolution eft le plus doux, & le meilleur moyen pour diffiper ces tumeurs, quand l’humeur veut bien obéïr aux remedes ; c’eft pourquoi, avant que de venir aux autres, il faut toujours le tenter. On fera des cataplafmes & des fomentations émoliientes & réfolutives faites avec de la guimauve, l’abfynthe, l’armoife, la fauge & la graine de geniévre. Si la tumeur eft fort dure, on y fera des linimens avec des huiles de lys, de camomille, de limaçons, de vers de terre, ou de fureau ; l’on mettra deffus les emplâtres, de ciguë, de laudanum, de favon, de grenouilles avec le mercure, le divin, on le diabotanum, qui eft compofé de plantes les plus réfolutives, inventé par M. Blondel, fameux Médecin de la Faculté de Paris, on le trouve chez M. Bolduc, Apothicaire du Roi, rue des Boucherie, Fauxbourg Saint Germain, c’eft un excellent remede pour fondre ces tumeurs. Il y en a qui veulent qu’on les preffe avec les doigts, on qu’on les batte fouvent avec une petite palette, pour en rompre le kyfte, qu’on mette deffus une plaque de plomb frottée de mercure, & qu’avec un bandage on les ferre le plus fortement qu’on pourra.

En propofant la fuppuration comme un moyen de guérir les loupes, il ne faut pas l’attendre telle qu’elle fe fait aux tumeurs d’humeurs chaudes, qui fe convertiffent en un pus louable & bien cuit : on entend

qu'après avoir avec la lancette A. ouvert la loupe &
vuidé l'humeur, on en fasse tomber le kyste par suppuration, sans quoi la guérison seroit imparfaite ; on
met sur ce plumaceau B. des remedes capables de la
consumer ; & si l'ouverture n'est pas suffisante, on
l'aggrandi avec le bistouri C. ou les ciseaux D. prenant des deux celui qui est le plus commode.

Il y a à Paris le sieur Gervasi, qui est en réputation de guérir toutes sortes de loupes avec un remede escarrotique qu'il met sur la tumeur : il en
ouvre la peau ; si la matiere qu'elle contient est fluide, & que le kyste soit ouvert par le remede, il
vuide l'humeur, & consume la membrane, comme
font tous les autres ; si c'est un ganglion, ou une
glande endurcie, avec son remede il la déracine
peu à peu : & la fait tomber comme une noix qu'on
ôteroit. Enfin, comme il ne s'attache qu'à ces maladies, il en traite un plus grand nombre que les
autres Chirurgiens, & a par conséquent là-dessus
plus d'expérience.

De la liga-
ture par le
crin, ou par
le fil.

Quand la loupe a la base étroite, & qu'elle pend,
comme fait une perle à une oreille, la ligature est
un moyen de la faire tomber. Il y a des Auteurs qui
veulent qu'on se serve d'un crin de cheval, prétendant qu'il coupe en peu de tems ; mais on serre
mieux avec le fil de lin E. dont on lie la poche proche la base de la tumeur, qu'on fait ainsi tomber en
mortification. Ce seroit plutôt fait de l'emporter
tout d'un coup avec ce scalpel F. comme j'ai fait à
plusieurs personnes, à la tête & aux autres parties
du corps, on en seroit quitte pour un moment de
douleur, au lieu que la ligature en fait pendant
plusieurs jours ; mais les femmes & les délicats la
préferent toujours à l'incision.

De l'extirpa-
tion par l'in-
cision.

Le quatriéme moyen, est l'extirpation qu'on
doit pratiquer, quand les émolliens & les résolutifs
ont été impuissans, sur-tout quand la base de la tumeur est large, & qu'elle est enclavée ou enfoncée

cé dans les chairs. Cette opération confiste à faire une incifion longitudinale feulement fi elle eft petite & longue, ou cruciale fi elle eft groffe & ronde. On fe fert du fcalpel F. pour faire ces incifions feulement à la peau qui couvre la tumeur, & avec ces deux érignes G G. on écartera les levres de la peau pour empoigner la tumeur avec cette tenette H. (*a*), afin de pouvoir féparer & difféquer avec cette feuille de myrte I. qui a un déchauffoir à un de fes bouts pour s'en fervir en cas de befoin. Si les filaments qui attachent la tumeur étoient fi durs que la feuille de myrte ou le déchauffoir ne puiffent pas les couper, on fe ferviroit du fcalpel K. pour le faire, prenant garde de ne pas ouvrir le kyfte ; l'adreffe du Chirurgien confiftant à emporter toute la tumeur & la matiere contenue dans cette poche : la délicateffe de cette opération & la douleur qu'elle fait ont allarmé les malades, & ont été caufe que plufieurs fe font mis entre les mains de M. Gervafi, ou de quelqu'autre qui a auffi beaucoup d'expérience dans ces maux. La loupe étant ôtée, on met fur la plaie ce plumaceau L. qu'on couvre de l'emplâtre M. & par-deffus la compreffe N. & avec la bande O. on affure l'appareil ( *b* ). Si

Du panfement.

(*a*) Ou bien on paffera au travers de la tumeur par le moyen d'une aiguille, un fil dont on formera une anfe, & dont on tirera les bouts pour dégager la loupe, lorfqu'on la diffequera avec le biftouri.

(*b*) Si l'on a extirpé totalement la loupe, la plaie qui refte eft très-fimple, & doit être panfée comme les plaies de cette efpece. On en rapproche les lévres autant qu'il eft poffible, & on les tient unies par quelques-uns des moyens que la fynthèfe fournit. Par exemple, fi on a été obligé de faire une incifion cruciale pour emporter la tumeur, on fait un point de futur qui unit les quatre angles de la plaie. Si elle a été faite en T. on en fait un qui joint les deux angles entr'eux, & avec la partie fupérieure du T. Lorfque les branches de l'incifion cruciale ou de celle en T. font trop longues, on fait auffi quelques points de future.

Ggg

on a befoin de poudres cauftiques, on en trouve dans cette boëte P. qu'on incorpore avec l'onguent pour confumer le kyfte ; par la fuite on approche les lévres de la plaie le plus qu'on peut l'une de l'autre, afin que la cicatrice en foit moins difforme.

De ces quatre moyens, c'eft le dernier qui eft le plus sûr, le plus expéditif, & celui dont fe fervi-roient les Chirurgiens s'ils trouvoient dans les malades affez de foumiffion. J'en ai heureufement guéri de cette maniere, qui l'ont été en moins de tems & qui n'ont pas tant fouffert que par le cauftique. Un garçon de M. de Châteauneuf en avoit une qui lui faifoit une tumeur à la joue, je la féparai avec la pointe d'un fcalpel au-dedans de la bouche, & je la tirai toute entiere. Elle étoit groffe comme une noix, le panfement en fut fort facile, car avec du vin tiéde, dans lequel il y avoit un peu de miel rofat, dont il rinçoit fa bouche plufieurs fois le jour, il guérit parfaitement.

## FIG. LVI. POUR LES CAUTERES.

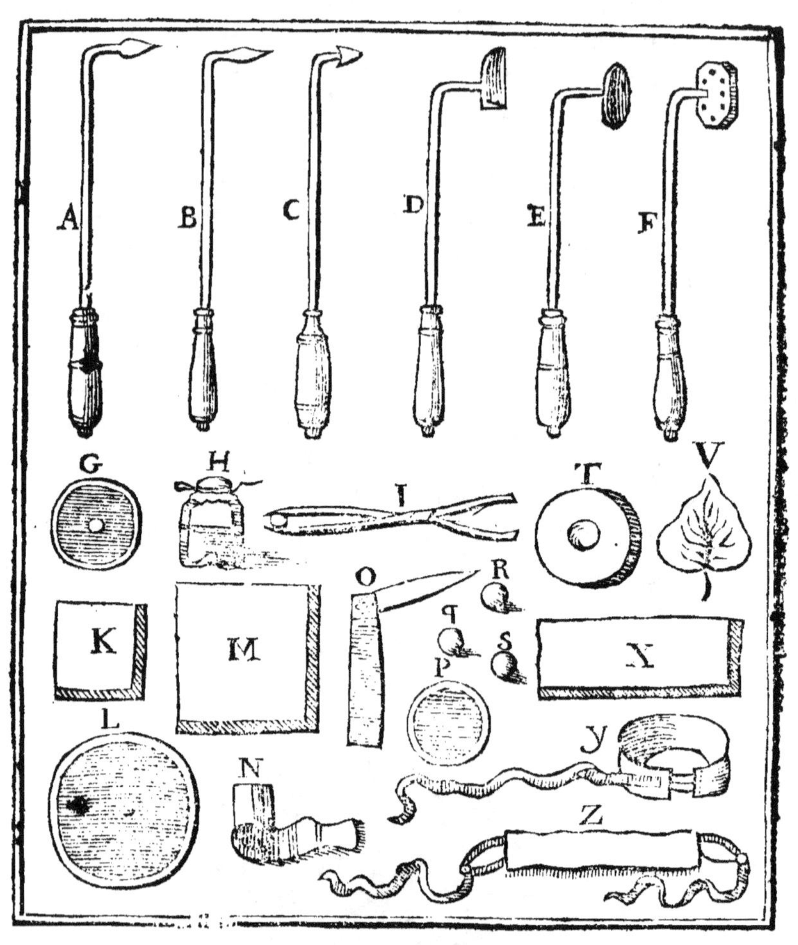



LE Cautere se prend en deux manieres, ou proprement pour tout caustique capable de faire un trou à la peau, soit instrument ou matiere brûlante; ou improprement pour ce trou quand il est fait, soit actuellement ou potentiellement; de sorte que nous donnons le nom de cautere tant à ce qui brûle la peau, qu'à la plaie causée par cette brûlure, qui est pour lors définie par un petit ulcere à la peau fait de choses brûlantes par l'indu-

Décrition & distinction du caute.e.

ftrie du Chirurgien pour les fins qu'il se propose.

Je ne prétend point entrer dans le détail des maux qui veulent un égoût pour être guéris; & me renfermant dans ce qui est de l'apanage du Chirurgien, je me contenterai de vous faire voir comment il s'y faut prendre pour faire cette opération.

On a de tout tems divisé les cauteres en deux especes: sçavoir, en actuels & en potentiels. Les premiers sont des fers chauds & ardens qui cauterisent & brûlent dans l'instant tout ce qu'ils touchent; les autres sont des compositions de médicamens brûlans dont on fait de petites pierres, qui posées sur quelqu'endroit, y font une escarre, qui étant tombée, laisse un petit ulcere profond par où il s'écoule des humeurs tant qu'on entretient cet ulcere ouvert.

*Divisions des cauteres en potentiels & en actuels.* Il y a quelques Médecins qui ont voulu que cette distinction fût chimérique, prétendans qu'il n'y a point de cautere potentiels, & que tout cautere est une chose dont l'action est de brûler. Nous autres Chirurgiens, qui ne sommes pas obligés d'en sçavoir tant, nous en avons toujours fait une distinction, parce que le potentiel ne brûle pas d'abord comme fait l'actuel, mais quelque tems après, en se fondant, & on nous permettra de la continuer, parce que cette distinction est tournée en habitude, & que le raisonnement contraire est si philosophique, qu'on auroit de la peine à le comprendre.

De ces cauteres actuels, les premiers Chirurgiens en ont fait forger d'une infinité de manieres, & quoiqu'ils nous en aient donné un grand nombre, ils nous laissent encore la liberté d'en inventer de nouveaux suivant les occasions: je me contenterai *Six sortes de cauteres actuels.* de vous en représenter six, qui suffiront pour vous donner une idée de la pratique ancienne.

Le premier A. est le cautere Enfel, ainsi appellé

parce qu'il a la pointe faite comme celle d'une épée nommée *ensis*.

Le second B. est le cautere olivaire, on lui a donné ce nom parce qu'il est fait comme une petite olive.

Le troisiéme C. est le cautere à bouton, parce qu'il est fait comme un bouton, ayant une petite pointe dans son milieu.

Le quatriéme D. est le cautere cultellaire, c'est-à-dire, en façon de couteau qui ne coupe que d'un côté.

Le cinquiéme E. est un cautere à platine ronde, dont on se servoit pour corriger la pourriture après un membre coupé.

Le sixiéme F. un grand cautere à platine, de figure octogone, qu'on approchoit tout rouge de l'endroit dont on venoit de couper un cancer pour en dessecher les humidités corrosives, & en même-tems arrêter le sang.

Vous pouvez par ceux-ci juger de tous les autres qui ne different qu'en figure : & qui ne sont pas moins cruels. Je ne vois plus aucun Chirurgien qui les mette en usage, & si je les ai fait graver ici, c'est plutôt pour vous en donner de l'horreur que pour vous conseiller de vous en servir.

Les cauteres potentiels sont plus en usage : Nous en tirons de grandes utilités dans les vieilles maladies, après avoir employé plusieurs autres remedes sans fruit, comme dans les rhumatismes, dans les gouttes, dans les fluxions sur les yeux, & dans toutes celles qu'on appelle ordinairement cathares.

Les cauteres potentiels sont plus d'usage.

On se sert de ces cauteres dans plusieurs parties du corps, mais celles où on les applique plus ordinairement sont, 1°. A la nuque, entre la premiere & la seconde vertebre du col, 2°. A la partie supérieure du bras, dans une petite cavité qui se forme entre le muscle deltoïde & le biceps. 3°. A la partie

Lieux où on les applique.

interne du genou , un peu au-deſſous de l'attache
des fléchiſſeurs de la jambe.

*Précaution.*

Avant que d'appliquer un cautere , il faut avoir
des pierres dont on connoiſſe la vertu , & de l'efficace deſquelles on ſoit ſûr , car quand on en achete ,
& qu'on en prend tantôt de l'un , tantôt de l'autre ,
on ne peut pas répondre du ſuccès ni de l'effet que
feront ces cauſtiques. C'eſt encore pis s'ils ſont humides & qu'ils n'ayent pas été conſervés dans un
lieu ſec : ſûrement ils n'agiront pas ſi bien. Pour
n'être pas trompé , il faut que le Chirurgien en faſſe
lui même , & qu'il les garde  pour le beſoin. En
voici une compoſition fort facile à faire.

*Compoſition*
*d'un cautere.*

Il faut dans un demi-ſceau d'eau mettre un quart
de boiſſeau  de cendre de bois de chêne , deux livres de cendres gravelées , une livre de chaux vive ,
& demi-livre de ſel , laiſſer tremper le tout pendant
trois ou quatre jours , en le remuant tous les jours
avec un bâton : le tout étant bien raſſis , il faudra le
couler  enforte qu'il ne paſſe rien que l'eau bien
claire qu'on mettra dans un chaudron ſur le feu &
qu'on fera bouillir juſqu'à ce que l'eau demeure en
pierre de couleur noire , & l'ayant tirée , on en fait
de petites pierres qu'on met dans un vaiſſeau de verre qu'on bouche bien & qu'on garde dans un lieu
chaud & ſec.

*Application*
*du cautere*
*potentiel.*

Il y a des circonſtances à obſerver pour bien appliquer un cautere. On commence à faire un petit
emplâtre G. rond , de la grandeur d'un écu & troué
par le milieu ; on le couvre d'un onguent fort emplaſtique , afin qu'il s'attache fortement à la peau
pour empêcher que l'eſcarre ne ſoit pas plus grande
que le trou qu'on a fait au milieu de cet emplâtre ,
qui doit être proportionné à la grandeur du cautere
qu'on va poſer. On met cet emplâtre ſur l'endroit
deſtiné au cautere , prenant garde qu'il ſoit bien
placé.

Auſſi tôt que l'emplâtre a été mis à ſa place , on

ouvre la bouteille aux cauteres pour en prendre une pierre H. qu'on tire & qu'on poſe avec.cette pincette I. Avant que de la mettre on mouille la peau avec une goutte d'eau, afin que la pierre ſe fondant plutôt, elle faſſe auſſi plutôt ſon effet. On met par-deſſus cette petite compreſſe K. quarrée & mouillée pour la même fin ; on la couvre de ce plus grand emplâtre L. & enſuite de la compreſſe M. & par-deſſus on met un bandage circulaire avec cette bande N. qu'on ſerre un peu, afin d'appuyer ſur la pierre à cautere & empêcher que l'appareil ne change de place.

Quand on connoît la pierre à cautere dont on s'eſt ſervi, on eſt certain du tems qu'il faut lever l'appareil, & on ne tombe pas dans l'inconvénient de l'avoir levé avant qu'elle ait fait ſon eſcarre, & par conſéquent on n'eſt point obligé en revenant deux heures après, d'en mettre une autre, comme cela eſt arrivé pluſieurs fois. Il ne faut pas auſſi la laiſſer trop long-temps, car ſi la pierre eſt bonne, à un enfant ou à une femme dont la peau eſt plus délicate que celle des hommes, elle pourroit trop caver, agiſſant plus ou moins ſelon que la peau qu'elle attaque eſt plus ou moins tendre. Si on trouve l'eſcarre en bon état, on ôte tout cet appareil, & avec la lancette O. on fait deux petites inciſions en croix dans le corps de l'eſcarre. On met ce petit linge P. couvert d'un peu de baſilicum ou de beurre frais ſur l'eſcarre, & par-deſſus on poſe la même compreſſe & le même bandage.

On continue le même remede juſqu'à ce que l'eſcarre ſoit tombée, & pour lors on met dans le trou un gros poix Q. ou un tampon rond fait de racine d'iris R. Il y en a qui ſe contentent d'y mettre une boulette de cire S. mais le pois & la racine d'iris conviennent mieux, parce que s'imbibant des humidités du cautere, on les retire toujours plus gros qu'on ne les a mis, ce qui entretient dans une juste grandeur l'ouverture de l'ulcere qui ne cherche qu'à se rétrécir & à s'emplir.

*Du panse-*
*fement.*

On met un petit morceau de linge blanc T. troué à l'endroit du pois, & par-dessus une feuille de lierre V. qu'on dit être particuliere pour y procurer une suppuration reglée, on finit par cette compresse X. & par le même bandage que le jour précédent. Il faut avoir soin de panser les cauteres deux fois le jour, & de se servir de linge blanc de leslive si on veut éviter la mauvaise odeur, & si les chairs croissent trop & qu'elles débordent les bords du cautere, il faut les consumer avec la poudre d'alun brûlé.

*Choix des en-*
*droits où l'on*
*applique les*
*cauteres.*

Quand on fait aux grandes personnes de ces cauteres, que quelques-uns appellent des fonticules, & les Italiens des fontanelles : on les applique ordinairement aux bras & aux jambes, afin qu'on puisse se panser soi-même, & on fait de petites bandes figurées en forme d'étrier X Z. qui font très-commodes pour les bras & les jambes ; mais quand c'est à des enfans, on les fait à la nuque du col pour trois raisons : 1°. Parce qu'à tous ceux qui ont une grosse tête & des fluxions sur les yeux ou sur le visage, le cautere appliqué en un tel endroit peut mieux épuiser les sérosités superflues de ces parties malades pour lesquelles on l'emploie. 2°. Parce que ce sont les meres ou les gouvernantes qui ont soin de les panser, & que leur bonnet cache la bande qui tourne autour de la tête. 3°. Parce qu'aux enfans on ne leur met que pour un tems ; la maladie passée, on laisse fermer le trou du cautere après l'avoir suffisamment purgé, mais quand on a passé quarante ans, il faut le porter tout le reste de sa vie, si on ne veut pas courir le risque de tomber dans quelque fâcheuse maladie que peut causer dans la suite cette humeur qui avoit pris son cours par le cautere, & qui contrainte de se remêler dans la masse du sang, seroit capable

de la corrompre, ou se répandroit sur quelque viscere principal, le plus foible ou le plus disposé à
s'imbiber de cette liqueur superflue ou viciée.

## FIG. LVII. POUR LES VENTOUSES.

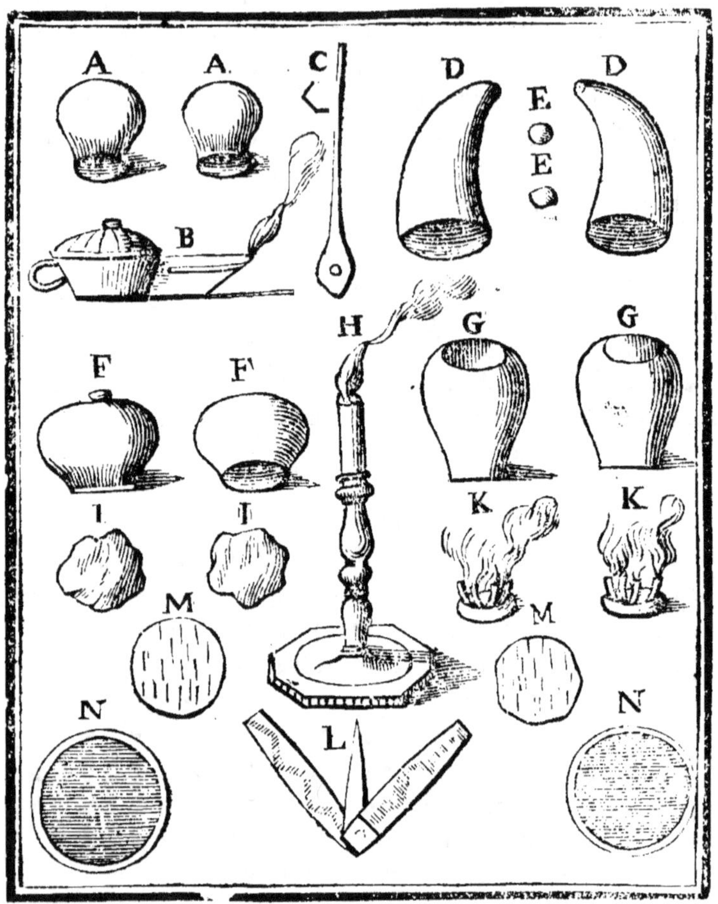



LA Ventouse est une maniere de boëte de figure ronde, de la grosseur du poing, dont
l'entrée est plus étroite que le fond. Sa matiere est
de verre, de corne ou de cuivre ; mais on ne se
sert à présent que de celle de verre, parce qu'elles
sont plus propres, & qu'étant transparentes on voit
ce qui se passe dans la ventouse, & qu'on connoît

Figure & ma-
niere de la
ventouse.

par ce moyen s'il est forti une quantité de fang fuffifante avant que de la relever.



L'ufage des ventoufes eft auffi ancien que la Chirurgie, puifque Hyppocrate nous en parle, & nous ordonne de nous en fervir, & que Galien nous vante les bons effets qu'elles produifent pour la guérifon de plufieurs maladies. On ne doute pas que l'application des ventoufes n'ait fa bonté & fes utilités; mais nous ne fommes pas obligés de nous en fervir dans toutes les maladies où les appliquoient nos Anciens qui ont donné trop d'étendue à ce qu'Hyppocrate & Galien nous ont laiffé par écrit. Nous ne devons point croire, par exemple, qu'en les appliquant fur le fommet de la tête, elles puiffent relever la luette trop relâchée; qu'étant mifes fur la région des ureteres, elles aient affez de force pour attirer une pierre des reins & la faire tomber dans la veffie, & une infinité d'autres imaginations femblables.

A mefure qu'on a acquis des connoiffances plus parfaites dans l'Anatomie, l'ufage des ventoufes eft devenu moins fréquent. On les a fupprimées dans toutes les maladies où on a connu qu'elles n'étoient d'aucune utilité; & on en a confervé l'ufage dans celles où on en reçoit, ou du moins où l'on en peut recevoir du foulagement, comme dans l'apoplexie, dans la létargie, & dans toutes les fluxions de la tête qui attaquent les yeux & le vifage.



En Italie & en Allemagne, on n'en eft pas autant défabufé qu'en France. Dans ces Pays-là on trouve des étuves humides où l'on va fort fouvent pour la propreté, quand ils fe fentent trop replets & qu'ils croient que cela vient de l'abondance du fang, ils fe font appliquer de ces petites ventoufes en plufieurs parties du corps auxquelles ils font faire des fcarifications; par ce moyen ils font fortir autant de fang qu'ils jugent à propos pour fe foulager. Cette pratique n'eft point du goût des

François, qui sont persuadés qu'en tirant par la saignée deux oux trois pœlettes de sang, on dégage plus puissamment que par ces petites scarifications, qui ne peuvent laisser sortir qu'un sang subtil tiré par force de la superficie du corps.

En voyageant en Italie, j'ai été voir les étuves. Les gens de qualité en ont dans leur Palais pour leur usage particulier, & dans les Villes il y en a de publiques, où chacun va pour son argent. Ils ont de petites ventouses AA. qu'on appelle des cornets, parce qu'elles sont faites de corne ; ils s'en font mettre tel nombre & en telle partie du corps qu'ils le jugent à propos, parce qu'on est tout nud dans ces étuves. Pour les appliquer ils les mettent dans un bassin d'eau chaude, & les prenant l'un après l'autre pour les poser, ils ne font que mettre le bout d'une lampe allumée B. dans le cornet, qui étant plein de fumée, & posé à l'instant sur la partie, s'y attachent fortement ; ils le relevent peu de tems après, & avec une flammette C. ils y font des mouchetures, puis le remettent de la même maniere, & ainsi par plusieurs cornets ils tirent la quantité de sang qu'ils jugent nécessaire pour leur santé.

Maniere dont<br>on les appli-<br>que.

J'ai eu aussi la curiosité de voir celles d'Allemagne. Ce sont de grandes salles voutées, où il y a des bancs des deux côtés comme aux Classes des Colleges ; il y a deux pœles, dans l'un les hommes se vont déshabiller avant que d'entrer dans l'étuve, & l'autre sert pour les femmes. Les uns & les autres sont nuds à un linge près qu'ils ont depuis la ceinture jusqu'au milieu des cuisses. A mesure qu'ils entrent ils se placent, les hommes d'un côté & les femmes de l'autre. Etant assis un serviteur se présente qui leur met des cornets aux endroits où ils montrent qu'ils en veulent. J'en vis appliquer à presque toutes les parties du corps. Je demandai la raison à un qui s'en fis mettre sur le coude

Disposition<br>les pœles en<br>Allemagne

Utilité parti-<br>culiers

du pied, il me répondit que c'étoit contre la goutte; & il me dit que depuis qu'ils s'en faisoit mettre en ce lieu de tems en tems, il n'en étoit point incommodé.

*Adresse à faire les mouchetures.*

Ceux qui servent dans ces lieux, sont tellement habitués à mettre des cornets, qu'ils le font avec une promtitude surprenante. Ils font les mouchetures avec une flammette qu'ils tiennent d'une main, & des chiquenaudes qu'ils donnent dessus de l'autre main, ils donnent telle figure qu'ils veulent à ces mouchetures arrangées à côté l'une de l'autre; les unes représentent un lac d'amour, d'autres un cœur, & d'autres les chiffres de leurs maîtresses, selon la volonté de celui qui se les fait faire. Enfin, ils sont si persuadés du bon effet de leurs étuves, qu'ils se priveroient de toutes choses plutôt que de s'en passer; & en effet, les femmes qui y vont, ont un très-beau teint, parce que la sueur, fait dégorger les impuretés qui gâtent la peau.

*Cornets dont on se sert à Bourbon.*

Il y a encore une autre espece de cornets DD. dont on se sert à Bourbon, ce sont de petits bouts de cornes un peu longs, & percés par le bout le plus pointu. On pose la partie la plus large sur l'endroit où on en doit faire l'application, & par la plus étroite on suce pour attirer la peau dans la cavité du cornet; celui qui fait ce sucement, a dans la bouche de petites boules de cire EE. avec lesquelles, par le moyen de sa langue, il bouche le trou par où il a sucé, il procede ensuite à un autre & en met autant qu'il est nécessaire.

*Ventouses seches & humides.*

Il y a deux sortes de ventouses, les unes qu'on appelle seches, parce qu'elles ne consistent que dans la seule apposition de la ventouse, sans rien faire sortir qui humecte la peau; les autres qu'on appelle humides ou scarifiées, à cause qu'on fait des scarifications pour en tirer du sang. Le Chirurgien doit en avoir au moins de deux grosseurs différentes;

de plus petites FF. pour les enfans, ou lorfqu’il ne
veut faire qu’une légere attraction ; & de plus groffes GG. pour les grandes perfonnes, ou l’orfqu’il y
a néceffité d’attirer puiffamment.

Pour les appliquer, il faut mettre le malade dans
une fituation commode, cela dépend de l’endroit
où cette application fe doit faire : mais comme on
n’en met gueres que fur les épaules, nous fuppo-
fons les devoir mettre en cet endroit. Si le malade
étoit en état de fe lever, on peut le mettre fur un
fiege, la tête penchée en devant, & appuyée fur un
oreiller mis fur une table devant lui ; s’il étoit en
létargie ou en apoplexie, il faudroit le coucher fur
le ventre, & après avoir découvert les épaules, les
frotter rudement avec plufieurs ferviettes bien chaudes pour échauffer les parties & en tirer plus de fang.
c’eft pourquoi il faut avoir la précautions de faire
faire du feu clair afin de renouveller fouvent les
ferviettes chaudes.

On fait tenir une lumiere H. par un ferviteur,
tant pour voir clair à ce qu’on fait que pour allumer les étoupes II. ou les petites bougies KK. quelques-uns prennent de l’étoupe fine qu’ils mettent
dans le creux de la ventoufe pour l’y allumer, puis
ils appliquent la ventoufe fur le lieu prémédité ou
defigné auparavant, & elle s’y attache auffi-tôt ;
enfuite ils en appliquent une autre qu’ils placent à
côté de la premiere, & s’étant fait apporter une
ferviette très-chaude pliée en plufieurs doubles,
ils la mettent fur les ventoufes, & peu de tems
après on renouvelle la ferviette, ce que l’on continue jufqu’à ce qu’on croie devoir les relever pour
y faire les fcarifications.

Au lieu d’étoupes il vaut beaucoup mieux fe fervir de petites bougies attachées fur un petit rond
de carte. elles rendent plus de flammes que l’étoupe, & par conféquent la ventoufe attire plus fortement, & on ne court pas le rifque avec ces bou-

gies de brûler le malade, comme peut faire l'étoupe. Il faut remarquer qu'appliquant des ventoufes à une fille ou à une femme, il faut les pofer plus bas qu'aux hommes, parce que les fcarifications laiffent de petites cicatrices qui gâtent les épaules, & qui chagrineroient les femmes fi elles étoient en un lieu où on les pût voir; car les femmes ne fe foucient pas d'avoir des défauts, pourvû qu'ils foient cachés.

*Maniere de relever la ventoufe & defcarifier.* La ventoufe fe releve en appuyant un peu fur la peau avec un doigt pour y faire entrer de l'air : on prend alors la lancette L. avec laquelle on fait plufieurs fcarifications fur l'endroit où elle a été appliquée; on commence par le bas de la rondeur, l'on y fait trois fcarifications, on continue en montant, & l'on en fait quatre; enfuite cinq au-deffus, puis quatre & l'on finit par trois, de forte qu'elles font toutes entrelaffées dans les efpaces les unes des autres, de la maniere qu'il eft repréfenté par les figures MM. On allume les bougies qu'on met fur l'endroit fcarifié, & par-deffus on applique la même ventoufe, on fait la même chofe à la feconde, on les couvre avec une ferviette très-chaude, & en renouvellant ces linges on regarde fi elles s'empliffent de fang, & lorfqu'on croit qu'il y en a affez, on fait apporter un vaiffeau pour mettre le fang contenu dans ces ventoufes.

*Maniere d'appliquer le ventoufe une feconde fois.* Si dans les maladies qui demandent une prompte évacuation, on trouve à propos de les remettre une feconde fois, il faut avoir d'autres bougies, parce que ces premieres ayant trempé dans le fang, ne pourroient pas fe rallumer. On fe conduit cette feconde fois comme la premiere, & on réitéreroit cette application pour la troifieme fois, fi la néceffité le demandoit.

*Panfement.* L'opération finie, on effuie bien tout le fang, on lave les épaules avec du vin tiede, & on met ces deux emplâtres NN. fur les deux endroits où

on a fait les scarifications. Ils sont de ceruse brûlée, parce qu'il n'est plus question que de dessecher; on les renouvelle quelques jours après, ce
qu'on continue jusqu'à la parfaite guérison.

## Fig. LVIII. POUR LES SANGSUES ET VESSICATOIRES.

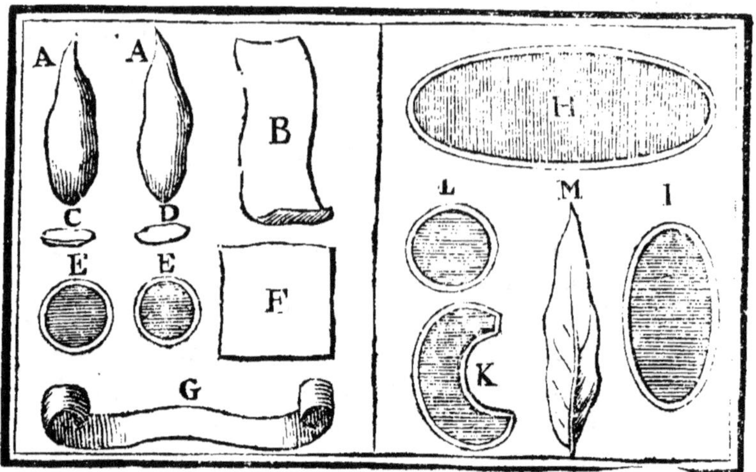

LEs sangsues sont de petits vers aquatiques
qu'on trouve dans les étangs & dans les rivie-
res : ces insectes s'attachent souvent aux jambes de
ceux qui se baignent, & aux pieds des chevaux,
quand on les va abbreuver ; on les appelle sangsues, parce qu'ils sucent le sang des animaux aus-
quels ils s'attachent.

Il y en a de deux sortes, de bonnes & de venimeuses ; les bonnes sont celle qui vivent dans les
eaux courantes ; elles sont longues & menues ; elles
ont la tête petite, le dos verd rayé de jaune, & le
ventre un peu rouge ; ce sont de celles-là AA. dont
il faut se servir. Les venimeuses se trouvent dans les
eaux croupissantes des fossés & des marais ; elles
ont une grosse tête & le dos rayé de bleu ; ce sont
celles-là qu'il faut rebuter.

On applique souvent les sangsues aux parties qui
ne peuvent souffrir la saignée, ni les scarifications,

comme au visage, aux levres, au nez, aux jointures, aux doigts & à l'anus. On les applique à cette derniere partie pour vuider les hémorroïdes. Les sangsues suppléent à la saignée, parce que leur aiguillon fait l'office de la lancette.

*Leur préparation.* On ne doit point appliquer les sangsues nouvellement prises, on les doit auparavant laisser dégorger dans l'eau pendant plusieurs jours. Quand on voudra s'en servir, il faut les retirer de l'eau, & les tenir enfermées dans quelque boëte depuis le soir jusqu'au lendemain, ou depuis le matin jusqu'au soir, afin de les rendre plus affamées & plus avides à sucer.

*Et celle de la partie.* Avant que de les appliquer, il faut frotter la partie avec un petit linge mouillé d'eau chaude, afin qu'elles s'attachent plus promptement & plus fortement ; ou bien on la frotte avec un linge trempé dans du lait. Il y en a qui veulent qu'avec une épingle on fasse une ponction à la partie pour en faire sortir quelque goutte de sang, mais il vaut mieux frotter l'endroit avec un peu de sang de pigeon, ou de quelqu'autre animal qu'on aura préparé pour cet effet.

*Comment elles agissent.* Lorsqu'on veut appliquer les sangsues, comme elles peuvent s'attacher aux doigts, ou que souvent elles ne peuvent point mordre, il faut les tenir avec un morceau de linge B. jusqu'à ce qu'elles se soient collées à la peau : on s'en sert toujours de la même maniere ; on en met une seconde, une troisiéme, & autant qu'il est nécessaire. Lorsque ces sangsues sont ainsi attachées à la partie, elles font sortir de leur tête un aiguillon, qui n'est que la la pointe de leur trompe, qui est comme un tuyau disposé de maniere qu'il se plisse pour s'accourcir, & se déploie pour s'allonger, ensorte que quand la sangsue veut tirer le sang de quelque animal, elle étend sa trompe, & cherche dans la peau un pore pour l'y introduire & fourrer assez avant pour trouver

trouver le sang, qui montant dans la cavité de cette trompe, entre dans le corps de la sangsue.

Les sangsues ne quittent point qu'elles ne soient saoules. Si elles quittoient trop tôt, on en appliqueroit d'autres sur les mêmes ouvertures. Lorsqu'elles sont pleines & quand on ne veut pas qu'elles se détachent, on leur coupe la queue avec des ciseaux, d'où on voit distiller tout le sang qui les emplissoit, de maniere qu'elles vuident par la queue le sang qu'elles reçoivent par leur trompe, comme par une pompe aspirante, & ainsi une seule tire plus de sang que six autres, ausquelles on n'aura pas fait cette amputation. Quand on croit avoir suffisamment tiré du sang il ne faut point arracher les sangsues de crainte qu'elles ne laissent leurs aiguillons; il faut pour leur faire lâcher prise, leur mettre un peu de salpêtre ou de sel sur le dos, elles quittent aussi-tôt. Il faut ensuite laisser couler un peu de sang, afin qu'il ne reste point de venin; on lave les piquures avec de l'eau salée, & si le sang ne s'arrête pas de soi-même, il y faut mettre un peu de charpie rapée C. ou du linge brûlé D. On peut appliquer ces emplâtres EE. une petite compresse F. & une bande G. roulée à deux chefs.

*Amputation de leur queue.*

*Moyen de les faire lâcher.*

*Pansement.*

L E Vessicatoire est un médicament qu'on fait avec des mouches cantharides, lequel étant appliqué sur la peau, y fait venir des vessies par son âcreté; c'est pourquoi on lui a donné le nom de vessicatoire.

*Du vessicatoire.*

Ce remede se fait avec des mouches cantharides dessechées & mises en poudre qu'on agite avec du levain & un peu de vinaigre pour en faire une masse. Les Auteurs qui nous y font mêler le vinaigre, nous disent que la fermentation qui doit arriver du mêlange du vinaigre avec le sel alkali des cantharides, augmente la vertu du vessicatoire. Il y en a d'autres qui prétendent que l'acide du vinaigre doit affoiblir l'action du vessicatoire plutôt que de l'augmen-

*Sa composition.*

ter, puisqu'il énerve le sel volatil des canthari-des, d'où dépend toute leur force. Je ne sçais point lesquels ont raison, mais je m'en tiens à l'expérience, qui me fait voir qu'en y mettant un peu de vinaigre, elles font fort bien l'effet qu'on en attend.

*Son application.* On se sert des vessicatoires en plusieurs maladies où il faut irriter vivement les fibres & tirer avec une grande violence les sérosités au dehors, comme dans l'apoplexie, dans l'épilepsie & dans les migraines, on les applique pour lors par derriere le col, & on en fait une grande emplâtre H. que l'on met entre les deux épaules. C'est un bon remede contre les morsures des bêtes venimeuses, & contre la goutte ; on en couvre un morceau de linge I. qu'on met sur la morsure. Ils sont aussi excellens pour les fluxions des oreilles & des yeux : on en fait pour lors une emplâtre K. figurée en croissant, qu'on applique derriere l'oreille ; & on est soulagé de la douleur des dents quand on en met une petite emplâtre ronde L. sur l'artere temporale.

*Ses différen-ces.* Le Chirurgien doit rendre son vessicatoire plus ou moins fort, suivant la partie & la maladie ; il doit mettre moins de mouches cantharides pour une fille ou une femme, parce qu'elles ont la peau plus délicate, principalement quand on les applique à la temple ou derriere les oreilles ; mais on en doit mettre davantage pour une vieille personne, à cause de la dureté de sa peau. Si on applique des vessicatoires aux épaules contre l'apoplexie & l'épilepsie, ou à la cuisse contre la goutte, il faudra en mettre suffisamment pour exciter un plus grand nombre de vessies, & un plus grand écoulement de la sérosité.

Avant que d'appliquer le vessicatoire, il faut faire une legere friction à la partie, afin que l'effet s'en fasse plus vîte. On le laisse sur la partie quatre ou cinq heures, & quelquefois davantage, selon la dé-
*Ecoulement des sérosités.* licatesse des personnes & la disposition où on les trouve. Lorsque l'épiderme est élevé en vessies, la

douleur n'est plus si grande, & ces vessies se trouvent pleines de sérosités, il faut les ouvrir pour la
laisser écouler, on en procure même l'écoulement
pendant quelques jours, en mettant dessus une
feuille de poirée M. & plus on en fait sortir, plus
le malade se trouve soulagé, & se tire plutôt du
danger qui presse; c'est la fin qu'on se propose
dans cette opération. Quand elles ont suffisamment coulé pendant deux ou trois jours, on se
sert de remedes dessicatifs pour les guérir.

On trouve à présent chez tous les Apothicaires *Autre sorte d'emplâtre.*
une composition d'emplâtre vessicatoire, qui est
plus commode que celle dont je viens de parler.
Quand on ne veut pas exciter tant de vessies, on
en étend sur un petit morceau de linge ou de taffetas, lorsqu'on en veut mettre derriere les oreilles
& aux temples; & c'est cette emplâtre qui trompa
une fille dont voici l'histoire.

Une dame de qualité aussi-tôt après être accou- *Histoire sur ce sujet.*
chée dit à une de ses femmes de chambre de lui faire
une emplâtre de l'onguent de Mad. Fouquet qu'elle
lu iavoit donné à serrer, pour se la mettre sur le
nombril : deux ou trois heures après, cette Dame
m'envoya chercher pour me faire voir un gros caillot de sang qu'elle venoit de vuider; & qu'elle
croyoit un faux germe, m'exagérant les obligations
qu'elle avoit à cette emplâtre, & les bons effets qu'elle
produisoit à toutes celles qui s'en servoient après
leurs couches. Peu d'heures après cette Dame me
renvoya chercher fort allarmée d'une grosseur qui
lui étoit venue au nombril, me disant que c'étoient
ses boyaux qui étoient sortis. Je trouvai que c'étoit
une grosse vessie causée par cette emplâtre, qui n'é-
toit point celui de Madame Fouquet, mais un vessicatoire. Je perçai cette vessie, & comme il ne falloit point procurer d'écoulement de sérosité dans
cette occasion, parce que l'humeur qui formoit la
vessie & tout le mal, s'écoula aussi-tôt de lui-même,

H h h ij

je mis un remede deſſus pour le deſſecher au plutôt. La femme de chambre avoit ces deux emplâtres dans ſon coffre, & elle s'étoit trompée en prenant celle de veſſicatoire pour celle de Madame Fouquet, qu'on croyoit avoir ſauvé la vie à cette Dame pendant qu'elle étoit encore enfermée dans le coffre.

## FIG. LIX. POUR L'ECHIMOSE ET LES VERRUES.

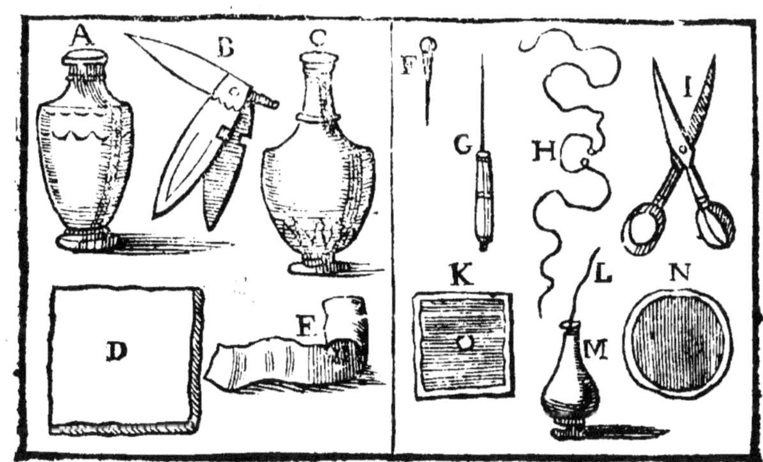

E Chimoſe vient du mot grec *Echimoſis*, qui eſt dérivé de *Ex*, qui veut dire dehors, & de *Chimoin*, qui ſignifie ternir & donner une vilaine couleur, parce que cette maladie eſt un épanchement de ſang ſous la peau, qui la ternit & la noircit.

La cauſe de l'échimoſe.     Elle eſt cauſée par une contuſion ou meurtriſſure qui rompant les petites fibres des muſcles & les petits vaiſſeaux capillaires, fait que le ſang s'extravaſe en ſortant des vaiſſeaux, & qu'il teint la peau d'une couleur livide & marbrée.

Ses différences.     Il y en a de légeres, comme quand on n'a fait que pincer la peau, ou après une ſaignée lorſque quelque goutte de ſang s'eſt coulée deſſous la peau. Il y en a de plus conſidérables cauſées par une chûte ou par quelque coup de pierre ou de bâton, & il en a de très-grandes, comme j'en ai vû à une perſonne qui voulant ſauter un foſſé, ſe fit un effort dans la jambe qui fit ouvrir un vaiſſeau, & où il ſe fit un ſi grand épanchement de ſang dans toute cette partie, qu'elle en étoit gonflée, & qu'elle en devint toute noire.

Les légeres échimoſes ſont quelquefois avec peu ou point de douleur : elles ne ſont point dangereuſes, elles gâtent ſeulement la peau en la tachant d'une marque livide & marbrée. Quand le ſang épanché eſt en petite quantité, il ſe réſout inſenſiblement, mais quand il y en a beaucoup, il fait un abſcès qui ne ſe termine que par la ſuppuration : s'il y en avoit une très-grande quantité, il pourroit cauſer la gangrene & le ſphacèle, en comprimant trop la partie, & empêcher ainſi la chaleur naturelle d'y reluire. On remarque que les contuſions & meurtriſſures des jambes & des pieds ont plus de peine à ſe guérir que celles des autres parties, parce que la peau y étant plus épaiſſe & plus ferme, le ſang y tient davantage & s'y diſſipe plus facilement.



Les échimoſes viennent toujours de cauſes externes, comme d'un coup reçu, ou d'une chûte qu'on a faite; parce que quelque choſe de peſant venant à tomber ou à frapper rudement notre corps, les vaiſſeaux ſe trouvant preſſés par la force du coup, ſont contraints de s'approcher & de ſe ſerrer les uns contre les autres, & le ſang de s'échapper de leurs orifices dans la partie où ces vaiſſeaux ſe terminent.



On guérit les légeres échimoſes en mettant deſſus du vin tiéde, de l'eau-de-vie, de l'eſprit de vin, de l'eau de la Reine d'Hongrie, ou du baume blanc de Fioraventi qu'on prend dans ce flacon A. On fait paſſer la lividité qui y reſte en ratiſſant du ſceau de la Vierge, & le mettant ſur la meurtriſſure. Aux échimoſes des yeux qui arrivent dans les jeux de paume par un coup de bale reçu en cette partie, on y met d'abord de l'eau fraîche, qui eſt un bon répercuſſif



H h h iij

pour empêcher la trop grande enflure ; c'est ce qu'on appelle avoir l'œil poché au beurre noir L'eau fraîche y est bonne le premier jour ; mais il faut des résolutifs par la suite : on fait un petit collyre avec des eaux de fenouil & d'eufraise, dans lesquelles on mêle le saffran, le camphre & quelques gouttes de sel ammoniac.

Remedes pour les plus grandes.

Si la contusion est grande, l'absinthe bouillie dans le vin y est bonne ; ou bien on fait infuser dans l'esprit de vin les fleurs de mille-pertuis, les noix muscades, les cloux de girofles & l'écorce de grenade dont on frotte la partie. On y met encore des cataplasmes faits avec les quatres farines, la bryone, les fleurs de roses, de camomille, de mélilot & le stirax liquide, on peut encore se servir d'un vin dans lequel on aura fait bouillir toutes les plantes aromatiques qui subtilisent & raréfient l'humeur extravasée.

Observation.

Le premier blessé que je pansai à la canonade de Nimégue, en l'année 1702, étant à l'Armée avec Monseigneur le Duc de Bourgogne, fut un Garde du Corps qui avoit une grosse contusion à l'épaule, qui lui avoit causé une grande échimose. Cu fût un boulet de canon qui en passant, avoit emporté la piece du juste-au-corps & de la chemise, & qui avoit tellement meurtri son épaule, qu'il ne la sentoit presque pas. Je lui fis des scarifications jusqu'au vif, dans lesquelles je mis de l'eau-de-vie où j'avois fait fondre du sel ; je continuai à le panser à Cléves où étoit l'Hôpital de l'Armée.

Quand la contusion est si grande qu'elle menace de gangrene ou de sphacele, il faut ouvrir promptement & faire plusieurs incisions, tant pour ôter la grande tension que pour faire dégorger la partie du sang & de la sérosité qui étouffe la chaleur naturelle. Lorsque l'engorgement n'est pas considérable,

L'opération qu'on y fait.

on se contente de faire des mouchetures avec la lancette B. s'il est plus grand, on fait des scarifications plus profondes; mais si ils étoient des plus grands, on en viendroit aux taillades qu'il faut faire sentir au malade en les profondant jusqu'au vif. On mettra dans ces ouvertures de l'esprit-de-vin camphré qui est dans cet autre flacon C. & tout ce qui peut animer & vivifier la partie, & par-dessus une compresse D & une bande E. trempées dans le même esprit-de-vin.

L Es Verrues, que le vulgaire appelle des porreaux, sont de petites élévations rondes & raboteuses qui arrivent à la peau, & particuliérement aux mains des jeunes gens. On leur donne le nom de porreaux, à cause qu'elles sont composées de plusieurs petites pointes semblables aux racines de ces plantes, ou bien parce qu'elles ont des racines comme elles, car effectivement elles en ont de répandues sous la peau qui font qu'elles repoussent souvent après les avoir fait tomber.

Des Verrues.

Le public veut que ce soit la crasse qu'on se laisse amasser aux mains qui soit la cause des verrues, prétendant qu'il n'en vient point à ceux qui ont les mains propres & qui les lavent tous les jours; mais les Sçavans en recherchent la cause dans les liqueurs nourricieres devenues trop âcres. Ils disent donc que les verrues ne sont que des excroissances charnues causées par l'extravasion du suc nourricier, qui a rongé par son acrimonie les vaisseaux capillaires de la peau: il y en a de grosses, de moyennes, & de très-petites, dont le nombre est quelquefois si grand qu'on a de la peine à les compter.

Leurs causes.

Leurs différences.

Les erreurs populaires sont infinies sur le fait de la guérison des porreaux; elles sont toutes si extravagantes qu'elles ne méritent pas d'être rapportées; & il y en a même qui croient que si quelqu'un comptoit les porreaux d'un autre, il lui en viendroit un pareil nombre.

Erreur du peuple.

Il y en a qui prétendent les faire tomber en les

H h h iv

frottant souvent & rudement; d'autres y fourrent la pointe d'une aiguille F. & mettant ce qui reste de l'épingle à la flamme de la chandelle, ils les cautérisent ainsi, & les brûlant de cette maniere, ils espèrent les faire tomber. D'autres les cautérisent avec l'aiguille qu'ils ont fait rougir, mais ces manieres ne sont pas sûres & peuvent causer de la douleur & de l'inflammation, les trois meilleurs moyens pour les guérir, sont de les lier, de les couper, ou de les consumer.

La ligature ne convient qu'à celles qui sont grosses & qui ont la base étroite, on la fait avec un crin de cheval ou avec de la soie H. il y en a qui la trempent dans de l'eau arsénicale, afin qu'elle coupe plutôt; mais cette pratique est dangereuse. Souvent ceux qui ont des verrues ne consultent pas les Chirurgiens, ils les lient eux mêmes & les font tomber par ce moyen.

Il y en a qui impatiens de se voir de ces verrues, les coupent avec des ciseaux I. mais c'est de la douleur qu'ils souffrent inutilement si on ne se sert pas de quelque remede rongeant pour en manger les racines, car ces maux ne manquent pas de repousser & de revenir plus gros que la premiere fois. Il faut donc étant coupées, les toucher avec l'huile de tartre par défaillance, ou mettre dessus les poudres d'alun ou de précipité rouge.

La troisiéme maniere est de les consumer avec des remedes capables de les corroder, comme sont l'esprit de vitriol, l'eau-forte, l'esprit de sel, ou le beurre d'antimoine; mais il ne faut se servir de ces remedes qu'avec beaucoup de précautions, car ils brûleroient & feroient des escarres trop profondes. Il ne faut point abandonner ces remedes aux malades pour en faire l'application eux-mêmes, & afin de la faire avec plus de sûreté, il faut composer une petite emplâtre K. trouée dans le milieu de la grandeur de la verrue qu'on veut toucher; on prend avec

un brin de paille L. de la liqueur dans cette phiole
M. dont on touche le porreau ; cette emplâtre qui
couvre la circonférence du porreau, la garantit
contre le remede en cas qu'il vint à tomber quelques gouttes en l'appliquant, & empêche qu'il ne
s'étende & n'opere au-delà de la verrue. J'en ai vu
tomber plusieurs par l'attouchement de l'esprit de
sel ; je le préfere aux autres quoiqu'il ne soit pas si
corrosif, j'aime mieux en appliquer plusieurs fois
que de courir le risque des inconvéniens que j'ai vû
arriver par l'eau-forte.

Quand on veut se donner la peine de bien conduire l'usage des remedes caustiques & consumans,
cette maniere est préférable aux autres, parce qu'ils
en rongent jusqu'aux racines & qu'ils ne reviennent point, & d'autant plus qu'on peut s'en servir
aux verrues qui sont trop petites pour être liées ou
coupées : l'emplâtre N. acheve de les guérir. *Les médicamens causti-
ques y sont
préférables.*

IL vient souvent à la superficie du corps de petites
excroissances dont la base est étroite, semblables *De quelques
autres petites
excroissances.*
à de petites têtes ou à de petites perles applaties, qui
croîtroient beaucoup si on ne les empêchoit ; il
en naît en toutes les parties de la peau, & particuliérement aux paupieres. L'opération qu'on y fait
ne consiste qu'à les couper avec la pointe des ciseaux;
elles sont si petites qu'elles ne jettent point de sang,
& qu'elles ne demandent aucun pansement. Il en est
venu plusieurs au Roi dans des tems différens, que
M. Felix lui a coupées de cette maniere ; la douleur
en est si legere qu'il ne la sentoit presque point,
& les endroits où on les avoit coupées se guérissoient d'eux-mêmes sans le secours de la Chirurgie.

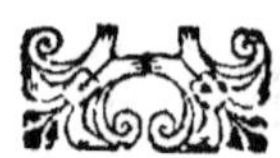

## Fig. LX. POUR L'OUVERTURE D'UN CORPS.

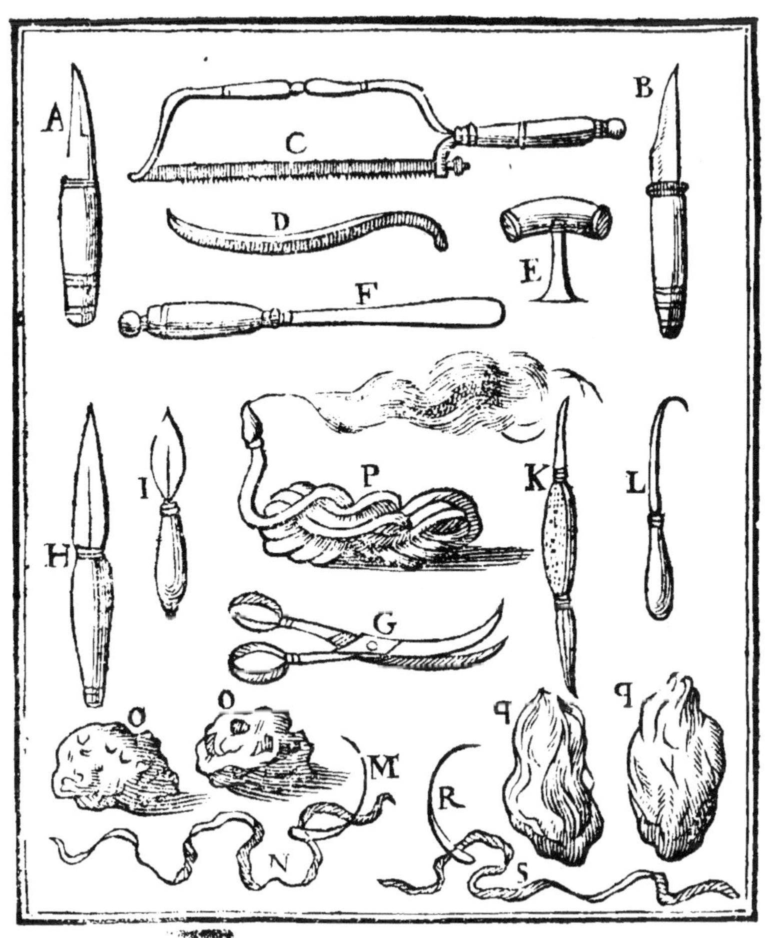

Nous avons jusqu'à présent fait toutes les opérations qui se pratique sur l'homme vivant, venons à celles qui se font sur l'homme mort : elles sont deux ; l'une est l'ouverture d'un corps, & l'autre est l'embaumement. Quoique ces deux opérations ne soient point accompagnées des cris du malade, & que les sujets sur lesquels elles se font, ne se plaignent point du Chirurgien, elles doivent néanmoins être faites avec art ; & l'adresse de l'Opérateur ne s'y doit pas moins faire voir que dans toutes les autres. Je vais vous les démontrer avec toute l'exactitude qu'elles demandent, & ce sera par elles que nous finirons ce Cours d'Opérations. *Dexterité que cette opération demande*

Plusieurs raisons obligent d'ouvrir un corps après la mort : par exemple, il y aura beaucoup d'enfans dans une famille dont un viendra à mourir, le pere & la mere le font ouvrir pour tâcher, en découvrant la cause de sa mort, de prévenir celle des autres. *Raison qui y engagent.*

Une mort prompte & subite qui épouvante une famille, ou qui excite la curiosité des Médecins & des Chirurgiens, oblige souvent d'ouvrir un corps après la mort, comme il est arrivé à deux personnes mortes à Versailles. Dans la même année un des Chefs du gobelet du Roi, tomba mort en servant à table Monseigneur le Duc de Bourgogne, & quatre mois après un des Valets de pied du Roi tomba aussi mort en se chauffant dans l'antichambre de sa Majesté. Je les ouvris tous deux en présence des premiers Médecins de la Cour, & par ces ouvertures on fut confirmé que c'étoit l'interception de la circulation du sang qui avoit été la cause de ces morts subites. *Observation.*

On trouve une personne morte, assassinée ou noyée, il en faut faire l'ouverture, pour dresser un rapport fidele de l'état des parties offensées, & souvent en exécution des Arrêts & des Sentences qui l'ordonnent. Si une personne est soupçonnée d'avoir été empoisonnée, l'ouverture du corps rend témoignage de la vérité. Le Gouverneur des Pages de la Reine étant mort à Saint-Germain, la servante peu contente de sa Maîtresse, alla dire au Grand-Prévôt, qu'elle croyoit que c'étoit elle qui avoit empoisonné son mari. Le Grand-Prévôt se saisit de la veuve, & en avertit le Roi. M. Felix & moi *Histoire.*

nous eûmes ordres le lendemain de faire l'ouverture du corps, nous ne trouvâmes aucune apparence de poison ; la femme fut justifiée & relâchée sur notre rapport, & la servante s'enfuit pour éviter le châtiment que méritoit une pareille dénonciation.

On ouvre presque toutes les personnes de qualité & particuliérement les Princes & les Rois pour embaumer leur corps avant que de les mettre dans le sépulcre de leurs Ancêtres. Mais soit par l'une ou l'autre de ces causes qu'on soit obligé de faire ces ouvertures, il faut que le Chirurgien les fasse avec méthode & de la maniere que je vais vous démontrer.

Tems déterminé pour ouvrir un corps. Le tems de faire une ouverture est ordinairement vingt-quatre heures après la mort. Les Ordonnances le portent ainsi , & on ne doit point entreprendre de la faire que les vingt-quatre heures ne soient accomplies , quoiqu'on eût des signes certains qu'il seroit véritablement mort , & cela pour éviter les reproches du public , qui accuseroit le Chirurgien de trop de précipitation , & pour contenter ceux à qui on entend dire qu'ils chargeront leurs successeurs ou héritiers de ne les point ensevelir avant les vingt-quatre heures finies , de crainte qu'on ne les enterre encore vivans , persuadés que cela est arrivé souvent , par les contes qu'on leur a faits.

Préparatifs. Il faut quelque tems avant l'heure prise , que le Chirurgien envoye par ses garçons porter les instrumens nécessaires . qui sont une scie, des scalpels de plusieurs grandeurs , des ciseaux, des élévatoires, des aiguilles , du cordonnet, des éponges, quelques paquets d'étoupes, & enfin tout ce qui est marqué sur la planche LX.

Les garçons arrivés au logis du mort , mettront une table au milieu de la chambre assez longue pour y poser le corps , ils étendront un drap sur la table ,

enfuite le corps deſſus, à qui ils auront mis une
ſerviette pliée en long en trois ou quatre doubles
circulairement, pour cacher par bienſéance les parties de la génération, & particuliérement quand c'eſt
une femme ; on mettra par-deſſus un autre drap qui
couvrira tout le corps. Il mettront ſous la table un
grand baſſin, pour y jetter les entrailles à meſure
qu'on les vuidera, & en ſceau plein d'eau pour
laver les éponges ; ils demanderont le linge néceſſaire, ils prépareront de la bougie, & attendront
ceux qui doivent être préſens à l'ouverture.

La compagnie arrivée, l'Opérateur & les garçons
qui ſont pour l'aider, mettent chacun une ſerviette
devant eux, afin de ne ſe point gâter. Pour moi qui
ai fait ſouvent des anatomies & de ces ouvertures,
j'avois des tabliers & des manches de toile faites
exprès, dont je me ſervois plus commodément que
des ſerviettes.

La compagnie arrivée, l'Opérateur & les garçons

*Ajuſtement de l'Opérateur & des garçons*

Le corps découvert, l'Opérateur commencera
par la tête, continuera par la poitrine, & finira par
le ventre ; cet ordre eſt moins embarraſſant que de
commencer par le ventre ; car étant obligé de retourner le corps pour voir le cerveau, le ventre
étant ouvert, toutes les parties qu'il contient ſorti-
roient & incommoderoient beaucoup ; c'eſt ſup-
poſé qu'on veuille examiner ces trois parties ; car
s'il y avoit une plaie au ventre ou à la poitrine qui
fût le ſujet de l'ouverture, il faudroit ouvrir cet
endroit pour connoître la plaie, & en faire ſon
rapport, ſans être obligé pour lors de travailler ſur
la tête.

*Par où l'on doit com- mencer.*

L'Opérateur prendra ce ſcalpel A. fait en couteau, ou cet autre B. fait en biſtouri, dont il fera à
la tête une inciſion longitudinale, depuis la racine
du nez juſqu'à la nuque du col, & une tranſverſale, depuis une oreille juſqu'à l'autre, ces deux
inciſions faiſant une croix cruciale ſur le ſommet
de la tête : il levera enſuite ces quatre parties qu'il

*Manuel de l'opération.*

féparera du crâne, & qui tombant en bas, laifferont le crâne à découvert. Prenant alors la fcie C. qu'il pofera fur l'os frontal affez près des fourcils, il commencera à le fcier, en faifant tenir la tête par un ferviteur, pour l'empêcher de vaciller. L'os frontal étant fcié, il conduira peu à peu la fcie fur l'un des temporaux, & enfuite fur l'autre, lefquels étant fciés, on retourne le corps, pour en faire autant à l'os occipital.

*Ufage de l'élevatoire.*

Toute la circonftance du crâne étant fciée, on prend cet élévatoire D. dont on fourre un des bouts dans la voie de la fcie, pour faire éclater quelques éminences qui excedent au-dedans l'épaiffeur du crâne, & que la fcie n'aura point entiérement coupées. Si on ne peut pas y réuffir avec l'élévatoire, cet inftrument E fait en forme de foret en viendra à bout, parce qu'il a plus de force; auffi eft-il fait à ce deffein; car en mettant la partie qui eft plate dans l'ouverture de la fcie, & en donnant un tour de main à droite & à gauche, on fait éclater ce qui tenoit, & ce qu'on reconnoît bien-tôt au bruit qu'il fait & qu'on entend lorfqu'il fe caffe. On gliffe enfuite cet inftrument F. fait en forme de grand fpatule emmanchée entre le crâne & la dure-mere, pour en féparer tous les filamens qui l'attachent aux endroits des futures.

*Séparation de la dure mere.*

Le crâne étant levé, on le place à côté de la tête, pour mettre dedans les morceaux du cerveau à mefure qu'on les coupe, on effuie la dure-mere qui eft humectée par le fang forti des vaiffeaux capillaires rompus, on la coupe dans toute fa circonférence avec ces cifeaux courbes G. on la releve par fes deux côtés vers le haut de la tête, où elle ne tient plus que par la pointe de la faux qui eft attachée en devant de l'apophife de l'os ethmoïde, appellée *crifta galli*, crête de coq. On coupe avec les mêmes cifeaux cette pointe de la dure-mere, & on voit que ce redoublement de la dure-mere qui fépare le cerveau en partie droite & en partie gauche, reſſemble à une faux, c'eſt ce qui lui en a fait donner le nom. Toute la dure-mere ainſi levée, on la rejette vers la partie poſtérieure de la tête, & pour lors on découvre la pie-mere qui enveloppe le cerveau juſques dans toutes ſes circonvolutions.

Quand on veut faire une démonſtration exacte du cerveau, on le coupe par parties, pour faire voir les trois différentes ſubſtances qui le compoſent; mais on ſe contente ici, en éloignant la partie droite de la gauche, d'ouvrir avec le manche du ſcalpel dans la ſubſtance calleuſe, les deux ventricules ſupérieurs qui ſont faits en forme de croiſſant: on coupe enſuite la plus grande partie du cerveau pour découvrir le troiſiéme ventricule, puis on leve la voûte à trois pilliers, ſoit pardevant où il n'y a qu'un pillier à lever, ſoit par derriere, où il en faut lever deux, & cela ſelon l'habitude & l'adreſſe de l'Opérateur à faire ces Démonſtrations. La voûte levée, on voit le quatriéme ventricule, on découvre par la ſuite le cervelet, dans lequel on donne un coup de ſcalpel H. ou de cet autre marqué I. pour en voir la ſubſtance; & s'il y avoit quelque choſe de particulier à diſſéquer, on ſe ſerviroit du ſcalpel K. qui a deux différens tranchans à ſes deux extrémités, & de l'érigne L. avec laquelle on tient & on éleve les vaiſſeaux qu'on veut diſſéquer. On ôte enfin tout le cerveau, pour voir s'il n'y a point de ſang épanché, ou rien de particulier à ſa baſe. Le tout bien examiné, on remet toute cette ſubſtance à ſa place, & après l'avoir renfermée dans le crâne, on prend l'aiguille M. enfilée du cordonnet N. & on coud les quatre coins du cuir chevelu qu'on a relevé, pour en couvrir la calotte du crâne, & pour contenir le tout dans ſon lieu ordinaire.

L'Opérateur fait, par ſes garçons, retourner le

cadavre, en le remettant fur le dos, & lui ayant mis une ferviette fur le vifage, pour le cacher aux fpectateurs, il fait une grande incifion longitudinale, depuis le col jufques fur les os pubis, & une autre tranfverfale de la partie lombaire gauche jufqu'à la droite. Par cette incifion, il coupe les tégumens, les mufcles & le péritoine tout enfemble, ce qui fait d'abord voir les parties contenues dans le ventre, dont la premiere eft l'épiploon qui nâge fur les boyaux; on examine l'eftomac qui eft placé dans l'hypochondre gauche, les inteftins grêles qui occupent toute la partie ombilicale, les gros qui entourent les grêles de toutes parts, le méfentere qui eft le lien commun de tous les boyaux, le foie qui remblit l'hypochondre droit, & la ratte qui trouve fa place dans le gauche, conjointement avec l'eftomac.

Si on eft obligé d'ôter ces parties pour examiner les vifceres qu'elles couvrent, il faut, avant que de le faire, lier les inteftins en deux endroits, l'un proche l'eftomac, & l'autre proche l'anus, afin que les matieres qu'ils contiennent ne puiffent pas fortir. On les met dans le baffin qui eft fous la table, & on imbibe le fang & les liqueurs épanchées dans cette capacité, avec les éponges OO. qu'on lave à plufieurs fois dans le fceau d'eau préparé & deftiné à cet effet. On examine les reins, les gros vaiffeaux, les parties de la génération, & la veffie; ou s'il y avoit quelque chofe de particulier à voir, on feroit approcher la bougie P. qui eft très-commode dans ces fortes de Démonftations, pour en découvrir jufqu'aux moindres particules fenfibles.

Afin de pouvoir pénétrer dans la poitrine, il faut féparer du fternum les parties mufculeufes qui la couvrent, & avec un fort fcalpel, couper les cartilages qui font à l'extrémité de chaque côté, tant du côté droit que du côté gauche; puis féparant

le

le premier os du sternum d’avec les deux bouts des clavicules, avec lesquelles il est fortement attaché, il faut lever le sternum tout entier, comme j’ai dit dans mon Anatomie, afin de voir plus commodément les parties contenues.

Les parties qui se présentent les premieres sont les poumons, qu’on trouve souvent altérés en quelque maniere, parce qu’étant les plus délicates de tout le corps, & toujours en action, elles ne peuvent pas si bien résister que les autres, & c’est la raison pourquoi la plus grande partie des hommes périssent par cet endroit. Les poumons sont séparés par une membrane longitudinale, qui est le médiastin, auquel est attaché une grande poche qu’on appelle le péricarde, qui est l’enveloppe du cœur. On ouvre ce péricarde, qui très-souvent contient de l’eau dans laquelle nâge le cœur. On fait ensuite deux incisions au cœur, l’une à droite, l’autre à gauche, pour voir s’il n’y a rien au-dedans des ventricules & dans les oreillettes, où on trouve souvent des corps graisseux, qu’on nomme des polipes du cœur ; on imbibe avec les mêmes éponges les sérosités qu’on trouve épanchées dans la poitrine, & après avoir fait attention s’il n’y a rien à la plevre, on remet toutes ces parties dans leur place. On prend ces deux paquets d’étoupes Q Q, on les étale, & on en met un sur les parties de la poitrine, & l’autre sur celle du ventre : on remet le sternum par-dessus, & rapprochant les tégumens, on fait recoudre le corps par un serviteur, qui, avec l’aiguille R. enfilée de ce petit ruban S. fait la suture du Pelletier, tant à l’incision longitudinale qu’à la transversale.

Je n’entrerai point dans le détail des indispositions qui peuvent se trouver dans toutes ces parties, cela me meneroit à l’infini ; je vous dirai seulement que quelque chose qui s’y rencontre, le Chirurgien doit dès le même jour dans son cabinet, le mettre par écrit, parce qu'il y a des circonstances particulieres, qui, avec le tems, peuvent s'échapper de la mémoire.

*Comment le Chirurgien doit dresser son rapport.* Si c'est un pere ou une mere qui ait souhaité que son enfant soit ouvert, pour tâcher de conserver les autres, par la connoissance de ce qui aura fait mourir celui-là, le Chirurgien doit faire une relation de tout ce qu'il aura trouvé, & la leur donner, afin qu'elle leur serve de guide dans les maladies qui surviendroient aux autres.

*Les observations qu'on doit publier* Si c'est par Ordonnance de Justice que l'ouverture ait été faite, il faut que le Chirurgien en fasse un rapport fidele, qu'il ne charge point trop les Accusés, ni qu'il n'autorise pas les Criminels.

Si un corps a été ouvert pour découvrir la cause d'un fait particulier, d'une mort subite, ou d'une maladie surprenante, le Chirurgien doit en dresser un mémoire pour en faire part au Public; car nous ne devons pas seulement faire tous nos efforts pour nous rendre habiles dans notre Profession; mais nous sommes encore obligés de travailler pour l'instruction des autres.

Ainsi pour un homme empoisonné on doit suivre ce modele :

Nous soussignés Médecins & Chirurgiens du Roi, certifions que par l'Ordonnance de M. le Lieutenant Criminel, nous avons ouvert le corps de M. A. où l'estomac livide & sphacelé à l'extérieur, contenoit dans sa cavité une liqueur épaisse & rougeâtre, dont un morceau de pain imbibé ayant été donné à un chien, l'a fait expirer dans des convulsions; de plus, la tunique intérieur de ce viscere nous a parue enflammée & cautérisée, s'étant séparée en lambeaux d'avec le reste; *Par qui les rapports doivent être signés.* ces impressions malignes que nous ne pouvons attribuer qu'à un poison arsénical, s'étant communiqué à plusieurs autres parties des premieres voies, doit à notre avis avoir causé la mort subite audit M. A.

Après les ouvertures des corps des personnes de la premiere qualité, la coutume est de faire une relation claire & succinte des faits qu'on a trouvés, sans s'étendre en des raisonnemens qui souvent sont inutiles. C'est ce qui se pratiqua à l'ouverture du corps de M. le Marquis de Louvoy, mort le 16 Juillet 1691. Cette relation fut portée au Roi après avoir été signée par quatre Médecins présens à l'ouverture : sçavoir, M. Daquin, M. Fagon, aujourd'hui premier Médecin, M. Duchesne & M. Seton ; & par quatre Chirurgiens : sçavoir, M. Felix, M. Gervais, M. Dutertre, & moi, qui avois été choisi par la Famille pour la faire.

Ambroise Paré, qui a été premier Chirurgien de plusieurs Rois, nous a fait part dans ses œuvres, des relations d'ouvertures des corps des Rois qu'il avoit servis ; elles sont toutes signées des Médecins & des Chirurgiens qui étoient présens, & nous ne voyons point qu'elles le soient d'aucun Apothicaire, & encore aujourd'hui dans toutes les relations d'ouvertures de corps des personnes de la Famille Royale que j'ai faites ou que j'ai vu faire, tous les Chirurgiens en charge ont signé conjointement avec les Médecins, & jamais les Apothicaires, quoique souvent ils aient été présens à ces ouvertures.

## FIG. LIX. POUR L'EMBAUMEMENT.

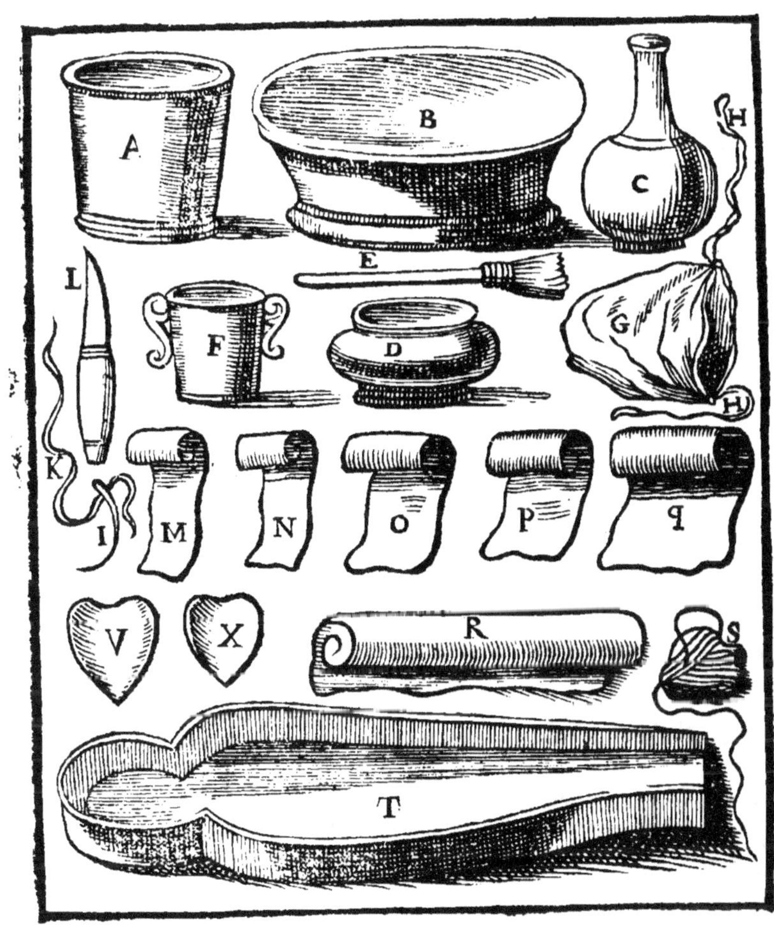



Usage des embaumemens.

L'Embaumement est une opération presqu'aussi ancienne que le monde ; elle s'est pratiquée de tout tems, & soit par vénération pour les parens, soit que ce fût un point de Religion, on travailloit à conserver les morts. L'Arabie & l'Egypte nous en fournissent une infinité d'exemples ; mais aujourd'hui on n'embaume que les Grands & les Riches, dont les parens veulent bien faire cette dépense.

M. Penicher, Maître Apothicaire de Paris, nous a donné un Traité des embaumemens, selon les Anciens & les Modernes, dans lequel on voit de sçavantes recherches sur ce sujet. Il rapporte les embaumemens de David, d'Alexandre, & de plusieurs autres; c'est pourquoi je vous y renvoie pour satisfaire votre curiosité. Mais il nous donne en habile Apothicaire tant de sortes de poudres balsamiques, qu'il jetteroit dans l'embarras du choix qu'on en doit faire, si on ne connoissoit pas qu'elles sont presque toutes semblables. Au reste, il prétend que c'est l'Apothicaire qui préside dans les embaumemens, que la composition & l'application du baume sont de son fait, & que le Chirurgien n'est-là que pour faire les incisions & les bandages qu'il lui prescrit; mais ce qui se pratique tous les jours détruit ce que cet Auteur avance. C'est le Chirurgien qui fait seul les embaumemens, c'est lui qui est chargé de tout; & après que l'Apothicaire a fait & fourni ce qu'on lui a demandé, il ne se mêle plus de rien, à moins qu'il ne veuille, comme un des Garçons Chirurgiens, donner à l'Opérateur les choses nécessaires à mesure qu'il les demande.

Traité des embaume-mens.

A qui il appartient d'embaumer.

Souvent les Chirurgiens préparent eux-mêmes ce dont ils ont besoin pour les embaumemens, & particuliérement dans les Armées, lorsqu'il faut conserver un corps pour le porter dans le tombeau de ses ancêtres. Mais chez les personnes Royales qui ont un Apothicaire en charge, c'est toujours lui qui prépare tout ce qui est nécessaire suivant le mémoire que lui en donne le premier Médecin, pour la qualité du baume, & suivant la quantité que lui en demande le Chirurgien, qui la mesure à la grandeur du corps qu'il doit embaumer. Il est vrai, comme remarque M. Penicher, que l'Apothicaire est payé par le Trésorier de l'argenterie, qui fait un état des frais funéraires, & qui le paye

Office de l'Apothicaire.

pour ce qu'il a fourni, comme les Crieurs pour la tenture, les Ciriers pour la cire, les Plombiers pour le cercueil, & une infinité d'autres ; mais s'il est payé comme Marchand, l'argent qu'il reçoit pour ses fournitures ne lui donne aucune droit le préféance au-dessus du Chirurgen, ni ne l'autorise pas à lui prescrire les instrumens qu'il doit tenir prêts, les incisions qu'il faut faire & les bandages qu'il doit préparer.

Il est encore vrai que le Médecin n'a rien pour sa présence, ni le Chirurgien pour ses peines, mais M. Penicher se trompe en disant que le Chirurgien n'a pour récompense de son travail que les dépouilles & les linges qui ont servi dans l'ouverture du corps & dans l'embaumement ; il devroit sçavoir que ces linges sont les droits des Garçons Chirurgiens, qu'ils ont le soin de ne point laisser perdre ; que M. Felix leur a toujours abandonné ; que j'en ai usé du même, & que les Chirurgiens, n'ôtoient point ordinairement ce droit à leur Garçons.

M. Penicher cite pour un modele d'embaumement, celui qui fut fait à Madame la Dauphine. Il ne faut pas s'étonner si la relation qu'il en fait n'est pas juste dans plusieurs circonstances, il l'a écrite sur un mémoire que l'Apothicaire de cette Princesse lui en a donné, lequel croyant que la Pharmacie est tellement au-dessus de la Chirurgie, qu'elle ne peut point lui disputer le pas, a tiré par ce mémoire tous les avantages qui lui ont paru pouvoir soutenir son opinion ; mais comme c'est moi qui ai fait cet embaumement, personne n'en peut mieux parler. Je ne vous en ferai point ici l'histoire pour éviter la répétition, parce que la maniere dont je vais vous montrer qu'il faut faire un embaumement parfait, vous instruira de tout ce qui s'est passé dans celui de Madame la Dauphine.

Après l'ouverture du corps, & la relation faite & signée sur les faits particuliers qui s'y sont trouvées, les Médecins & les Chirurgiens se retirent, laissant au Chirurgien qui doit travailler, le soin & la conduite de l'embaumement, c'est pourquoi tout roulant sur lui, il fait apporter dans la chambre du mort tout ce qui lui est nécessaire pour l'embaumer, & que l'on sçait consister en trois choses. 1°. En ce qui est du fait du Plombier. 2°. En ce qui appartient au Chirurgien. 3°. En ce qui regarde l'Apothicaire. *Trois choses nécessaires à l'embaumement.*

Le Plombier averti, vient prendre les ordres du Chirurgien sur la grandeur du cercueil, parce que s'il se contentoit de prendre la mesure sur le corps, il se trouveroit trop petit pour le contenir après qu'il seroit embaumé ; il lui commande un baril de plomb pour mettre les entrailles, & une boëte aussi de plomb faite de deux piéces pour renfermer le cœur après être embaumé, lui ordonnant d'apporter le tout dans la chambre du mort à l'heure qu'il lui marque. *Le fait du Plombier.*

Le principal de l'appareil du Chirurgien consiste en des bandes, car pour les instrumens, ce sont les mêmes dont il s'est servi pour faire l'ouverture du corps. Il faut qu'il prépare cinq bandes, deux de la largeur de trois doigts, & de quatre aunes de long chacune pour bander les bras, deux de quatre doigts de large & six aunes de long pour bander les jambes & les cuisses, & une autre plus large & plus longue pour faire les circonvolutions nécessaires autour du corps. *L'appareil du Chirurgien.*

Ce que l'Apothicaire prépare consiste en trois choses : 1. En une poudre de plantes aromatiques bien pilées dans un mortier. 2. En une autre poudre de gommes & de drogues odorantes subtilement pulvérisées. 3. En un liniment pour en frotter tout le corps. *L'Office de l'Apothicaire*

Cette premiere poudre qui est la plus grossiere,

& qui sert à remplir les grandes cavités & à mettre avec les entrailles, est composée de vingt-quatre ou vingt-cinq plantes différentes dont on prendra des unes les feuilles, des autres les racines ou les fleurs, & des autres les écorces ou les semences. Voici les meilleures & celles qu'on trouve le plus commodément. Les feuilles de laurier, de myrte, de romarin, de sauge, de baume, de rhue, d'absinthe, de marjolaine, d'hysope, de thim, de serpolet, de basilic; les racines, d'iris, d'angélique, de flambe, de calamus aromaticus; les fleurs de roses, de camomille, de mélilot, de lavande, les écorces de citrons & d'oranges; les semences d'anis de fenouil, de coriandre, de cumin. A toutes ces plantes bien mises en poudre, il faut ajouter quelques livres de sel commun & de tan, ensorte que le tout ensemble fasse jusqu'à trente livres de pesanteur.

De l'autre poudre qui est plus fine, il en faut dix livres, & elle doit être composée de dix ou douze drogues odorantes & capables de conserver les corps des siécles entiers : sçavoir, de mirrhe, d'aloès, d'oliban, de benjoin, de styrax calamite, de gerofle, de noix muscade, de canelle, de poivre blanc, de souffre, d'alun, de sel de salpêtre ; le tout enfin sera bien pulverisé & passé par le tamis.

Le liniment sera composé de térébenthine, d'huile de laurier, de styrax liquide, & de baume de Copahu ; car pour celui du Pérou, il est si rare & si cher, que lui seul couteroit plus que tout le reste de l'ambaumement; trois livres de ce liniment suffisent pour faire les embrocations nécessaires.

Outre ces trois articles, l'Apothicaire fera apporter trois ou quatre pintes d'esprit de vin, cinq ou six gros paquets d'étoupes, du coton, deux aunes de toile cirée de la plus large, & un paquet de grosse ficelle. Avec tout ces préparatifs, le Chirurgien est en état de commencer l'embaumement qu'il exécute de la maniere suivante.

Ayant fait approcher de lui le baril de plomb **A.** il prend quelques poignées de la grosse poudre qui est dans ce grand bassin **B.** qu'il met au fond du baril & par-dessus lesquels il étend une partie des entrailles, il remet encore un lit de poudre, & ensuite des entrailles, & il continue ainsi de lits en lits jusqu'à ce qu'il ait mis dans le baril toutes les parties qui étoient contenues dans la tête, la poitrine & le ventre, à l'exception du cœur qu'il sépare & qu'il met dans une porcelaine tremper dans de l'esprit de vin, jusqu'à ce qu'après avoir achevé d'embaumer le corps, il puisse embaumer le cœur en particulier. Il faut observer qu'il doit finir par un lit de la poudre, & que s'il y avoit peu à dire que le baril ne fût plein, il y faudroit mettre par-dessus un paquet d'étoupes pour achever de l'emplir ; mais si le Fondeur l'avoit fait trop grand, il lui faudroit faire couper ce qu'il y auroit de trop sur la hauteur, afin que le couvercle étant soudé, il ne reste point de vuide dans le baril.



Les trois ventres vuidés on les lave avec de l'esprit de vin qui est dans le flacon **C.** Avant de les remplir, on commence par la tête en emplissant le crâne de poudres & d'étoupes mêlées ensemble, & y en faisant entrer tout autant qu'elle en peut contenir : on remet le crâne à sa place, & avant que de coudre le cuir chevelu par-dessus, on met entre l'un & l'autre de la poudre balsamique la plus fine qui est dans ce vase **D.** On verse dans la bouche de l'esprit de vin pour la laver, & en l'emplit de cette poudre avec du coton, on en fait autant dans les narines, & dans les oreilles, & ensuite avec le pinceau **E.** on fait une embrocation sur tout le visage, la tête & le col de ce liniment **F.** & après mettant de la poudre fine sur toutes ces parties, il s'en forme une croute sur toute la superficie. On

*Comment on acheve la tête.*

met la tête dans ce linge G. fait en forme de coëffe de nuit qui a des cordons HH. qu'on tire pour serrer le col, afin que toute la tête soit ainsi exactement enveloppée.

*Préparation de la poitrine & du labdomen.*

On emplit de poudre & d'étoupes la poitrine & le ventre qui pour lors ne font plus qu'une grande cavité, car levant les entrailles, on a ôté le diaphragme qui le séparoit l'un de l'autre ; on ne doit point ici épargner les poudres, il faut qu'elles dominent, & les étoupes n'y font employées que pour les soutenir & les lier ensemble, on remet le sternum à sa place, & après l'avoir couvert de la poudre fine, dont on fait entrer entre les côtes & les tégumens, on fait une suture avec l'aiguille I. enfilée du cordonnet K. depuis le col jusqu'aux os pubis, & une autre transversale depuis une des parties lombaires jusqu'à l'autre.

*Des extrémités supérieures.*

On fait au bras avec ce scalpel L. quatre grandes taillades de la longueur d'un demi-pied chacune, & profondes jusqu'à los, & autant à l'avant-bras, qu'on lave avec de l'esprit de vin, & qu'on emplit de la poudre odorante ; on couvre le bras du liniment avec le même pinceau, & on le saupoudre du même baume qui s'y attache aisément à causes du liniment : on prend la bande M. avec laquelle on commence par la main, qu'on bande par des circonvolutions fort serrées, jusqu'à l'épaule où doit finir la bande : pendant que le Chirurgien accommode ainsi un bras il fait faire la même chose par un serviteur, qui avec la bande N. l'enveloppe comme il voit faire à l'Opérateur.

*Préparation des inférieures.*

La même manœuvre se fait aux cuisses & aux jambes, excepté que les incisions s'y font plus longues, plus profondes & en plus grande quantité qu'aux bras ; ces parties ainsi tailladées ressemblent aux haut-de-chausses des Suisses. Après avoir été imbibées, d'esprit de vin, on les emplit de poudres aromatiques ; les liniment posé & les poudres par-deſſus, l'Opérateur applique la bande à une cuiſſe pendant qu'un ſerviteur met la bande P. à l'autre. Ces deux bandes commencent aux pieds & finiſſent aux aînes.

On retourne le cadavre pour faire de pareilles inciſions au dos à l'endroit des reins & aux feſſes, & ſi le ſujet étoit gras on en feroit tout autour du ventre & de la poitrine : les lotions, les embrocations & l'application des poudres étant faites avec la bande Q. qui eſt fort large & très-longue, en commençant par le bas du ventre, on enveloppe ſi exactement le corps qu'il n'y a pas une ſeule partie qui ne ſoit couverte. *(Préparation des parties postérieures & des antérieures du corps.)*

Le corps ainſi emmailloté, on le poſe ſur la toile ciré R. dans laquelle on l'enferme tout entier en la coupant de maniere qu'elle puiſſe l'embraſſer de toutes parts ſans faire aucun pli, & avec le ficelle S. qui doit avoir dix ou douze aunes de long, on commence à la ſerrer à l'endroit du col pour former la figure de la tête, afin qu'elle puiſſe s'accommoder à celle du cercueil ; on continue pluſieurs tours autour du corps de demi-pied en demi-pied, de maniere qu'il doit être ſerré fortement, comme un ballot qu'on voudroit mettre au Meſſager. *(Comment on empaquete le corps.)*

On l'enſevelit enſuite dans un linceul dont on noue avec un cordon les deux bouts aux deux extrémités du corps, enſorte que le linceul ait une poignée à chacune de ſes extrémités ; on fait approcher le cercueil T. de la table où eſt le corps ; & ſi c'eſt une perſonne du ſang Royal, ſa Dame d'honneur prend une poignée du linceul qui eſt du côté de la tête, & ſa dame d'atour celle qui eſt du côté des pieds, & elles la mettent dans le cercueil, comme étant du devoir de leur charge de lui rendre ce dernier ſervice.

Si le Chirurgien a des poudres balſamiques de reſte, il les répand dans le cercueil, & il en rem- *(Uſages des poudres & des aromats.)*

plit les vuides avec des paquets de plantes aromatiques qu'il doit avoir préparées à cet effet, ensuite de quoi le Plombier met le dessus du cercueil qu'il soude tout autour le plus promptement & le plus exactement que faire se peut.

*Embaumement du cœur.* Pendant qu'on travail à souder le cercueil, le Chirurgien embaume le cœur. Il le prend dans la parcelaine où il l'avoit mis, il le lave plusieurs fois avec de l'esprit de vin, il emplit les ventricules de ce viscere avec de la poudre balsamique la plus fine qu'il a gardée exprès, & il l'ensevelit dans un morceau de toile cirée après avoir encore mis de cette poudre dans la toile pour envelopper tout le cœur, il le lie & le serre avec de la petite ficelle, donnant à ce petit paquet la figure d'un cœur, puis le mettant dans cette moitié de boëte de plomb V. il le recouvre de cette autre moitié X. & il fait souder ensemble ces deux moitiés par le Plombier en sa présence, dans toute la circonférence de la boëte.

Le cercueil étant soudé, on le met sur deux tréteaux au milieu de la chambre, & on le couvre d'un drap mortuaire. On met dessus le cercueil la boëte qui renferme le cœur qu'on couvre d'un crêpe, & on les laisse là l'un & l'autre jusqu'à ce qu'on les emporte dans les sépultures qui leur sont destinées.

*Embaumement de quelques Anciens.* Quelques Anciens ont prétendu avoir inventé une maniere d'embaumement préférable aux autres qui étoit d'ôter généralement toutes les chairs, en ne laissant que la peau & les os, & de substituer à leur place des poudres & drogues aromatiques : mais d'en user ainsi, ce n'est pas préserver un corps de la pourriture, c'est seulement conserver la peau & le squelette.

*De plusieurs Modernes.* Il y a des Modernes qui proposent des manieres plus faciles. Il y en a de plusieurs especes dont M. Penicher a rempli son Livre, c'est pourquoi je

ne vous les rapporterai pas. Je me contenterai de
vous dire que l'hiftoire de l'embaumement que je
viens de vous faire, eft celui que j'ai pratiqué fur
Mefdames les Dauphines, & fur plufieurs perfonnes de la premiere qualité, étant celui que je crois
le meilleur de tous.

J'ai oui dire qu'anciennement on faifoit des fé- *Confervation de corps par le plâtre.*
pulchres de plâtre, au milieu defquels on mettoit
le corps qu'on couvroit aufli de plâtre ; que dans
ces fortes de fépultures les corps s'y confervent
long tems fans jetter aucune mauvaife odeur, parce
que le falpêtre qui eft dans le plâtre, réfifte à la
pourriture, & que le plâtre en s'imbibant des férofités puantes qui fortent du corps, empêchent
les mauvaifes exhalaifons.

Ce fait doit faire naître la penfée de le mettre *Maniere d'en faire.*
en ufage, & voici comme je crois qu'il s'y faut
prendre, c'eft de faire faire un cercueil de plomb
ou de bois de grandeur proportionnée au corps, &
y ayant mis ce corps tout nud, on aura trois au
quatre augées de plâtre paffés au fas, qui, après
avoir été gachées, feront verfées aufli tôt dans le
cercueil, de maniere qu'y en ayant mis jufqu'au
bord, le corps foit tout enfermé dans le plâtre ; par
ce moyen on peut garder un corps plufieurs jours
au logis, & on peut le laiffer dans les caves où on
met les morts, fans craindre la puanteur. A mon
avis, on ne peut point faire un embaumement plus
aifé & à moins de frais.

On parle aufli de l'embaumement que certaines
terres fabloneufes, où l'air feul fait conferver des
corps qui y reftent expofés : On voit par exemple,
dans la cave des Cordeliers de Touloufe, plufieurs
cadavres d'hommes & de femmes, qui s'y font
confervés en leur entier depuis trois ou quatre fié-
cles, par la vertu des exhalaifons qui ayant pénétré un tems ces corps, en auront fixé les parties
molles ou liquides, & comme pétrifié les parties

charnues & offeufes ; ce qu'on peut expliquer en fuppofant une quantité de corpufcules falines & roides fe feront infinuées dans les pores de toutes ces parties, qui par la forte compreffion de ces petits coins étant refferrées en un volume beaucoup moindre que le naturel, compofe avec eux des maffes très dures, capables de réfifter aux injures du tems, & de retenir la forme & la groffeur humaine, parce que la place que les humeurs & les chairs ont abandonnée en diminuant de leur dimenfion, fe trouve juftement remplie par la multitude de ces atômes coagulans & pétrifiques.

Au refte, la longue durée des corps embaumés, dépend non-feulement de la bonté des drogues qu'on y emploie, mais encore de la qualité des Sujets ; car il y en a de fi pénétrés de graiffe & d'autres fucs pourriffans, cauftiques & fermentatifs qu'ils furmontent en peu d'années toute la force des meilleurs baumes, au lieu que d'autres naturellement plus fecs, & imbibés de liqueurs plus balfamiques, comme les corps des perfonnes qui auront mené une vie plus tempérée & plus frugale, fe préferveront eux-mêmes de corruption, & leurs fibres ceffant d'être amollies par l'humide radical & atténuées par le feu naturel, fe roidiront par des contractions fpontanées, & fe fortifieront de plus en plus contre les agens extérieurs ; enforte que pour les garantir de la pourriture, on ne fera pas obligé de les embaumer avec tant de foin.

Par le récit que je viens de vous faire de l'embaumement en géneral, vous pouvez juger lequel des deux y doit préfider, ou du Chirurgien ou de l'Apothicaire : c'eft le premier qui fait tout ce qu'il y a à faire, & qui travaille immédiatement fur le corps humain, & l'autre ne fait que pulvérifer des plantes & des gommes. Dans les confultations fur les maladies Chirurgicales, les Chirurgiens fignent les Ordonnances conjointement avec les Médecins, & les

Apothicaires ne font que les exécuter ; les rapports
& les relations des ouvertures des corps font fignés
des Médecins & des Chirurgiens, & jamais des
Apothicaires. On remarque que dans les états des
Maifons Royales, les Médecins font enregiftrés
les premiers, puis les Chirurgiens, & enfuite les
Apothicaires. Enfin le Roi voulant donner des gra-
tifications aux Officiers de Madame la Duchefse de
Bourgogne, qui l'avoient été querir au Pont de
Beauvoifin, il mit de fa main fur l'état qui lui en
fut préfenté, pour M. Bourdelot, Médecin, mille
écus ; pour moi, Chirurgien, quinze cens livres,
pour M. Riqueur, Apothicaire, mille livres. Et
après toutes ces marques de diftinction & de préférence, comment les Apothicaires peuvent-ils prétendre difputer le pas aux Chirurgiens ? Permis à
eux de fe repaître de cette bonne opinion d'eux-
mêmes qui ne fait aucun tort à la Chirurgie, puifqu'ils font les feuls de ce fentiment.

Nous voilà, MESSIEURS, parvenus à la fin du
Cours d'opérations que je m'étois propofé de vous
faire, j'ai tâché de n'oublier aucune de celles que
la Chirurgie eft obligé de faire pour la confervation du corps humain. Je l'ai pris dès le moment
de fa naiffance, en commençant par enfeigner la
maniere de faire la ligature de l'ombilic qui eft la
premiere opération qu'il eft obligé de fouffrir auffi-
tôt qu'il voit le jour, enfuite parcourant toutes les
parties de fon corps, en vous faifant voir les opérations que chacune d'elles demande, & finiffant
par l'ouverture de fon corps & par l'embaumement,
vous voyez que je ne l'ai point quitté qu'il n'ait été
enfermé dans le tombeau.

*Conclufion.*

*F I N.*

TABLE

PLANCHE DES INSTRUMENTS INDIQUÉS DANS LES REMARQUES.
A
B
C
D
E
F
G

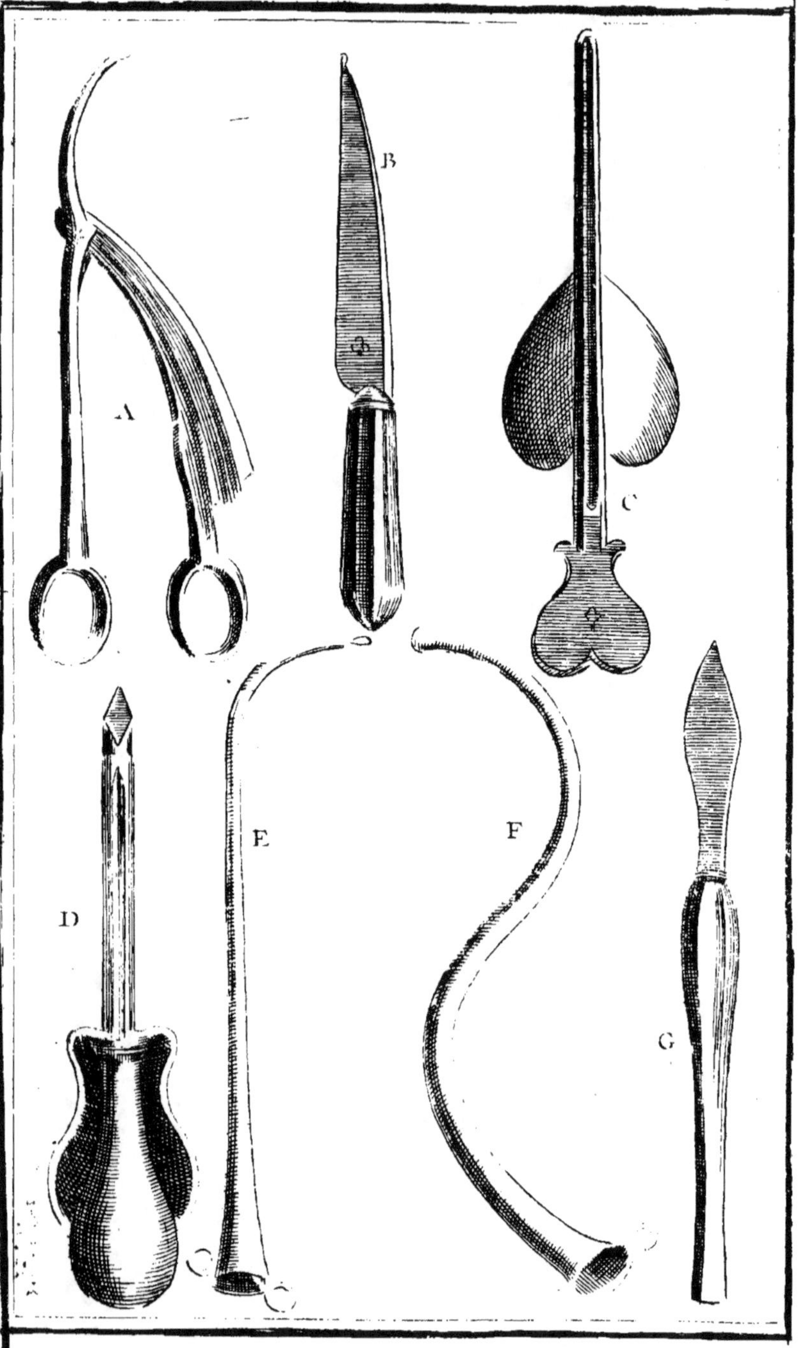

II. Pl. DES INSTRUMENTS INDIQUÉS DANS LES REMARQUES.

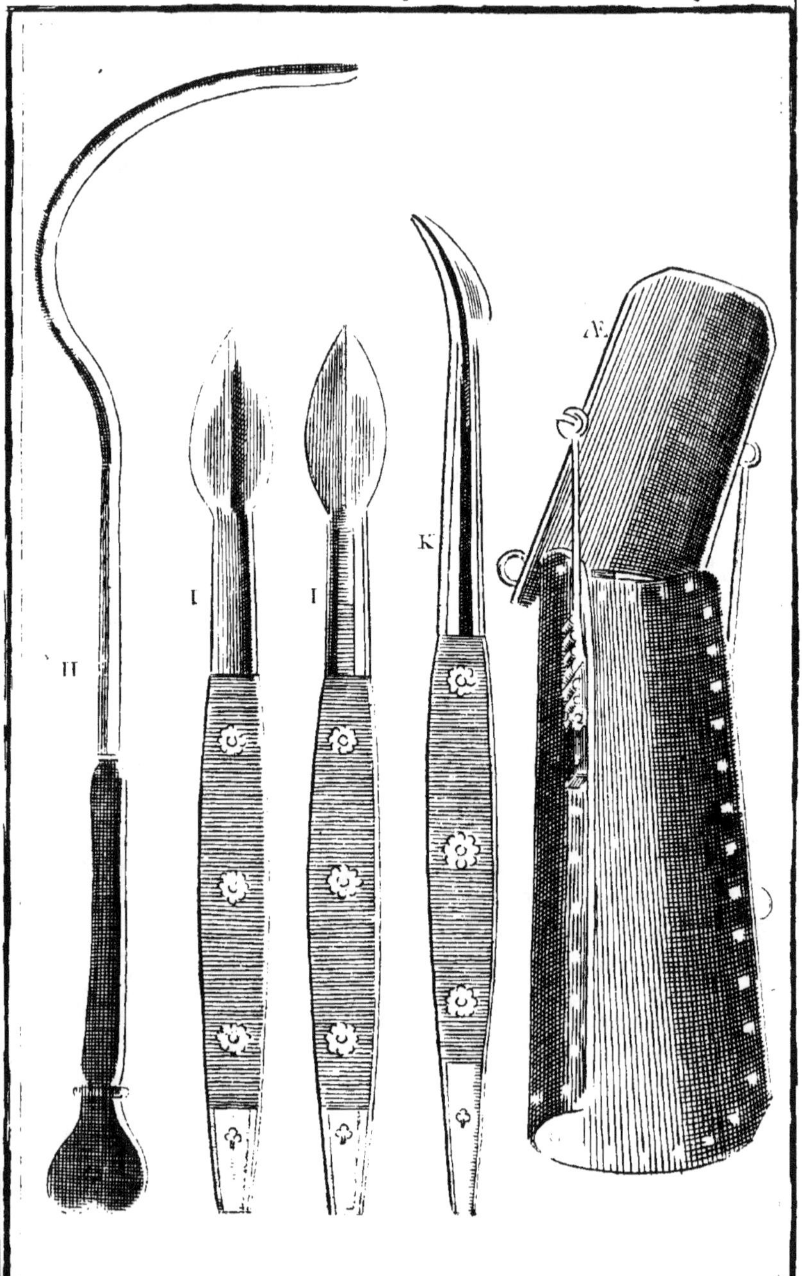

III. PL. DES INSTRUMENTS INDIQUÈS DANS LES REMARQUES.
M
L
P
C
T
V
Y
S
X
Z

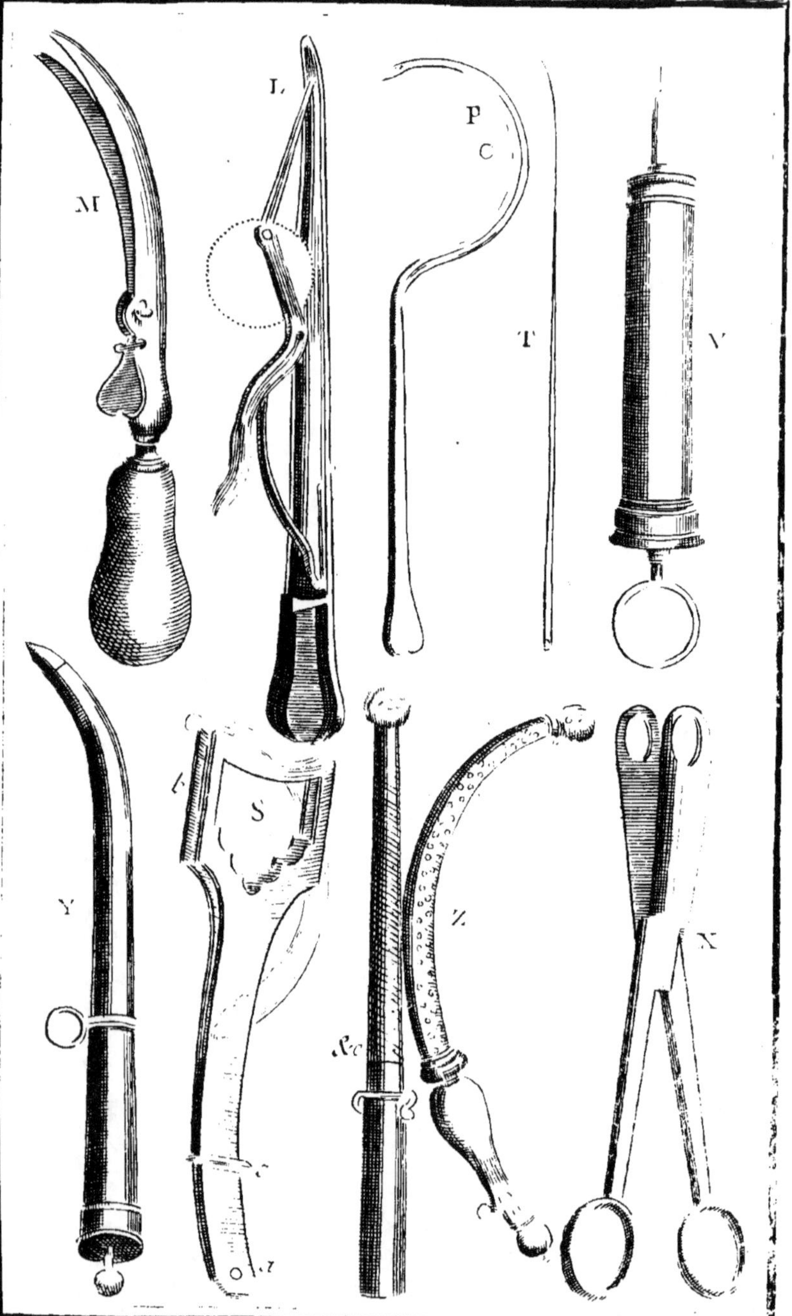

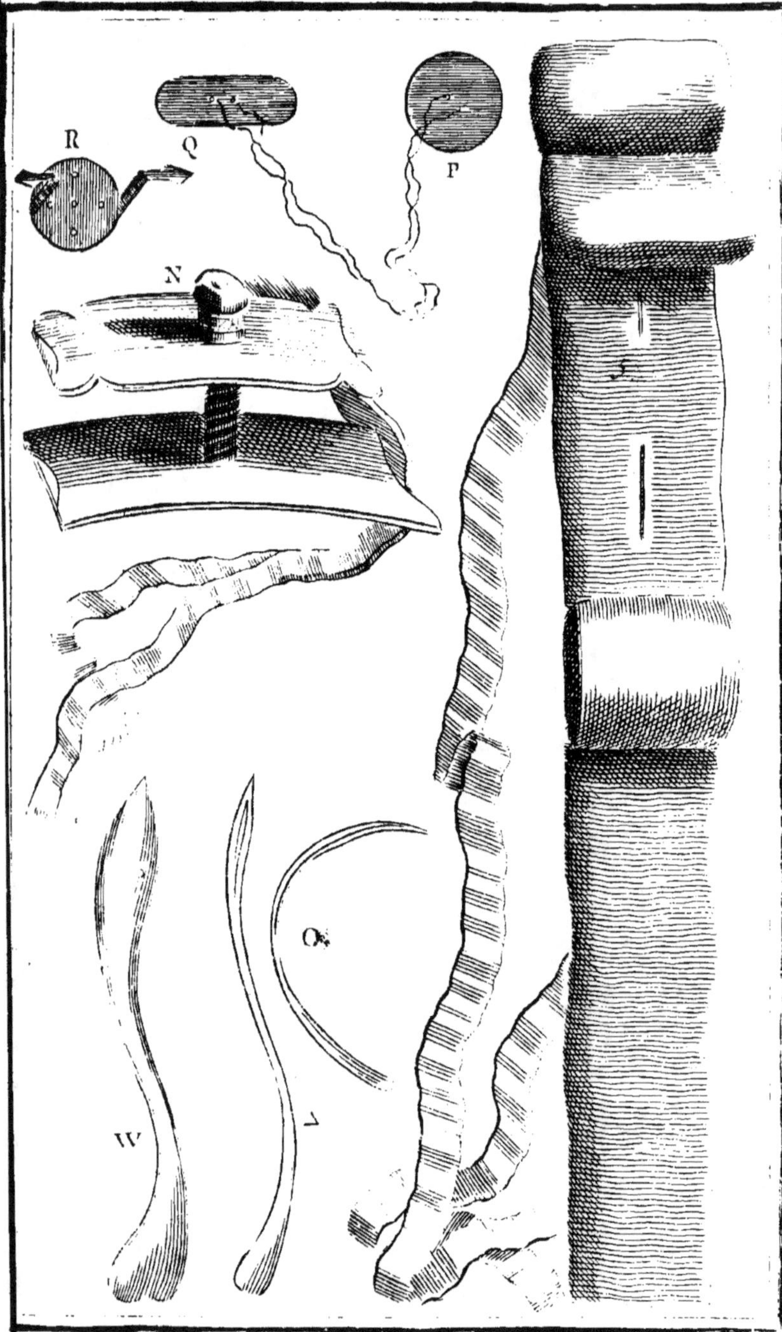
R
Q
P
N
O
W

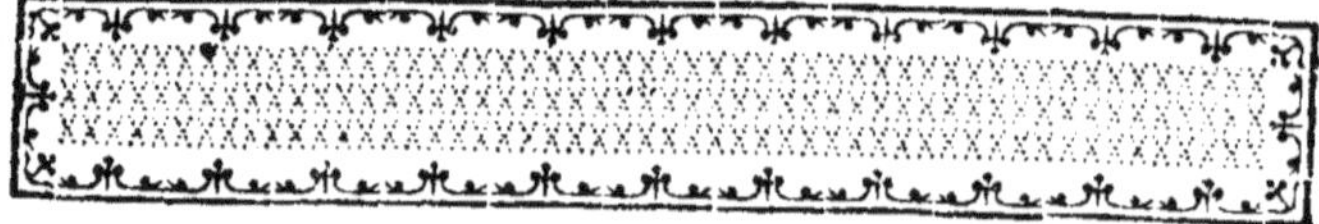

# TABLE
## ALPHABETIQUE
### Des Matieres.

*La Lettre R. indique les Matieres contenues dans les Remarques.*

### A



Kkk

## B



K k k iij

## C

### D

## E.

## F

## G

## H.

## I.

## K.

## L.

### M.

## N.



## O.

## P.

## Q.



## R.

Ce

### T.

## V.

## Y.



*Fin de la Table des Matieres.*

années, par un Praticien éclairé, & la plûpart des principes d'fectueux font corrigés par les Remarques judicieufes & utiles de l'Editeur. Je crois en conféquence qu'on peut en permettre la réimpreffion. A Paris, le 11 Septembre 1765. *Signé* LOUIS, Cenfeur Royal.

## PRIVILEGE DU ROI.

LOUIS, par la grace de Dieu, Roi de France & de Navarre : A nos amés & féaux Confeillers, les Gens tenans nos Cours de Parlement, Maîtres des Requêtes ordinaires de notre Hôtel, Grand Confeil, Prevôt de Paris, Baillifs, Sénéchaux, leurs Lieutenans Civils, & autres nos Jufticiers qu'il appartiendra : SALUT, Notre amée LA VEUVE D'HOURY, Libraire, nous a fait expofer qu'elle defireroit faire réimprimer & donner au Public des Ouvrages ayant pour titres, *Chirurgie Complette fuivant le fyftéme des Modernes : Cours d'Opérations de Chirurgie*, par M. DIONIS, s'il nous plaifoit lui accorder nos Lettres de Privilege à ce néceffaires. A CES CAUSES, voulant favorablement traiter l'Expofante, Nous lui avons permis & permettons par ces préfentes de faire réimprimer lefdits Ouvrages autant de fois que bon lui femblera, & de vendre, faire vendre & débiter par tout notre Royaume pendant le temps de DOUZE années confécutives, à compter du jour de la date des préfentes. Faifons défenfes à toutes perfonnes, de quelque qualité & condition qu'elles foient, d'en introduire d'impreffion étrangère dans aucun lieu de notre obéïffance ; comme auffi de faire réimprimer, vendre, faire vendre, débiter, ni contrefaire lefdits Ouvrages, ni d'en faire aucun extrait, fous quelque prétexte que ce puiffe être, fans la permiffion expreffe & par écrit de ladite Expofante, ou de ceux qui auront droit d'elle, à peine de confifcation des Exemplaires contrefaits, de trois mille livres d'amende contre chacun des contrevenans, dont un tiers à Nous, un tiers à l'Hôtel-Dieu de Paris, & l'autre tiers à ladite Expofante, ou à celui qui aura droit d'elle, & de tous dépens, dommages & interêts, à la charge que ces préfentes feront enregiftrées tout au long fur le regiftre de la Communauté des Imprimeurs & Libraires de Paris, dans trois mois de la date d'icelles ; que la réimpreffion defdits Ouvrages fera fait dans notre Royaume, & non ailleurs, en bon papier & beaux caracteres ; conformément à la feuille imprimée attachée pour model fous le contrefel des Préfentes, que l'Impétrante fe conformera en tout aux Réglemens de la Librairie, & notamment à celui du dix Avril 1725 ; qu'avant de l'expofer en vente, les imprimés qui auront fervis de copie à la réimpreffion defdits Ouvrages, feront remis dans le même état où l'approbation y aura été donné, ès mains de notre très cher & féal Chevalier Chancelier de France, le fieur DELAMOIGNON, & qu'il en fera enfuite remis deux Exemplaires dans notre Bibliothéque publique, un dans celle de notre Château du Louvre, un dans celle dudit Sieur DELAMOIGNON, & un dans celle de notre très-cher & féal Chevalier Vice-Chancelier & Garde des Sceaux de France le Sieur DE MAUPEOU ; le tout à peine de nullité defdites préfentes : du contenu defquelles vous mandons & enjoignons de faire jouir ladite Expofante & fes ayant caufe, pleinement & paifiblement, fans fouffrir qu'il lui foit fait aucun trouble ou empêchement. Voulons qu'à la copie des préfentes, qui fera imprimée

tout au long, au commencement ou à la fin defdits Ouvrages, foit
tenue pour duement fignifiées, & qu'aux copies collationnées par l'un de
nos amés féaux Confeillers & Secrétaires, foi foit ajoûtée comme à l'ori-
ginal. Commandons au premier notre Huiffier ou Sergent fur ce requis,
de faire pour l'exécution d'icelles, tous actes requis & néceffaires, fans
demander autre permiffion, & nonobftant clameur de Haro, Charte
Normande, & Lettres à ce contraires : CAR tel eft notre plaifir.
DONNE' à Fontainebleau le vingt-troifieme jour du mois d'Octobre,
l'an de grace mil fept cent foixante-cinq, & de notre Regne le cinquante uniéme. Par le Roi en fon Confeil. LE BEGUE.

*Regiftré fur le Regiftre XVI de la Chambre Royale & Syndicale des*
*Libraires & Imprimeurs de Paris, N°. 706, fol. 389, conformément au*
*Reglement de 1723. A Paris, ce 5 Novembre 1763. Signé* LE BRETON,
*Syndic.*